Thomas Köhler

Rauschdrogen und andere psychotrope Substanzen

Formen, Wirkungen, Wirkmechanismen

Verlag W. Kohlhammer

Die Deutsche Bibliothek – CIP-Einheitsaufnahme

Köhler, Thomas:
Rauschdrogen und andere psychotrope Substanzen : Formen, Wirkungen,
Wirkmechanismen / Thomas Köhler. - Stuttgart ; Berlin ; Köln :
Kohlhammer, 2000
ISBN 3-17-016529-1

Dieses Werk einschließlich aller seiner Teile ist urheberrechtlich geschützt. Jede
Verwendung außerhalb der engen Grenzen des Urheberrechts ist ohne Zustim-
mung des Verlags unzulässig und strafbar. Das gilt insbesondere für Vervielfäl-
tigung, Übersetzungen, Mikroverfilmungen und für die Einspeicherung und
Verarbeitung in elektronischen Systemen.
Die Wiedergabe von Warenbezeichnungen, Handelsnamen oder sonstige Kennzeichen in diesem Buch berechtigt nicht zu der Annahme, daß diese von jeder-
mann frei benutzt werden dürfen. Vielmehr kann es sich auch dann um einge-
tragene Warenzeichen oder sonstige gesetzlich geschützte Kennzeichen handeln, wenn sie nicht eigens als solche gekennzeichnet sind.

Alle Rechte vorbehalten
© 2000 W. Kohlhammer GmbH
Stuttgart Berlin Köln
Verlagsort: Stuttgart
Umschlag: Data Images GmbH
Typoskript: Susanne Elpel, Hamburg
Gesamtherstellung: W. Kohlhammer Druckerei GmbH + Co. Stuttgart
Printed in Germany

Vorwort

Die Idee zu diesem Buch kam im Laufe der Arbeit an zwei anderen Monographien, nämlich *Psychische Störungen* (erschienen bei Kohlhammer 1998) und *Biologische Grundlagen psychischer Störungen* (Thieme 1999), in denen die Abschnitte über psychotrope Substanzen vergleichsweise kurz ausfallen mußten. Ein eigene Monographie über psychotrope Substanzen schien um so wichtiger, als zwischen eher populärwissenschaftlichen Arbeiten und sehr spezialisierten Sammelbänden (oft nur zu einer einzigen Substanz) wenig Einschlägiges und auch Kostengünstiges zu finden ist. Ziel war es, in auch für Nicht-Fachleute verständlicher Form einen Überblick über die wichtigsten psychotropen Substanzen zu schaffen, die Wirkungen und – soweit bekannt – ihre Mechanismen zu beschreiben, Toleranz und Entzugserscheinungen verständlich zu machen, schließlich auch gründlicher auf unmittelbare Folgen der Einnahme und die Konsequenzen längerfristigen Konsums einzugehen. Schließlich sollte auch knapp eine Vorstellung von Behandlungsmöglichkeiten der akuten Intoxikation, der Entzugssymptomatik und eventueller Spätschäden gegeben werden, zudem Therapieverfahren zur Beendigung des schädlichen Konsumverhaltens referiert werden. Es handelt sich wohlgemerkt nicht um ein Buch über Suchttherapie; dies hätte in dem gesetzten Rahmen gar nicht geleistet werden können und ausdrücklich ist daher in jedem Kapitel auf einschlägige Literatur zur Behandlung hingewiesen. Auf *keinen Fall* handelt es sich auch um eine Anleitung für Konsumenten, weshalb bewußt Dosierungsangaben vermieden wurden; auch die sonstigen Ausführungen zu den Substanzen sind so vereinfacht und unvollständig präsentiert, daß nur ein höchst unzulängliches Bild des bei Konsum zu Erwartenden entsteht.

Für Hilfe bei der Abfassung danke ich zunächst Arne Buthmann, der wieder mit ungewöhnlichem Engagement und bemerkenswerter Geschicklichkeit Literatur besorgt hat, weiter meinen Kollegen Reinhold Schwab und Michael Wuchner für Anregungen und Literaturhinweise. Verbunden bin ich auch Herrn Dr. Poensgen vom Kohlhammer Verlag für die gute Betreuung, weiter – wie schon so oft – Susanne und Bernd Elpel für ihre unschätzbare Hilfe bei der Erstellung eines reprofähigen Manuskripts. Meine liebe Freundin Carmen hat wieder mit Verständnis die Entstehung des Werkes mitverfolgt.

Hamburg, im Februar 2000   Thomas Köhler

Inhalt

11

1. Einführung

1.1 Begriffsklärungen: Droge, Rauschdroge, psychotrope Substanz

Droge bezeichnet in der Medizin im weiteren Sinne eine Zubereitung aus Pflanzen, im engeren Sinn, der auch die umgangsprachliche Verwendung charakterisiert, ein *Rauschmittel*; interessanterweise subsumiert die Umgangssprache das wichtigste und bekannteste Rauschmittel, nämlich den Alkohol, nicht unter Drogen (ebensowenig Nikotin und Koffein), so daß Droge im allgemeinen Sprachgebrauch im wesentlichen ein *illegales Rauschmittel* bedeutet.

Wesentlich präziser und inhaltlich weniger vorbelastet, jedoch umgangssprachlich höchst unüblich, ist der Terminus psychotrope *(psychoaktive) Substanz*, welcher auch in den beiden klassifikatorisch-diagnostischen Systemen verwendet wird, nämlich der ICD-10 (*ICD-10 Internationale Klassifikation psychischer Störungen, Kapitel V (F)*, herausgegeben von H. Dilling et al., im weiteren vereinfachend als ICD-10 bezeichnet) und dem DSM-IV (*DSM-IV, Diagnostisches und Statistisches Manual Psychischer Störungen*, herausgegeben von H. Saß et al., im folgenden als DSM-IV bezeichnet). Dabei wird der Begriff psychotrope Substanz im Sinne eines psychoaktiven Stoffes verwendet, der "angenehme" Effekte erzeugt und deshalb auch ohne ärztliche Anordnung eingenommen wird, im Extremfall zu einem Zustand der Abhängigkeit führt. Die psychotropen Substanzen der Benzodiazepingruppe (und zu einem gewissen Grade auch andere aus der Klasse der Sedativa und Hypnotika) besitzen zwar zweifellos ein gewisses Abhängigkeitspotential, erzeugen aber keine "Rauschwirkung", so daß man Rauschdrogen als Untergruppe der psychotropen Substanzen betrachten muß, diese Begriffe also nicht synonym verwenden darf (deswegen auch der Titel des Buches *Rauschdrogen und andere psychotrope Substanzen*). Psychopharmaka, die kein Mißbrauchspotential bergen, insbesondere Neuroleptika, Antidepressiva oder Lithiumsalze, werden in diesen Definitionen nicht dazu gerechnet. Man beachte aber, daß die Terminologie hier nicht einheitlich ist, daß "psychotropic drugs" in den USA zuweilen ein Synonym für Psychopharmaka darstellt.

x Punkt 3.1

13

1.2 Arten psychotroper Substanzen und ihre Einteilung

Punkt 3.1

In der ICD-10 werden acht große Gruppen psychotroper Substanzen unterschieden, nämlich 1. Alkohol, 2. Opioide (etwa Morphin oder Heroin), 3. Cannabinoide (Haschisch und Marihuana), 4. Sedativa oder Hypnotika (Beruhigungs- oder Schlafmittel wie beispielsweise die Benzodiazepine), 5. Kokain, 6. Sonstige Stimulantien einschließlich Koffein, 7. Halluzinogene (etwa LSD, Ecstasy), 8. Tabak, 9. Flüchtige Lösungsmittel (beispielsweise die Schnüffelstoffe); weiter wird noch eine Restgruppe "sonstiger psychotroper Substanzen" eingeführt. Ziemlich ähnlich ist die Einteilung im DSM-IV, wobei allerdings Phencyclidin, welches in ICD-10 unter Halluzinogene zu subsumieren wäre, hier (mit gewissem Recht) eine eigene Kategorie bildet.

In diesem Buch wird im wesentlichen die Einteilung der ICD-10 beibehalten, wenn auch die Begriffe teilweise anders gewählt werden und die Reihenfolge der Darstellung etwas unterschiedlich ist.

Welche Substanzen wiederum zu welcher Gruppe gezählt werden, wird sehr unterschiedlich in der Literatur gehandhabt: Erwähntermaßen wird Phencyclidin im DSM-IV einer eigenen Kategorie zugeordnet, während es sonst meist zu den Halluzinogenen gezählt wird. Unheitlich ist auch die Einordnung der psychedelisch wirksamen Amphetaminderivate (der Methoxyamphetamine und Methylendioxyamphetamine, z.B. Ecstasy), die von einigen den Amphetaminen, also Psychostimulantien, von anderen den Halluzinogenen zugerechnet werden. Man könnte auf weitere Diskrepanzen der Einteilungen in der Literatur hinweisen; festgehalten sei nur, daß es eine verbindliche Klassifizierung psychotroper Substanzen nicht gibt und daß man dies bei der Lektüre von einschlägigen Publikationen beachten sollte.

1.3 Störungen im Zusammenhang mit der Einnahme psychotroper Substanzen und ihre Klassifikation nach ICD-10

Hier sollen, im wesentlichen angelehnt an die Charakterisierung in der ICD-10 (S. 87 ff.), die wichtigsten mit Substanzkonsum assoziierten Störungen allgemein vorgestellt werden (zu spezifischen Störungen bei bestimmten Substanzen s. die einzelnen Kapitel). Die Darstellung ist dabei bewußt vereinfacht; für Genaueres und insbesondere diagnostische Kriterien muß auf die diagnostisch-klassifikatorischen Instrumente ICD-10 und DSM-IV verwiesen werden.

Akute Intoxikation: Damit wird der psychische und körperliche Zustand nach Einnahme der psychotropen Substanz bezeichnet, der nicht mit Vergiftung oder einem lebensbedrohlichen Zustand gleichgesetzt werden muß; Krankheitswert hat er meist nur dann, wenn diverse schwerere Beeinträchtigungen, etwa neurologischer Natur, vorliegen oder unmittelbare Selbst- und Fremdgefährdung vorliegt. Akute Intoxikation würde nach ICD-10 mit F1x.0 verschlüsselt, wobei für x wiederum die Kodenummer der jeweiligen psychotropen Substanz einzusetzen ist, z.B. 0 für Alkohol, 1 für Opioide; die akute Alkoholintoxikation (der Alkoholrausch) wäre also, sofern er überhaupt offiziell diagnostiziert wird, mit F10.0 zu kodieren, die akute Opiatintoxikation mit F11.0. Mit einer weiteren Zahl kann noch eine eventuelle Komplikation vermerkt werden; so würde F10.05 akute Alkoholintoxikation mit Koma (Bewußtlosigkeit als Folge von Alkoholgenuß) verschlüsseln, F10.00 den komplikationslosen Alkoholrausch.

Schädlicher Gebrauch: Vereinfacht man die etwas umständliche Beschreibung in der ICD-10, so liegt danach "schädlicher Gebrauch" vor, wenn der Konsum zu einer Gesundheitsschädigung (auch psychischer Natur) führt. Dies wäre mit F1x.2 zu kodieren, der schädliche Gebrauch von Alkohol also mit F10.2.

Diese Definition scheint unpräzise und auch unvollständig. Zum einen wäre es sicher sinnvoller, schon von schädlichem Gebrauch zu reden, wenn nur die Möglichkeit der Gesundheitsschädigung besteht. Zum anderen fehlt die "soziale Dimension", die ausdrücklich im DSM-IV, S. 228 f. hervorgehoben wird: Substanzmißbrauch liege auch dann vor, wenn "wiederholter Substanzgebrauch" häufig beispielsweise zu einem Versagen in der Arbeit führt oder in Situationen geschieht, in denen es zu einer körperlichen Gefährdung kommen kann; schließlich spricht DSM-IV ebenfalls von Substanzmißbrauch, wenn "wiederkehrende Probleme mit dem Gesetz in Zusammenhang mit Substanzmißbrauch auftreten" oder bei fortgesetztem Substanzmißbrauch trotz damit verbundener "ständiger oder wiederholter sozialer oder zwischenmenschlicher Probleme". An der DSM-IV-Definition scheint die obligatorische Formulierung "ständig" oder "wiederkehrend" problematisch, da prinzipiell auch das einmalige Autofahren in angetrunkenem Zustand zweifellos einen Substanzmißbrauch darstellt.

Aufgabe und Absicht dieses Buches ist es nicht, eine bessere (und lesbarere) Definition zu entwickeln. Im folgenden wird – teilweise abweichend vom Sprachgebrauch in ICD-10 und DSM-IV – von schädlichem Gebrauch oder Mißbrauch dann gesprochen, wenn eine Schädigung der eigenen seelischen oder körperlichen Gesundheit mit gewisser Wahrscheinlichkeit zu erwarten ist oder der Gebrauch Schwierigkeiten in zwischenmenschlichen Beziehungen (inklusive körperlicher Schäden) hervorrufen kann.

Abhängigkeitssyndrom: Es ist sinnvollerweise vom (einfachen) Mißbrauch oder schädlichen Gebrauch zu unterscheiden und nach ICD-10
entscheidend durch den "oft starken, gelegentlich übermächtigen
Wunsch" charakterisiert, eine psychotrope Substanz zu konsumieren.
Um die sichere Diagnose einer Abhängigkeit zu stellen, müssen von
den nachfolgend vereinfacht angeführten Kriterien drei oder mehr im
Laufe des letzten Jahres erfüllt gewesen sein (nach ICD-10, S. 92 f.):

1. "Ein starker Wunsch oder eine Art Zwang, psychotrope Substanzen
   zu konsumieren"
2. "Verminderte Kontrollfähigkeit bezüglich des Beginns, der Beendigung und der Menge des Konsums"
3. "Ein körperliches Entzugssyndrom"
4. "Nachweis der Toleranz"
5. "Fortschreitende Vernachlässigung anderer Vergnügen oder Interessen zugunsten des Substanzkonsums"
6. "Anhaltender Substanzkonsum trotz Nachweises eindeutiger schädlicher Folgen" (über die sich der Konsument im klaren sein muß)

Das Abhängigkeitssyndrom ist mit F1x.3 zu kodieren, beispielsweise
Alkoholabhängigkeit mit F10.3.

Der Eindeutigkeit zuliebe wird also bei der Diagnosestellung verlangt, klar
den einfachen Mißbrauch von der regelrechten Abhängigkeit zu trennen,
was leider in der Literatur lange oft nicht geschehen ist und auch heute nicht
immer durchgeführt wird. So bezieht sich der Begriff Alkoholismus oder
Alkoholiker häufig auf Personen mit starkem, mutmaßlich schädlichen Konsum, zuweilen aber im engeren Sinne auf solche mit regelrechter Alkoholabhängigkeit; ebenso wird oft ungenau Cannabiskonsument und Cannabis-
abhängiger gleichgesetzt.

Wie zu sehen, unterscheidet man in der ICD-10 – anders als oft noch in der
Literatur – nicht mehr zwischen körperlicher (physischer, physiologischer)
und psychischer Abhängigkeit; erstere ist v.a. durch Toleranzentwicklung
und Entzugserscheinungen charakterisiert, letztere u.a. durch die eher psychischen Symptome des zwanghaften Konsums und des Kontrollverlustes.
Diese Unterscheidung macht wenig Sinn, da oft Abhängigkeitskriterien aus
beiden Kategorien gleichzeitig erfüllt sind, zudem suggeriert wird, die psychische Abhängigkeit habe keine biologischen Grundlagen und sei nicht
medikamentös zu behandeln; tatsächlich dürften aber dem psychischen
Symptom der Substanzgier (dem "Craving") sehr wohl körperliche Prozesse
zugrunde liegen, in die man auch pharmakologisch eingreifen kann (etwa
mit Anti-Craving-Substanzen).

Man beachte auch, daß in der ICD-10 der Begriff Sucht nicht auftaucht; ihm
entspricht im wesentlichen Abhängigkeit.

Entzugssyndrom ohne und mit Delir: Als Entzugssyndrom bezeichnet
man Symptome, die auftreten können, wenn der Konsum einer üblicherweise länger eingenommenen psychotropen Substanz reduziert

oder eingestellt wird. Bekannte und häufige Entzugssymptome sind Angst, Unruhe oder Schlafstörungen, auffälliger und schwerer etwa epileptische Anfälle, die nach Entzug von Alkohol, Barbituraten und Benzodiazepinen auch bei bisher nie Anfallskranken auftreten können. Finden sich keine Krampfanfälle (und auch kein Delir), spricht man von einem unkomplizierten Entzugssyndrom und verschlüsselt es mit F1x.30, bei Auftreten von Anfällen (ohne Delir) mit F1x.31.

Eine besondere Form stellt das Entzugssyndrom mit Delir dar, wo neben der sonstigen Entzugssymptomatik ein akuter Verwirrtheitszustand zu beobachten ist, der von somatischen Störungen begleitet sein kann. Am bekanntesten ist das Alkoholentzugsdelir ("Delirium tremens"), welches typischerweise durch Bewußtseinstrübung und Verwirrtheit, durch lebhafte, zumeist optische Halluzinationen und einen ausgeprägten Tremor charakterisiert ist. Dieser Zustand ist nicht selten lebensbedrohlich und endet ohne sachgemäße Therapie häufig tödlich. Das ohnehin schon schwere Entzugsdelir kann durch Krampfanfälle kompliziert werden. Die Kodenummer für das Entzugsdelir lautet F1x.4, beispielsweise für die häufigste Form, das Alkoholentzugsdelir, also F10.4. Mit einer weiteren Zahl läßt sich angeben, ob es ohne Krampfanfälle verlaufen ist (F1x.40) oder zusätzlich durch Krampfanfälle charakterisiert war (F1x.41).

Zuweilen kann dieses Symptombild außerhalb des Entzugs auftreten (Kontinuitätsdelir); auch dann sollte die Zuordnung mit der entsprechenden Kodenummer dieses Abschnitts erfolgen.

Die bekannteste psychotrope Substanz, bei deren Konsum ein Entzugsdelir auftreten kann, ist erwähntermaßen Alkohol; es kommt aber auch bei Absetzen von Benzodiazepinen oder von den (heute deutlich seltener konsumierten) Barbituraten vor.

Möglicherweise tritt bei einigen Substanzen (abgemildert) delirante Symptomatik auch als Zeichen akuter Intoxikation auf, welche dann anders zu kodieren wäre, nämlich als F1x.5 (psychotische Störung).

Psychotische Störung: Hierunter versteht man ausgeprägtere psychische Störungen, die unmittelbar während oder kurz nach Einnahme einer psychotropen Substanz auftreten und denen der Psychosen (in früherer Terminologie) ähneln; typischerweise gehen die Symptome binnen eines Monats wenigstens teilweise zurück, innerhalb von sechs Monaten vollständig. Aufgeführt und mit Kodenummern versehen werden in der ICD-10 u.a. schizophreniforme, wahnhafte, halluzinatorische, depressive und manische Syndrome. Beispiele dafür wären die Amphetamin- und Kokainpsychosen, die vorwiegend durch paranoid-halluzinatorische Symptomatik gekennzeichnet sind.

Halluzinationen, die bei Einnahme von hohen Dosen halluzinogen wirkender Substanzen (etwa LSD, Meskalin oder Cannabis) auftreten, wären in den meisten Fällen wohl als akute Intoxikationen zu diagnostizieren; treten sie erst viele Stunden oder Tage später auf oder halten sie über die Substanzwirkung an, ist vermutlich eher an eine substanzinduzierte psychotische Störung zu denken. Zu beachten ist, daß bei Drogenkonsumenten wahrscheinlich gehäuft psychotische Störungen auftreten (insbesondere Schizophrenien), von denen oft nicht klar ist, wieweit sie sich auch ohne Substanzkonsum entwickelt hätten.

Amnestisches Syndrom: Dieses kann sich nach langjährigem und ausgiebigem Konsum einer psychotropen Substanz einstellen, insbesondere nach Alkoholmißbrauch. Es ist v.a. durch Störungen des Kurzzeitgedächtnisses (unmißverständlicher wohl: der Speicherfähigkeit) charakterisiert, indem Neues nicht mehr gelernt werden kann und in diesem Zusammenhang Störungen des Zeitgefühls auftreten (etwa Zusammenziehen verschiedener Ereignisse zu einem); das Langzeitgedächtnis, das Reproduzieren früher erworbener Inhalte, ist nicht obligatorisch gestört; Immediatgedächtnis (Merken für wenige Sekunden) und kognitive Funktionen sind i.a. nicht beeinträchtigt. Amnestisches Syndrom wird mit F1x.6 verschlüsselt, das häufige alkoholisch bedingte amnestische Syndrom (oft Korsakow-Syndrom genannt) also mit F10.6.

Restzustand und verzögert auftretende psychotische Störung: Hierunter versteht man substanzbedingte Störungen, die über einen Zeitraum direkter Substanzeinwirkung hinaus bestehen; es kann sich dabei um Störungen der kognitiven Fähigkeiten, der Affekte, der Persönlichkeit und des Verhaltens handeln.
In diese große Gruppe gehören beispielsweise die Flashbacks (Nachhallzustände, Echoräusche), das Wiedererleben von Drogenwirkungen lange nach Elimination der Substanz. Die Nachhallzustände wären mit F1x.70 zu kodieren, im häufigsten Fall der Flashbacks nach Einnahme von Halluzinogenen mit F16.70.
Weiter wäre hier die substanzinduzierte Demenz zu nennen, wie sie beispielsweise als Folge von chronischem Alkoholmißbrauch auftreten kann und nicht mit dem amnestischen Syndrom (s. oben) zu verwechseln ist. Alkoholische Demenz ist mit F10.73 zu verschlüsseln.

1.4 Akute Substanzwirkungen und ihre Mechanismen

1.4.1 Exkurs über die synaptische Übertragung und Neurotransmitter

Die meisten Wirkungen der psychotropen Substanzen lassen sich durch *Eingriff in die Übertragung zwischen Nervenzellen* erklären; häufig besetzen die psychotropen Substanzen dabei Stellen (*Rezeptoren*), die für natürliche Überträgerstoffe (*Transmitter*) vorgesehen sind und ahmen dabei entweder deren Wirkung nach (*Agonisten*, beispielsweise Morphin an den Rezeptoren für endogene Opioide) oder verhindern deren Wirkung (*Antagonisten*, z.B. Phencyclidin an Rezeptoren für den Transmitter Glutamat). Deshalb ist eine kurze – für viele vermutlich triviale und deshalb schadlos zu übergehende – Einführung in die synaptische Übertragung unerläßlich (für eine genauere Darstellung s. Köhler 1999a, S. 2 ff.).

Typischerweise geschieht die Erregungsübertragung an der Verbindung zweier Nervenzellen (Synapse) *chemisch*, indem das zuerst erregte (präsynaptische) Neuron Überträgerstoffe in den synaptischen Spalt freisetzt, die zur anderen, der postsynaptischen Nervenzelle diffundieren und sich dort an die Membran anlagern. Ihre Wirkung können die Transmitter aber nur dann entfalten, wenn sie sich kurzfristig mit Proteinkomplexen der postsynaptischen Membran verbinden (den *Bindungsstellen* oder *Rezeptoren*). Diese sind für die einzelnen Transmitter spezifisch, so daß man von Dopamin-, Serotonin- oder Acetylcholinrezeptoren spricht (von denen es jeweils fast immer mehrere Subtypen gibt). Besetzung der Rezeptoren durch Transmitter führt dann entweder direkt zur Öffnung von Ionenkanälen (*Ionenkanalgekoppelte Rezeptoren*) oder indirekt, indem die Rezeptorbesetzung Vorgänge in der postsynaptischen Zelle auslöst, die schließlich ebenfalls nach mehreren Schritten Öffnung der Ionenkanäle bewirken (nachgeschaltete Signaltransduktion an sogenannten *G-Protein-gekoppelten Rezeptoren*). Die in jedem Fall erfolgende Öffnung von Ionenkanälen führt entweder zur Verstärkung der negativen Ladung an der postsynaptischen Zelle (Hyperpolarisation) und damit zu reduzierter Erregbarkeit oder aber zur Verminderung der Negativierung mit der Folge gesteigerter Erregbarkeit (Depolarisation). An der postsynaptischen Nervenzelle enden weitere präsynaptische Neuronen; die Summe der ankommenden *erregenden* oder *hemmenden* Impulse entscheidet, ob die postsynaptische Zelle feuert. Führt Besetzung von einem Rezeptor zur Depolarisation der postsynaptischen Membran, so spricht man von einem erregenden, sonst von einem hemmenden Rezeptor. Es gibt damit streng genommenen nicht (oder kaum) per se erregende oder hemmende Transmitter; die Wirkung hängt von der Art des Rezeptors ab.

Die in den Spalt ausgeschütteten Transmitter müssen rasch wieder entfernt werden, um eine erneute Erregungsübertragung zu gewährleisten. Dies geschieht i.a. entweder durch *Spaltung* der Transmittermoleküle im synaptischen Spalt (wie im Falle des Acetylcholins) oder durch *Wiederaufnahme* in das präsynaptische Neuron (*Reuptake*). Letztere Form der Inaktivierung ist charakteristisch für die Monoamintransmitter Dopamin, Noradrenalin und Serotonin. Durch Verhinderung der Wiederaufnahme läßt sich damit das postsynaptische Neuron zu erhöhtem Feuern veranlassen und die Transmitterwirkung verstärken (indirekter Agonismus); die Wirkung des Kokains beruht u.a. auf einer Reuptake-Hemmung für Dopamin und Noradrenalin. Die in das präsynaptische Neuron wiederaufgenommenen Monoaminmoleküle können dort durch *Abbau* noch gründlicher inaktiviert werden; dies geschieht durch das Enzym *Monoaminoxidase* (MAO), welches in zwei verschiedenen Formen (MAO-A und MAO-B) vorliegt; Hemmung von MAO führt damit ebenfalls zu erhöhtem Transmitterangebot und zu einem agonistischen Effekt. Neben der Reuptake-Blockade wird als ein Wirkmechanismus von Kokain (und Amphetaminen) Hemmung der Monoaminoxidase diskutiert (s. Kapitel 5 und 6). Auch Nikotin hat neben seiner direkten Wirkung auf Acetylcholinrezeptoren möglicherweise einen hemmenden Effekt auf MAO und damit einen dopamin-, noradrenalin- und serotoninagonistischen Effekt (s. 9.3.1).

Wie erwähnt können die meisten Transmitter, abhängig von der Art des Rezeptors, sowohl erregend wie hemmend wirken. Eine Ausnahme macht *Gamma-Aminobuttersäure* (GABA), die immer hemmend zu wirken scheint, also zu einer Hyperpolarisation führt. Dies geschieht durch Öffnung von Chloridkanälen, so daß die negativ geladenen Chloridionen in das Neuron einströmen und es hyperpolarisieren können. An diesem sogenannten $GABA_A$-Komplex greifen ebenfalls einige psychotrope Substanzen an (sicher die Benzodiazepine, mutmaßlich Alkohol, Barbiturate und Kavain); sie besetzen weitere Rezeptoren an diesem Komplex und führen direkt oder indirekt zur Öffnung von Chloridkanälen, *verstärken* also diese GABAerge Hemmung (Näheres s. 2.4.3 und 4.2.2).

Ein ausschließlich *erregender* Transmitter ist *Glutamat*; Besetzung der verschiedenen Typen von Glutamatrezeptoren (von denen der wichtigste der NMDA-Rezeptor gilt), führt mutmaßlich über erhöhten Einstrom von Calciumionen zu Depolarisation und erhöhter Erregbarkeit der postsynaptischen Zelle. Einige psychotrope Substanzen (sicher Phencyclidin und Ketamin, mutmaßlich auch Alkohol) lagern sich dem NMDA-Rezeptor an und blockieren den durch Glutamat hervorgerufenen Calciumeinstrom, wirken also hemmend.

1.4.2 Euphorisierung und das mesotelencephale dopaminerge Belohnungssystem

Ein wichtiger und für fast alle psychotropen Substanzen (die Benzodiazepine wohl ausgenommen) nachzuweisender Effekt ist die *Euphorisierung*, Erzeugung einer angenehmen, "wohlig-fröhlichen" Stimmung; v.a. wegen dieses Effektes dürften die Drogen, wenigstens initial, konsumiert werden. Als Mechanismus dieser Wirkung nimmt man verstärkte Feuerung von *dopaminergen* (also mittels Dopamin übertragenden) Neuronen an, die vom *ventralen Tegmentum* (einem Teil des Mesencephalons = Mittelhirns) in das Telencephalon (Endhirn) ziehen; von besonderer Bedeutung scheinen dabei Bahnen zu sein, die am sogenannten *Nucleus accumbens* enden, einer kleinen in der Nähe der Basalganglien gelegenen Struktur. Dieser Nucleus accumbens weist Dopaminrezeptoren auf (neben anderen Rezeptoren, eventuell auch für Opioide), deren Besetzung durch das von den mesotelencephalen Bahnen ausgeschüttete Dopamin offensichtlich jene Wirkung ist, die beispielsweise Tiere zur Selbstapplikation der Substanzen veranlaßt (s. dazu ausführlich Fibiger u. Phillips 1988; Koob 1992; Carlson 1994, S. 465 ff.; Pinel 1997, S. 358 ff.; Gardner 1997; Wise 1998; Rommelspacher 1999a).

Dies läßt sich u.a. dadurch zeigen, daß Zerstörung dieser Bahnen – was ansonsten eher geringe Effekte hat – in der Regel zur Beendigung der Selbstapplikation von Drogen im Tierversuch führt; eine ähnliche Wirkung hat üblicherweise die Blockade von Dopaminrezeptoren im Nucleus accumbens. Allerdings scheint dies nicht der einzige Mechanismus zu sein, denn in gewissen Fällen ließ sich durch diese Eingriffe die Selbstapplikation nicht oder nicht vollständig unterbrechen; beispielsweise werden für Opioide daher noch weitere Wirkmechanismen diskutiert (s. dazu Koob 1992).

Der Sachverhalt ist insofern wohl komplizierter – und in diesem Rahmen deshalb nicht detailliert darstellbar –, als offensichtlich keineswegs der Nucleus accumbens allein Ziel der vom ventralen Tegmentum ausgehenden Bahnen ist, sondern auch andere Strukturen wie beispielsweise Amygdala (Mandelkern) und Tuberculum olfactorium, weiter daß der Nucleus accumbens seinerseits Neuronen zu anderen Hirnstrukturen entsendet, etwa in den Nucleus basalis Meynert, die Amygdala und wohl auch zurück ins ventrale Tegmentum; dringend seien weitergehend Interessierte deshalb auf die Ausführungen in Koob u. Nestler (1997) oder Rodriguez de Fonseca u. Navarro

(1998) verwiesen. Dieses System, welches u.a. ventrales Tegmentum, Nucleus accumbens und Amygdala (neben anderen Strukturen) einschließt, vermittelt nicht nur die unmittelbar verstärkende Wirkung psychotroper Substanzen, sondern ist auch in der Lage, diese Verstärkung mit externen und internen Stimuli der Drogenapplikation assoziativ zu verbinden, spielt damit offenbar eine große Rolle beim sogenannten "Suchtgedächtnis" und der Ausbildung von Abhängigkeiten (zu diesen bis jetzt keineswegs sehr präzise formulierten und empirisch nur schwach gestützten, gleichwohl äußerst anregenden Annahmen s. Rodriguez de Fonseca u. Navarro 1998).

Zu klären bleibt wiederum, wie diese dopaminergen Bahnen im Mittelhirn zur Feuerung angeregt werden. Anzunehmen ist, daß einige Substanzen Rezeptoren an den dort lokalisierten Neuronen besetzen und diese aktivieren; für Opioide hat man etwa solche Bindungsstellen im ventralen Tegmentum nachgewiesen (s. 3.4).

Nicht völlig zwingend ist übrigens der Schluß, daß der Euphorisierung beim Menschen tatsächlich Aktivierung mesotelencephaler Bahnen zugrundeliegt. Man kann nur – wenn auch augenblicklich noch mit gebotener Zurückhaltung – konstatieren, daß der "verstärkende" Drogeneffekt im Tierversuch offenbar auf diese Weise vermittelt wird. Da wenigstens in den ersten Phasen des Drogenkonsums bei Menschen die Euphorisierung das Konsumverhalten stimuliert und aufrecht erhält, ist es nicht unplausibel, Euphorisierung und Anregung dieser Bahnen in Zusammenhang zu bringen.

1.4.3 Sedierung

Bei vielen psychotropen Substanzen wird auch eine beruhigende, spannungslösende, angstabbauende (anxiolytische) Wirkung beobachtet, die teilweise gleichfalls für das Konsumverhalten maßgeblich ist (z.B. Erleichterungstrinken von Alkohol). Nicht ganz eindeutig wird dieser Effekt auch als Sedierung bezeichnet (s. unten).

Als Mechanismus dieser Anxiolyse und Sedierung wird im wesentlichen ein Angriff am $GABA_A$-Rezeptorkomplex gesehen, entweder indem durch Besetzung von Benzodiazepinrezeptoren (s. 1.4.1) die Wirkung des Transmitters GABA verstärkt wird (wie etwa durch die Benzodiazepine), oder indem durch Anlagerung an andere, an diesem Komplex lokalisierte Rezeptoren direkte Öffnung von Chloridkanälen erfolgt (wie mutmaßlich im Fall der Barbiturate und vielleicht auch des Alkohols). Ein zweiter Mechanismus der Sedierung wird diskutiert, insbesondere für die Alkoholwirkung, nämlich eine Hemmung am NMDA-Rezeptor für den erregenden Transmitter Glutamat (s. 2.4.3).

Der Begriff der Sedierung wird, wie erwähnt, in der Literatur nicht einheitlich verwendet: Zuweilen bezeichnet er neben der müdemachenden und zu Leistungseinschränkungen führenden Wirkung auch die affektiv distanzierende und anxiolytische, zuweilen versteht man unter Sedierung nur den ersten Effekt. Es wäre sicher sinnvoller, die beiden Effekte, denen möglicherweise unterschiedliche Wirkmechanismen zugrundeliegen, als Anxiolyse und Sedierung zu unterscheiden. Interessanterweise ist man dabei, Anxiolytika ohne sedierende (kognitiv und psychomotorisch dämpfende) Wirkung zu entwickeln, beispielsweise Buspiron, welches offenbar wenig am $GABA_A$-Komplex, sondern v.a. an bestimmten Serotoninrezeptoren angreift (s. 4.5).

1.4.4 Antriebssteigerung

Zahlreiche psychotrope Substanzen führen zu *Steigerung der Aktivität* und zu kurzfristiger *Leistungsverbesserung*, so etwa Amphetamine, die lange (mehr oder weniger offiziell) besonders zu diesem Zwecke eingesetzt wurden, ebenso Kokain und wohl auch Nikotin. Der Mechanismus ist nicht eindeutig geklärt; diskutiert wird, daß es sich dabei um eine Verstärkung der *noradrenergen* und (vielleicht) *dopaminergen* Übertragung handelt; so sind die Amphetamine in der Lage, aus der präsynaptischen Zelle vermehrt diese beiden Transmitter freizusetzen, Kokain wirkt u.a. als Reuptake-Hemmer für Dopamin und Noradrenalin. In der Literatur wird zuweilen die Hypothese vertreten, daß die psychomotorische Stimulierung durch eine Substanz – neben der Euphorisierung – eine wesentliche Determinante ihres Abhängigkeitspotentials darstellt (s. dazu etwa Wise 1988b sowie 2.4.5).

1.4.5 Halluzinogene und psychedelische Effekte

Einige psychotrope Substanzen, als bekannteste wohl LSD, werden als Halluzinogene bezeichnet, weil durch sie hervorgerufene *Halluzinationen* lange als charakteristischer Effekt angesehen wurden. Mittlerweile ist man von dieser Bezeichnung etwas abgekommen, weil in nicht allzu großen Dosen zwar Veränderungen der Wahrnehmung (etwa intensivere Empfindung von Farben) auftreten, aber selten regelrechte (unkorrigierbare) Halluzinationen. Manche Autoren bevorzugen deshalb die Bezeichnung *Psychedelika* (die Seele Offenbarende), weil sie eher die akzentuiertere Wahrnehmung, verändertes Raum- und Zeitgefühl und ungewohnte Körperempfindungen als die charakteristischen Drogeneffekte ansehen. Psychedelische Wirkungen können sich nicht nur bei Konsum der klassischen Halluzinogene LSD und Meskalin einstellen, sondern auch unter Einwirkung von Cannabis und (mit Einschränkungen) von gewissen Amphetaminderivaten (etwa MDMA

= Ecstasy). Der Mechanismus ist noch nicht geklärt; diskutiert wird augenblicklich v.a. eine agonistische Wirkung an einem gewissen Typ von Serotoninrezeptoren (s. 8.2.3).

Nicht als halluzinogene Wirkung bezeichnet werden die zuweilen nach Kokain- oder Amphetaminkonsum, insbesondere in höheren Dosen, auftretenden paranoid-halluzinatorischen Symptome (Kokain- und Amphetaminpsychosen). Letztere unterscheiden sich von eventuellen Halluzinationen nach LSD-Einnahme u.a. durch die verloren gegangene Realitätsprüfung. Als Grundlage der psychotischen Symptomatik im Rahmen von Amphetamin- und Kokaineinnahme wird verstärkte Aktivität an dopaminergen Synapsen diskutiert.

1.4.6 Vegetative und andere körperliche Effekte

Viele psychotrope Substanzen wirken direkt oder indirekt auf das vegetative Nervensystem, so daß insbesondere kardiovaskuläre Veränderungen deutlich bemerkbar werden. So finden sich etwa nach Kokain und Amphetaminen Sympathikusaktivierung entsprechende Reaktionen in Form von Pulsbeschleunigung und Blutdruckerhöhung (neben einer zumeist zu findenden Weitstellung der Pupillen), während beispielsweise Betel, welches Acetylcholinrezeptoren an vegetativen Organen besetzt, eher parasympathische Reaktionen hervorruft (etwa Blutdruckabfall und Pulsverlangsamung). Nicht immer ist allerdings eine solche Zuordnung zu sympathischen und parasympathischen Effekten einfach zu leisten: Nikotin, das auf vegetative Ganglien wirkt, kann sowohl Sympathikus wie Parasympathikus aktivieren, so daß die resultierende Reaktion oft von Dosis und Vorerfahrung der Konsumenten abhängt.

Nicht selten treten neurologische Symptome nach Einnahme von psychotropen Substanzen auf, insbesondere von höheren Dosen. Bekannt sind etwa die Gang- und Sprachstörungen nach Alkoholgenuß, ebenso neurologische Begleiterscheinungen nach Ecstasy-, Kokain- oder Amphetaminkonsum, wobei epileptische Anfälle die auffälligsten sein dürften; die Mechanismen sind nur sehr bedingt geklärt: Wirkung auf GABA- und Glutamatrezeptoren dürfte hier ebenso eine wichtige Rolle spielen wie direkte Schädigung von Neuronen.

1.4.7 Zusammenstellung der wichtigsten psychischen Effekte von psychotropen Substanzen

Tabelle 1.1 zeigt – unter Auslassung der oft sehr komplizierten vegetativen und anderen körperlichen Wirkungen – die wesentlichen psychischen Effekte wichtiger psychotroper Substanzen:

Tabelle 1.1 Unmittelbare psychische Effekte bei Konsum psychotroper Substanzen (nach Köhler 1999a, S. 71)

Substanz	Euphorisierung	Sedierung	Antriebssteigerung	Halluzinogene (psychedelische) Effekte
Alkohol	+	+	$(+)^{a,b}$	–
Opioide	++	+	–	(+)
Benzodiazepine	$(+)^{c}$	++	$(+)^{d}$	–
Barbiturate	+	++	$(+)^{d}$	–
Kokain	++	–	++	$(+)^{e}$
Psychostimulantien (Amphetamine)	++	–	++	$(+)^{e}$
Cannabis	+	+	(+)	+
Halluzinogene	+	–	(+), +	++
Nikotin	ı	$+^{a}$	$+^{a}$	–
Flüchtige Lösungsmittel	(+)	(+, ++)	(+)	(+)

–: tritt in der Regel nicht auf; (+): kann auftreten +: tritt mit gewisser Regelmäßigkeit auf; ++: tritt regelmäßig und stark auf
[a]: dosis- und ausgangslagenabhängig; [b]: v.a. auch im pathologischen Rausch; [c]: evtl. indirekte Euphorisierung durch Anxiolyse; [d]: als paradoxer Effekt mitunter zu beobachten; [e]: eher im Sinne von akuten psychotischen Symptomen mit Verlust der Realitätsprüfung

1.5 Toleranz

Als *Toleranzentwicklung* bezeichnet man das Phänomen, daß nach wiederholter Einnahme einer psychotropen Substanz bei gleicher Dosis die Wirkung geringer wird bzw. daß die eingenommene Menge gesteigert werden muß, um weiter gleiche Effekte zu erzielen. Bei manchen Substanzen ist die Toleranzentwicklung ausgesprochen groß; so vertragen Opioidsüchtige oft ein Vielfaches der für Unerfahrene tödlichen Dosis.

In der Literatur unterscheidet man üblicherweise zwei Formen von Toleranz: Bei der *metabolischen (pharmakokinetischen) Toleranz* ist die Verstoffwechselung, insbesondere der Abbau, der psychotropen Substanz gesteigert, so daß ein geringerer Anteil an den Wirkungsort im Bereich der Synapsen gelangt; deutliche metabolische Toleranz tritt beispielsweise nach längerem Alkoholkonsum auf, indem neue Enzymsysteme für den Abbau aktiviert werden. Davon wird die *funktionelle (zelluläre) Toleranz* unterschieden, welche durch Veränderung am Wirkungsort selbst (also meist an den Synapsen) zustande kommt, etwa in Form reduzierter Anzahl oder Empfindlichkeit von Rezeptoren oder durch geänderte nachgeschaltete Signaltransduktion (s. 1.4.1); wenigstens ein Teil der Opioidtoleranz ist nach gegenwärtigen Erkenntnissen funktioneller Art. Zuweilen wird noch eine dritte Toleranzform angeführt, die sogenannte *behaviorale*, indem Gegenregulationen auf anderer Ebene entwickelt werden, die dem Effekt der psychotropen Substanz entgegenwirken. Zwar scheint die Bezeichnung nicht optimal gewählt, weil sie Gegenregulationen v.a. auf psychologischer Ebene suggeriert; gleichwohl ist es sehr sinnvoll, bei der nichtmetabolischen Toleranz zwischen einer Toleranz am Angriffspunkt der Substanzen selbst (eben einer zellulären) und einer weiteren zu unterscheiden, die an anderen Stellen des Organismus ihren Ursprung hat und die Drogeneffekte am Zielorgan kompensiert. Um ein fiktives Beispiel zu geben: So könnte sich als Folge chronischer Kokaineinnahme mit Erhöhung der synaptischen Konzentration von Noradrenalin die Zahl der Noradrenalinrezeptoren an den Zellen der Gefäßmuskulatur reduzieren (und damit die Wirkung der Droge auf den Blutdruck geringer werden), oder es könnte von übergeordneten Zentren (etwa dem Kreislauf-Zentrum in der Medulla oblongata) eine Herabregelung erfolgen, um den kokaininduzierten Blutdruckanstieg zu kompensieren. Diese behaviorale (wohl besser formuliert: gegenregulatorische) Toleranz spielt möglicherweise eine wichtige Rolle für die Entzugssymptomatik und das Bedürfnis nach der Substanz: So wäre denkbar, daß die Gegenregulation länger als der Drogeneffekt anhält und somit nach Abstinenz sich ein Ungleichgewicht einstellt, welches erst wieder durch Substanzzufuhr beseitigt werden kann. Interessant ist auch die Spekulation, daß diese Gegenregulation *klassisch konditionierbar* ist, etwa bereits angesichts von Stimuli einsetzt, die mit dem Drogenkonsum assoziiert sind, und unter diesen Bedingungen das Bedürfnis nach der Substanz verstärkt. Noch implikationsreicher ist die Überlegung, daß bei Abwesenheit der üblichen mit der Drogeneinnahme verbundenen Stimuli, beispielsweise bei Konsum an ungewohnten Örtlichkeiten, Substanzeffekte stärker sind, weil der konditionierte Anteil der Gegenregulation wegfällt (s. dazu 3.6.1). All dies ist aber noch eher vage Spekulation; immerhin scheint die Überlegung sinnvoll, daß das Nachlassen der Drogenwirkung (eben die Toleranz) nicht nur durch Veränderung von Pharmakokinetik und Pharmakodynamik der Substanz selbst zustande kommen kann, sondern durch Gegenregulationen an anderer Stelle geschieht, die erst am Effektororgan die Drogenwirkung kompensieren oder abschwächen.

Anzumerken ist, daß von den zumeist zahlreichen Wirkungen psychotroper Substanzen nicht alle gleichmäßig der Toleranzentwicklung unterliegen; so tritt etwa bei Nikotin Toleranz relativ schnell gegenüber vegetativen Effekten auf, weniger aber gegenüber den euphorisierenden. Weiter gibt es Hinweise, daß sich Toleranz nur für jene Wirkungen entwickeln könnte, die für gewisse Zeit der Einnahme relevant waren: So scheint sich in Tierversuchen die antikonvulsive Wirkung von Alkohol nur dann abzuschwächen, wenn sie für eine gewisse Zeit zur Anfallsprophylaxe eingesetzt wurde; wird die Substanz in anderem Kontext in gleicher Dosis über die gleiche Zeitspanne verabreicht, bleibt der antikonvulsive Effekt bestehen und genügt zur Verhinderung eines induzierten Anfalls (Pinel 1997, S. 343 f.).

Nicht konsequent wird in der Literatur zwischen *akuter* und *chronischer Toleranz* unterschieden. Erstere bezieht sich auf das Nachlassen von Wirkungen nach kurzer Zeit des Konsums: So soll bei Rauchern die erste Zigarette des Tages stärkere kardiovaskuläre Effekte auslösen als die folgenden (s. 9.4). Chronische Toleranz beschreibt die Tatsache, daß nach langem Konsum die zugeführte Menge gesteigert werden muß, um ähnliche, etwa euphorisierende Wirkung zu erzielen. Die Vermutung liegt nahe, daß akute und chronische Toleranz auf unterschiedlichen Mechanismen beruhen.

Ein interessantes Phänomen ist das der *Kreuztoleranz*: Längerfristige Zufuhr einer Substanz kann zur Folge haben, daß eine verwandte Substanz bei erstmaliger Einnahme geringere Effekte hat als zu erwarten. Zumindest partielle Kreuztoleranz besteht üblicherweise zwischen Alkohol, Barbituraten und Benzodiazepinen, zwischen verschiedenen Opioiden oder zwischen den Halluzinogenen LSD und Meskalin. Stoffe, die Kreuztoleranz aufweisen, sind oft auch in der Lage, wechselseitig Entzugserscheinungen zu beseitigen (s. 1.6).

1.6 Entzugssymptomatik

Wird nach längerem und regelmäßigem Substanzkonsum die Menge reduziert oder der Konsum völlig eingestellt, können *Entzugssymptome* auftreten, die, etwa im Falle von Alkohol, zuweilen durchaus schwer und sogar lebensbedrohlich sein können (s. 2.7); Entzugssymptome lassen sich häufig durch erneute Zufuhr der entsprechenden Substanz beseitigen (oder vergleichbarer Substanzen, s. oben unter Kreuztoleranz). Ausbildung von Entzugserscheinungen und Toleranzentwicklung sind häufig (aber offenbar nicht zwingend) gekoppelt.

Es ist sinnvoll, zwischen *Reboundphänomenen* und eigentlichen Entzugssymptomen zu unterscheiden: Reboundphänomene sind Symptome, zu deren Beseitigung die Droge eingesetzt wurde und die nach Abstinenz zurückkehren. Beispiel wäre etwa das Wiedereinsetzen von Schlafstörungen, nachdem ein Schlafmittel abgesetzt wurde, oder Müdigkeit und Schlafbedürfnis, die durch Amphetamine unterdrückt wurden und nach deren Absetzen voll ausbrechen. Hingegen sind echte Entzugssymptome körperliche Neubildungen, waren vor Substanzeinnahme bei der Person nicht vorhanden und treten erstmalig bei Abstinenz nach mehr oder weniger langem Konsum auf. Markantestes Beispiel sind epileptische Anfälle, die bei bis dahin diesbezüglich nie belasteten Personen nach Beendigung von Alkohol-, Barbiturat- oder Benzodiazepinkonsum auftreten können; (hingegen wäre das Wiederauftreten von Anfällen, zu deren Prophylaxe Benzodiazepine eingenommen wurden, eher als Reboundsymptom aufzufassen).

Die *Pathogenese* der Entzugssymptomatik ist vielfach nicht geklärt. Anzunehmen ist, daß durch die konstante Substanzzufuhr der Organismus Gegenmaßnahmen entwickelt hat (entweder auf Rezeptorebene oder an anderer Stelle), so daß nun bei Fehlen der Substanz ein nicht sofort zu kompensierendes Ungleichgewicht entsteht (zu Modellen von Entzugssymptomatik s. insbesondere 2.7 und 3.6). Neben diesen körperlichen Entzugserscheinungen existiert ein vergleichsweise einheitliches psychisches Muster von Dysphorie, Angst und Unruhe; sein biologisches Korrelat dürfte verminderte Dopaminausschüttung in den Nucleus accumbens sein (s. dazu Rodriguez de Fonseca u. Navarro 1998 und die dort angeführte Literatur).

1.7 Abhängigkeit und ihre Grundlagen

Wie erwähnt, ist sinnvollerweise zwischen schädlichem Gebrauch (Mißbrauch) von Substanzen und regelrechter Abhängigkeit zu unterscheiden; letztere ist u.a durch den Zwang des Substanzkonsums sowie eventuell durch Toleranz und Entzugssymptomatik charakterisiert (s. 1.2).

Für die Entstehung von Abhängigkeit hat man verschiedene Modelle entwickelt (s. dazu exemplarisch die Abschnitte im Kapitel über Alkohol). *Lerntheoretische Modelle*, wie sie ausführlicher bei Rist u. Watzl (1999) dargestellt sind, betonen die *positive Verstärkerwirkung* der Drogeneinnahme und ihren Effekt als *negativen Verstärker* zur Vermeidung oder Beendigung von Entzugssymptomatik. Dies müßte aber für alle Personen gelten, die mit den Substanzen einmal Bekanntschaft gemacht haben, während erfahrungsgemäß nur ein kleiner Teil abhängig ("süchtig") wird. Zudem werden viele auch dann wieder rückfällig, wenn nach Monaten oder Jahren der Körper entgiftet ist und die Vermeidung von Entzugssymptomatik als Einnahmemotiv wegfällt; hinzu kommt, daß der Rückfall mit den verbundenen Schamgefühlen und gesellschaftlichen Konsequenzen oft einen solch mächtigen aversiven Stimulus darstellt, daß er die angenehmen Effekte der Drogeneinnahme weitaus kompensieren sollte. In jedem Fall müßte also die Theorie noch erklären, warum bei bestimmten Personen offenbar die Drogeneffekte so stark sind, daß ihnen gegenüber alle anderen Konsequenzen in den Hintergrund treten. De facto wird es dann erforderlich, psychologische und biologische Prädispositionen für den zwanghaften Konsum psychotroper Substanzen anzunehmen.

Erstere werden beispielsweise von Psychoanalytikern in Form der *oralen Persönlichkeitsstruktur* gesehen, eine bis jetzt wenig überzeugend belegte These (s. dazu auch 2.8.6). Empirisch besser fundiert sind Ansätze, die zunächst auf rein deskriptiver Ebene Beziehungen zwischen Persönlichkeits- und Verhaltensmerkmalen einerseits und späterem Suchtverhalten andererseits herzustellen versuchen. Insbesondere scheint Substanzabusus (sowohl von Alkohol als auch anderen illegalen Substanzen, häufig mehreren gleichzeitig) bei *antisozialen Persönlichkeitsstörungen* vorzukommen; auch *depressive Störungen* oder *Ängste* sind häufig mit Konsum psychotroper Substanzen assoziiert, v.a. wohl von Sedativa und Hypnotika (zur Literatur s. Cloninger u. Dinwiddie 1993). Es ist plausibel anzunehmen, daß die Substanzeinnahme entweder einen Versuch der *Selbststimulation* oder der *Selbstmedikation* darstellt (zu den diesbezüglich sehr aufschlußreichen Effekten von Nikotin bei psychisch Gestörten als Ursache ihres oft exzessiven Rauchens s. 9.5).

Biologische Modelle führen im wesentlichen die Suchtanfälligkeit auf eine *genetische Disposition* zurück; diese ist möglicherweise in einer besonderen *Empfänglichkeit für die positiven Wirkungen der Substanz* und/oder in *Unempfindlichkeit für ihre aversiven Effekte* begründet; insbesondere bei Alkohol lassen sich solche Zusammenhänge recht gut nachweisen (s. 2.8). Da wesentliche Drogeneffekte über das dopaminerge System vermittelt werden, ist es auch naheliegend, Veränderungen auf Genen anzunehmen, die beispielsweise die Ausbildung von Dopaminrezeptoren determinieren.

Interessant ist weiter die Hypothese einer (eventuell genetisch bedingten) *Dysfunktion von Regelsystemen*, die der Abhängigkeitsentwicklung Vorschub leistet, etwa des Systems Hypothalamus-Hypophyse-Nebennierenrinde oder die Annahme einer Minderaktivität im endogenen Opiatsystem (s. dazu und zu weiteren "Defizithypothesen" Rommelspacher 1999a); alles bewegt sich aber hier noch sehr im Spekulativen (zu biologischen Korrelaten der Substanzgier, des Cravings, s. Halikas 1997; Kreek u. Koob 1998 sowie Self u. Nestler 1998).

1.8 Therapie der Substanzabhängigkeit

Erster Schritt ist in aller Regel die Beendigung des Konsums und die Entgiftung, die Entfernung der psychotropen Substanz aus dem Körper. In vielen Fällen ist dabei mit Entzugssymptomatik zu rechnen, die häufig medikamentös behandelt werden muß. Teilweise führt man zunächst eine *Substitutionstherapie* durch, wobei eine verwandte Substanz zugeführt wird (etwa Methadon statt Heroin) oder die Substanz in anderer Darreichungsform angeboten wird (beispielsweise Nikotin als Pflaster oder Kaugummi statt im Tabak). Zuweilen werden in gewissen Aspekten wirkungsähnliche, aber nicht eng verwandte Substanzen eingesetzt (Distraneurin beim Alkoholentzug) oder die Entzugssymptome auf andere Weise bekämpft (etwa mit bluckdrucksenkenden Mitteln oder Antidepressiva).

Nach abgeschlossener Entzugstherapie gilt es v.a., den *Rückfall* zu verhindern, wobei im wesentlichen *Anti-Craving-Medikamente* zum Einsatz kommen, Stoffe, die die Gier (das "Craving") nach der Substanz verhindern sollen; im Falle von Alkohol können dies Opiatantagonisten wie Naltrexon sein oder Acamprosat (s. 2.8.9), zur Rückfallvorbeugung nach Opioidabusus ebenfalls Opiatantagonisten. Seltener kommen *aversiv wirksame Medikamente* zum Einsatz, die bei erneuter Einnahme der Substanz zu unangenehmen körperlichen Reaktionen führen und so den Rückfall verhindern sollen; am bekanntesten ist hier Disulfiram (Antabus®) bei der Alkoholismustherapie. Zuweilen wird auch die Substitutionstherapie nicht auf die akute Phase des Entzugs beschränkt, sondern noch für lange Zeit fortgesetzt; Gedanke dabei ist, den Stoff in weniger schädlicher Form zuzuführen (z.B. ein Opioid nicht intravenös zu verabreichen, sondern oral wie Methadon) und den Abhängigen die Notwendigkeit der täglichen Substanzbeschaffung zu nehmen; auf lange Sicht wird aber üblicherweise auch hier die völlige Abstinenz angestrebt.

Neben den medikamentösen Verfahren zur Rückfallprophylaxe kommen auch *psychotherapeutische Interventionen* zum Einsatz. Dabei ist häufig davon auszugehen, daß der Mißbrauch sich aufgrund gewisser "psychischer Probleme" entwickelt hat, die es zu behandeln gilt, oft in Zusammenarbeit mit wichtigen Bezugspersonen (die nicht selten ebenfalls einer entsprechenden Therapie bedürfen). Techniken zur Rückfallvermeidung sind v.a. *verhaltenstherapeutischer* Art und bestehen beispielsweise in der *Identifizierung* von Stimuli, die mit der Substanzeinnahme assoziiert waren und (wenigstens initial) besser vermieden werden sollten, weiter in *Selbstbehauptungs- und Kompetenztrainings*, die den Verzicht auf die Substanzen auch unter Gruppendruck leichter machen; diese Verfahren werden etwas ausführlicher in den Kapiteln über Alkohol und Nikotin besprochen (s. 2.8.9 und 9.6).

2. Alkohol

2.1 Allgemeines; Definition und Eigenschaften von Alkoholen

Die Bezeichnung Alkohol bezieht sich strenggenommen nicht auf eine einzelne Substanz; vielmehr wird damit eine *Stoffklasse* gekennzeichnet, nämlich aliphatische und aromatische Kohlenwasserstoffverbindungen, bei denen (mindestens) ein H-Atom durch eine OH-Gruppe (Hydroxylgruppe) ersetzt ist. Zu den ersteren gehören u.a. *Methanol* (*Methylalkohol*) mit der Summenformel CH_2OH, *Ethanol* (*Ethylalkohol, Äthanol, Äthylalkohol*) mit der Summenformel C_2H_5OH, weiter etwa *Propanol* oder *Propylalkohol* (Summenformel C_3H_7OH). Die entsprechenden Strukturformeln lauten:

Methanol:
$$H-\overset{\overset{\textstyle H}{|}}{\underset{\underset{\textstyle H}{|}}{C}}-OH$$

Ethanol:
$$H-\overset{\overset{\textstyle H}{|}}{\underset{\underset{\textstyle H}{|}}{C}}-\overset{\overset{\textstyle H}{|}}{\underset{\underset{\textstyle H}{|}}{C}}-OH$$

Propanol mit zwei Isomeren:
$$H-\overset{\overset{\textstyle H}{|}}{\underset{\underset{\textstyle H}{|}}{C}}-\overset{\overset{\textstyle H}{|}}{\underset{\underset{\textstyle H}{|}}{C}}-\overset{\overset{\textstyle O}{|}\,\overset{\textstyle H}{|}}{\underset{\underset{\textstyle H}{|}}{C}}-H$$
und
$$H-\overset{\overset{\textstyle H}{|}}{\underset{\underset{\textstyle H}{|}}{C}}-\overset{\overset{\textstyle O}{|}\,\overset{\textstyle H}{|}}{\underset{\underset{\textstyle H}{|}}{C}}-\overset{\overset{\textstyle H}{|}}{\underset{\underset{\textstyle H}{|}}{C}}-H$$

Zu den aromatischen Alkoholen zählt als einfachstes Beispiel *Phenol* (*Phenylalkohol*) mit der Summenformel C_6H_5OH, bestehend aus einem Benzolring, an dem sich statt eines der sechs Wasserstoffatome eine Hydroxylgruppe befindet.

Neben diesen *einwertigen* Alkoholen gibt es auch *mehrwertige* (entsprechend der Anzahl der Hydroxylgruppen). Als Beispiel für mehrwertige aliphatische Alkohole seien das zweiwertige Glykol und Glycerin (dreiwertig) genannt.

Wesentliche Bedeutung als psychotrope Substanz hat lediglich Ethanol, so daß man sehr oft, auch in wissenschaftlichen Werken, in gewisser Nachlässigkeit Ethanol (Äthanol) mit Alkohol gleichsetzt. Diesem Sprachgebrauch wird auch hier im weiteren gefolgt. Methanol und Propanol sollen ebenfalls berauschend wirken, allerdings geringer.

Methanol fällt in kleinen, meist harmlosen Mengen bei der kunstgerechten Erzeugung von Ethanol an, entsteht bei unsachgemäßer Herstellung jedoch zuweilen in sehr viel höheren Konzentrationen. Die Gefahr geht v.a. vom Metaboliten Formaldehyd (CH_2O) aus, der ein starkes Nervengift darstellt und oft zum Tode, in geringeren Dosen zur Erblindung führt. Die tödliche Menge von Methylalkohol wird etwa mit 100-200 ml angegeben; Todesfälle wurden jedoch schon nach sehr viel kleineren Mengen (etwa 30 ml) beschrieben (nach Hörath 1987, S. 143).

Eine gewisse traurige Bedeutung im Kontext der Weinproduktion hat der zweiwertige Alkohol Glykol erlangt. Diese süßlich schmeckende Substanz wurde zeitweise von einigen Winzern Weinen zur Geschmacksverbesserung zugesetzt (Glykolskandal Mitte der 80er Jahre).

Ethanol liegt bei Zimmertemperatur als farblose Flüssigkeit mit einem spezifischen Gewicht von 0,79 g/ml = 79 g/100ml vor, ist somit etwa um 20% leichter als Wasser. Die Konzentration alkoholischer Getränke wird üblicherweise in *Volumenprozent* (Vol%) angegeben. Ein Liter eines 40% alkoholischen Getränkes enthält also 400 ml Alkohol; die dort enthaltene Alkoholmenge beträgt somit 0,79 x 400 g = 316 g.

2.2 Herstellung; alkoholische Getränke und ihre Inhaltsstoffe

Während die großchemische Herstellung von Alkohol durch Anlagerung von H_2O an Acetylen geschieht, werden alkoholische Getränke nach wie vor mittels natürlicher *Gärung* hergestellt. Dabei wird die in Früchten oder anderen Pflanzen enthaltene Glukose ($C_6H_{12}O_6$) schrittweise in Alkohol umgewandelt. Der Vorgang ist vergleichsweise kompliziert und erfordert die Anwesenheit von Enzymen, die in *Hefepilzen* zu finden sind. Da diese in der Natur in größeren Mengen vorkommen (etwa an der Schale von Weintrauben), gären verschiedene Früchte in der Regel spontan. Zur systematischen Herstellung von Alkohol setzt man jedoch planmäßig Hefe zu. Nachdem Hefepilze ab einer Alkoholkonzentration von 18,2 Vol% absterben, ist eine vollständige Durchgärung nicht möglich. Zur Gewinnung von hochprozentigen alkoholischen Getränken bedient man sich deswegen der *Destillation*, der Erhitzung der alkoholhaltigen Flüssigkeit; da Alkohol einen niedrigeren Siedepunkt als Wasser besitzt, entweicht Alkoholdampf zuerst und kann in geeigneten Gefäßen durch Abkühlung zum Niederschlag gebracht werden.

Der folgende knappe Überblick über alkoholische Getränke soll v.a. jenes Basiswissen vermitteln, welches für das Verständnis psychotroper und diverser sonstiger körperlicher Effekte erforderlich ist. Insbesondere läßt sich teilweise bereits aus der Art der Herstellung verstehen, welche Stoffe neben Alkohol in den einzelnen Spirituosen vorhanden sind.

Wein wird bekanntlich durch Vergärung von Weintrauben gewonnen. Ausgangsprodukt von Weißwein sind grüne Trauben, etwa der Sorten Riesling oder Sylvaner; auch rötliche Trauben ergeben weißen Wein (z.B. Zierfandel aus Niederösterreich). Rotwein gewinnt man hingegen aus sehr dunklen, blauen bis geradezu schwarzen Trauben (etwa Blauburgunder oder Pinot noir, Merlot, Cabernet Sauvignon). Auch der Rosé-Wein entsteht aus blauen Trauben, bei denen allerdings früh im Herstellungsprozeß die farbgebende Schale entfernt wurde.

Sehr glukosehaltige Traubenpressungen mit hohem Mostgewicht (hohen Öchslegraden) liefern bei vollständiger Durchgärung stark alkoholische Weine. Sowohl Süße wie Alkoholgehalt lassen sich während des Gärungsprozesses beeinflussen, sei es durch Hinzufügung von Glukose (beispielsweise in Form von Rohrzucker), sei es durch vorzeitige Unterbrechung der Gärung. Welche dieser Vorgänge gesetzlich zulässig sind bzw. wie Ausgangsprodukt, Herstellungsprozeß und Charakteristika des Endprodukts sich in der Bezeichnung niederschlagen (etwa Kabinett, Auslese, Spätlese), kann in diesem Rahmen nicht behandelt werden. Es sei nur angemerkt, daß hierbei bemerkenswerte terminologische Uneinheitlichkeit vorliegt.

Der Alkoholgehalt von Weißweinen schwankt i.a. zwischen 8-12 Vol%; der von Rotweinen reicht meist von 10-14 Vol%, liegt bei schweren Sorten, etwa manchen Burgundern, zuweilen noch höher. Stärkere Weine wie Portwein oder Sherry mit mehr als 20 Vol% sind gespritet, d.h., dem Endprodukt wurde durch Destillation gewonnener Alkohol zugesetzt. Im Gegensatz zu einer weitverbreiteten Annahme sind junge (Beaujolais Nouveau, Heuriger) oder sehr junge Weine (Federweisser, Sauser) oft nur unwesentlich schwächer.

Für die gesundheitlichen negativen wie positiven Wirkungen des Weines sind neben dem Alkohol noch andere Inhaltsstoffe verantwortlich. So enthalten insbesondere wohl Rotweine eine Anzahl von *Polyphenolen* (etwa *Resveratrol*), antioxidativ wirksamen Stoffen, die als sogenannte Radikalenfänger wirken und möglicherweise sowohl *Entwicklung von Atherosklerose* wie die *Bildung bösartiger Zellen unterdrücken*, zudem eventuell die Thrombozytenaggregation hemmen (s. zu Resveratrol ausführlich Jang et al. 1997).

Weinbrände (etwa Cognac) entstehen durch Destillation von Wein, womit der Alkoholgehalt deutlich höher liegt (etwa um die 40 Vol%).

Branntweine (oft auch Schnäpse genannt) werden durch Brennen (Erhitzen des bereits gegorenen Produkts) erzeugt, so Obstschnäpse aus verschiedenen Früchten, beispielsweise Calvados aus Äpfeln; andere Schnäpse gewinnt man aus Wurzeln (etwa Enzian) oder Feldfrüchten (z.B. Kartoffelschnaps aus Kartoffeln, Rum aus Zuckerrohr, Wodka aus Kartoffeln oder Getreide, Tequila aus Agaven). Zahlreich sind die Kornbrände, etwa Whisky (Whiskey). Diese Schnäpse oder Branntweine haben i.a. einen sehr hohen Alkoholgehalt, definitionsgemäß mindestens 38 Vol%, zumeist sogar deutlich über 40 Vol%, manche Rumsorten über 80 Vol%. Nach der Destillation behalten sie zumeist die Aromen des Ausgangsprodukts; Inhaltsstoffe wie beispielsweise die Polyphenole gehen jedoch dabei verloren.

Biere sind gegorene Malzgetränke, wobei das Malz wiederum aus Getreide (etwa Gerste, Weizen) gewonnen wird. Das Gemisch aus Malz und Wasser wird mit Hopfen aufgekocht, die entstehende Würze bei niedriger Temperatur mit Hefe vergoren. Der Alkoholgehalt von Bieren bewegt sich etwa zwischen 4-7 Vol%. Bier hat einige weitere wichtige Inhaltsstoffe, wobei die teilweise entstehenden (heute oft in geringerer Konzentration anfallenden) Nitrosamine als Karzinogene nicht ganz unbedenklich sind.

2.3 Aufnahme und Verstoffwechselung von Ethanol; Blutalkoholgehalt

Bei der üblichen oralen Aufnahme wird Alkohol von den Schleimhäuten rasch resorbiert; da es sich nicht um einen aktiven Transportvorgang handelt, ist die Formulierung korrekter, daß Alkohol leicht in die Zellen der Schleimhäute diffundiert und von dort ins Blut gelangt.

Ein Teil des Alkohols wird bereits in Mundhöhle und Speiseröhre resorbiert (insbesondere wohl bei hochprozentigen Spirituosen), etwa 20% im Magen, der Rest im oberen Dünndarm, im wesentlichen im Zwölffingerdarm. Der *Füllungszustand des Magens* spielt für die *Resorptionsgeschwindigkeit* und wohl auch für die *Resorptionsmenge* eine wichtige Rolle: Bei leerem Magen ist die Aufnahme spätestens in einer Stunde abgeschlossen; nach größeren, insbesondere fettreichen Mahlzeiten, verlängert sich die Resorptionszeit beträchtlich. Ein noch nicht restlos geklärtes Phänomen ist das sogenannte *Resorptionsdefizit*: Bei verzögerter Aufnahme gelangt ein Teil des Alkohols nicht in das Blut; im Extremfall soll dies ein Drittel der konsumierten Menge betragen (nach Schmidt 1997, S. 122 f.). Eine plausible, jedoch in der Literatur nicht allgemein akzeptierte Erklärung ist die einer *"präsystemischen Elimination"*: Eine gewisse Menge des v.a. in der Leber zu findenden, den Alkoholabbau katalysierenden Enzyms Alkoholdehydrogenase (ADH) soll sich auch im Magen befinden und dort bereits einen Teil des Ethanols in Acetaldehyd umwandeln (s. dazu etwa Soyka 1995a, S. 38 f.; Cederbaum 1996; Kalant 1996). Die geringere Alkoholtoleranz von Frauen wird u.a. auf niedrigere Konzentration der ADH im Magen zurückgeführt (s. dazu Teschke u. Lieber 1995; vgl. jedoch Goldstein 1992).

Neben dem Füllungszustand des Magens beeinflussen andere Faktoren die Alkoholresorption. Nikotin soll sie eher verzögern, zusätzlich aufgenommene Kohlensäure (wie etwa in Bier oder Sekt) sie beschleunigen.

Quantitativ spielt die Aufnahme von Alkohol mit der Atemluft oder über die Haut üblicherweise keine Rolle. Immerhin scheint aber in stark alkoholgeschwängerter Luft gewisse Aufnahme der Substanz zu erfolgen. Auch groß-flächiges Einreiben mit Alkohollösung, wie teilweise als Hausmittel in Ge-brauch, könnte Zufuhr (ziemlich) geringer Alkoholmengen bedeuten, ein Effekt, der bei Kindern und bei Hautläsionen eventuell besser beachtet wer-den sollte; andererseits scheinen bei intakter Haut die aufgenommenen Al-koholmengen keine meßbaren Veränderungen des Blutalkoholspiegels her-vorzurufen (Goldstein 1992).

Der weitgehend über Magen und oberen Dünndarm aufgenommene Alkohol erreicht über die Pfortader die Leber, wird dort aber nur zu einem geringen Teil zurückgehalten, sondern gelangt über das Blut an seine Wirkungsorte, die v.a. im Zentralnervensystem liegen.

Dieser first-pass-Effekt in der Leber kann bei sehr langsamer Alkoholresorp-tion durchaus eine gewisse Rolle spielen (Goldstein 1992); auch dadurch könnte das Resorptionsdefizit bei gefülltem Magen und der daraus resultie-renden zögerlichen Aufnahme ins Pfortaderblut teilweise erklärt werden (s. dazu auch Soyka 1995a, S. 39).

Ethanol passiert gut die Bluthirnschranke, dringt ebenso leicht in an-dere Organe (mit Ausnahme von *Fettgewebe*) und verteilt sich somit rasch im Körper. Von diesen speichernden Geweben gelangt er, Kon-zentrationsgradienten folgend, allmählich wieder ins Blut und schließ-lich in die Leber, wo der wesentliche Abbau stattfindet. Eine geringe Menge (insgesamt etwa 1-2%) wird unverändert über Niere und Schweiß ausgeschieden, ein etwas größerer Anteil (ungefähr 5%) ver-läßt den Körper mit der Atemluft ("Fahne").

In der Leber gibt es *zwei Enzymsysteme*, welche Alkohol zunächst zu *Acetaldehyd* abbauen. Das eine der Systeme befindet sich in den Mi-krosomen des endoplasmatischen Retikulums der Leberzellen und wird MEOS (microsomal ethanol oxidizing system) genannt; es tritt nach gegenwärtigem Erkenntnisstand v.a. dann in Aktion, wenn akut höhere Alkoholmengen anfallen; es vermehrt sich bei chronischem Alkoholkonsum. Im wesentlichen erfolgt jedoch (bei geringem Kon-sum) der Abbau über die im Zytoplasma der Leberzellen lokalisierte *Alkoholdehydrogenase* (ADH); die Konzentration dieses Enzyms scheint sich auch durch chronischen Konsum wenig zu verändern.

Die ADH, die erwähntermaßen auch im Magen vermutet wird und für eine gewisse präsystemische Elimination verantwortlich sein könnte, scheint in ihrer Aktivität bzw. ihrer Menge wesentlich genetisch determiniert zu sein. Starke ADH-Aktivität führt zu schneller Beendigung der akuten Alkohol-wirkung und rascher Bildung des weitgehend aversiv wirkenden Acetalde-hyds, so daß hierin wohl ein gewisser protektiver Faktor bezüglich Alkohol-konsums besteht (s. 2.8.6).

ADH besteht aus einer Reihe von Unterformen (Isoenzymen), deren Bedeu-tung im Detail noch nicht geklärt ist; die einzelnen Isoenzyme können wie-der bei den verschiedenen Personen in unterschiedlichen Varianten (Poly-morphismen) vorliegen. Die diese Isoenzyme in ihren Polymorphismen kodierenden Gene sitzen mindestens an drei verschiedenen Orten auf Chromosomen; in welchen Formen diese Isoenzyme vorliegen, wird in komplizierter Weise durch Varianten des genetischen Codes an diesen drei Genorten determiniert (s. dazu genauer Agarwal u. Goedde 1990, S. 13 ff. sowie Crabb et al. 1987).

Die ADH-Konzentration und damit die Geschwindigkeit des Alkoholabbaus hängen u.a. von endokrinen Faktoren sowie von der Ernährung ab (eingeschränkte Nahrungszufuhr bei Ratten erniedrigt die Konzentration des Enzyms); chronische Alkoholzufuhr erhöht erwähntermaßen die Aktivität von MEOS, nicht jedoch der ADH. Geschlechtsunterschiede in der ADH-Aktivität wurden in Tierversuchen, nicht aber bei Studien an Menschen gefunden (Crabb et al. 1987).

Im übrigen baut ADH nicht nur Ethanol, sondern auch andere Alkohole ab, etwa Methanol. Bei Vergiftung mit Methylalkohol verabreicht man deshalb reichlich Ethylalkohol, um die Metabolisierung von Methanol zum sehr giftigen Formaldehyd kompetitiv zu hemmen.

Der Abbau des anfallenden stark toxischen Acetaldehyds geschieht über das Enzym *Aldehyddehydrogenase* (ALDH) und führt zu *Essigsäure*, die in die energieliefernden Zyklen (etwa den Zitronensäurezyklus) eingeführt werden kann und schließlich zu CO_2 und H_2O abgebaut wird. Ein Gramm Ethanol liefert dabei 7,1 Kcal.

ALDH liegt ebenfalls in mehreren Isoenzymen vor. Die Menge der zur Verfügung stehenden ALDH ist zu einem gewissen Teil genetisch determiniert. Fehlen einzelne dieser Isoenzyme, ist der Abbau des Acetaldehyds verzögert, und es kommt zu teilweise sehr unangenehmen körperlichen Reaktionen wie Gesichtsrötung (flushing), Tachykardie, Blutdruckabfall, Übelkeit. Die mangelnde Alkoholtoleranz, die man gehäuft bei manchen Volksgruppen findet (etwa Japanern, Indianern), dürfte auf Fehlen eines dieser ALDH-Isoenzyme oder Vorliegen einer inaktiven Variante zurückzuführen sein. Andererseits scheint dies auch einen gewissen protektiven Faktor gegen die Entwicklung chronischen Alkoholmißbrauchs darzustellen (s. dazu auch 2.8.6). Das zur Aversivtherapie des chronischen Alkoholismus eingesetzte Disulfiram (Antabus®) deformiert ALDH durch Aufbau einer intramolekularen Disulfidbrücke und inaktiviert damit das Enzym (s. dazu Crabb et al. 1987). Nehmen Personen unter Disulfirambehandlung wider die Anweisung auch nur geringe Mengen Alkohol zu sich, treten die erwähnten Aversivreaktionen auf (s. 2.8.9).

Es ergibt sich somit folgendes Schema des Alkoholabbaus:

```
   H  H                          H  O                        H  O
   |  |       ADH                |  ||        ALDH           |  ||
H-C-C-OH      →         H-C-C-H          →          H-C-C-OH
   |  |       MEOS               |                           |
   H  H                          H                           H

Ethanol                     Acetaldehyd                 Essigsäure
```

(alternativ wird Essigsäure nicht abgebaut, sondern zu kurzkettigen Fetten als Energiespeicher synthetisiert).

Ab einer bereits geringen Blutkonzentration erfolgt der Abbau der Alkoholmenge im wesentlichen linear über die Zeit; bei stärkeren Konzentrationen findet sich ebenfalls linearer Abbau, aber mit einer höheren Konstante (also rascher). Dies ist, wie ausgeführt, auf die zusätzliche Aktivierung von MEOS zurückzuführen. Die Abbaugeschwindigkeit beträgt etwa 0,10-0,15 Promille/Stunde.

Der Blutalkoholgehalt hängt von der konsumierten Menge ab, von eventuellen Resorptionsverlusten, dem Füllungszustand des Magens und weiteren die Resorptionsgeschwindigkeit bestimmenden Faktoren, dem Anteil alkoholaufnehmender Gewebe am Gesamtkörpergewicht, schließlich von dem seit Konsumbeginn geleisteten Abbau.

Zur Berechnung dient die Formel: Blutalkoholgehalt (in Promille) = resorbierte Alkoholmenge in g/(Körpergewicht in kg x Verteilungsfaktor r), vermindert um die abgebaute Konzentration seit Resorptionsbeginn. Der Verteilungsfaktor r gibt das Gewichtsverhältnis alkoholaufnehmender Gewebe zum Körpergewicht an und ist bei übergewichtigen Personen mit hohem Fettanteil niedriger, ebenso generell bei Frauen. r beträgt bei normalgewichtigen Männern 0,7, bei hageren liegt er mit 0,8 höher, bei übergewichtigen mit 0,6 darunter. Eine übergewichtige Person ist also bezüglich ihres Alkohol aufnehmenden Gewebes wesentlich leichter als von der Waage angezeigt. Für normalgewichtige Frauen setzt man ein r von 0,6 an, für übergewichtige entsprechend einen niedrigeren Wert.

Die resorbierte Alkoholmenge (in g) errechnet sich aus dem konsumierten Volumen (in Litern), der jeweiligen Alkoholkonzentration in Vol% sowie dem spezifischen Gewicht von Alkohol (790 g/l); als Resorptionsverlust sind davon, je nach Füllungszustand des Magens, etwa 10-15% abzuziehen. 0,5 Liter eines Weines von 12 Vol% enthalten also eine Alkoholmenge von 47,4 g, von denen letztlich nur etwa 40-45 g tatsächlich ins Blut gelangen. Die daraus mittels der obigen Formel berechnete Blutalkoholkonzentration ist um etwa 0,1-0,15 Promille pro Stunde für die Zeit nach Resorptionsende zu vermindern (s. dazu ausführlich Grüner 1995).

Wie man sieht, ist selbst bei genauer Protokollierung der konsumierten Spirituosenmenge und ihrer Konzentration der Alkoholgehalt des Blutes nur annähernd zu bestimmen, da Resorptionsgeschwindigkeit, Resorptionsverlust, schließlich Beginn und Geschwindigkeit des Abbaus nur mit gewissen Fehlerbreiten anzugeben sind (zur Bestimmung des Blutalkoholspiegels s. 2.5.3).

2.4 Unmittelbare Wirkungen von Ethanol und ihre Mechanismen

2.4.1 *Überblick*

Die unmittelbaren Alkoholwirkungen sind im wesentlichen psychischer Natur, wobei Euphorisierung i.a. immer, Sedierung und Anxiolyse häufig gewünscht werden, Beeinträchtigung psychischer Leistungen wie Konzentration und Reaktionsgeschwindigkeit meist billigend in Kauf genommen werden. Hinzu kommen eine Anzahl körperlicher Effekte, die oft unbemerkt bleiben, aber deswegen keineswegs ohne Bedeutung sind.

Vorauszuschicken ist, daß die *Wirkmechanismen* des Alkohols nur sehr *unzulänglich* verstanden werden. Nach augenblicklichem Kenntnisstand gibt es *keinen spezifischen Alkoholrezeptor*, über dessen Besetzung Alkohol überhaupt nur Wirkung ausüben kann und an den umgekehrt – von wenigen endogenen Liganden eventuell abgesehen – lediglich Alkohol bindet. Die Situation ist also hier anders als bei den Opioiden oder Benzodiazepinen, für die spezifische Rezeptoren mittlerweile nachgewiesen und in ihrer Struktur geklärt sind. Folge ist, daß es auch kein spezifisches Antidot gegen Alkohol gibt, welches dessen, aber auch nur dessen Wirkung sicher aufheben kann. Will man Alkoholeffekte unterdrücken, ist zumeist ein relativer globaler Eingriff in den Stoffwechsel erforderlich – was keineswegs immer gelingt.

Alkohol wirkt auf eine Reihe von Transmittersystemen, zumeist durch Besetzung von Rezeptoren. Vermutet wird etwa die Besetzung einer Bindungsstelle am *$GABA_A$-Proteinkomplex* und damit ein *GABAagonistischer* Effekt, weiter eine *antagonistische Wirkung* am *NMDA-Rezeptor* für den *erregenden Transmitter Glutamat*. Auch Besetzung u.a. von *Serotonin-, Dopamin-, Noradrenalin- und Opiatrezeptoren* durch Ethanol ist wahrscheinlich, jedoch nicht mit letzter Sicherheit nachgewiesen. Weiter lagert sich Alkohol wohl direkt an *Membranen* an und beeinflußt unmittelbar den Öffnungsgrad von Ionenkanälen (s. dazu Diamond u. Gordon 1997).

2.4.2 *Euphorisierung*

Dieser sehr konstante Alkoholeffekt, der neben der Anxiolyse bedeutendste Ursache der Abhängigkeit darstellen dürfte, wird im wesentlichen auf die *Aktivierung dopaminerger mesotelencephaler Bahnen* zurückgeführt. Als hierbei wichtigste gelten jene, die vom ventralen

Tegmentum (also einem Teil im vorderen Mittelhirn) zum Nucleus accumbens führen. Dopaminausschüttung aus diesen Bahnen in den paarig angelegten, in Nähe der Basalganglien zu findenden Kern scheint – wenigstens in Tierversuchen – ein Gefühl des Wohlbefindens auszulösen oder, weniger mentalistisch ausgedrückt, verstärkend zu wirken (s. dazu Carlson 1994, S. 590; Di Chiara 1997; für eine knappe Übersicht der Studien zum sogenannten "mesotelencephalen Belohnungssystem" s. 1.4.2 sowie auch Köhler 1999a, S. 10 f.). Unklar ist noch, wie Alkohol die Dopaminproduktion in diesen Nervenzellen anregt und zu erhöhter Transmitterfreisetzung führt. Die im Mittelhirn gelegenen Dendriten und Zellkörper dieser Neuronen sind reich an *Serotonin-* und *Opioidrezeptoren*, so daß die Vermutung naheliegt, Ethanol wirke direkt oder indirekt auf diese Bindungsstellen. Wiederholt wurde die Hypothese vertreten, Alkohol verstärke (auf welchem Weg auch immer) die *Freisetzung endogener Opiate*, die ihrerseits wiederum über Besetzung von Rezeptoren an den erwähnten Neuronen des Mittelhirns deren Feuerungsrate erhöhten (etwa Schulz et al. 1980; Gianoulakis et al. 1996; zur Rolle des serotonergen und anderer Systeme bei den Alkoholeffekten s. LeMarquand et al. 1994).

2.4.3   Sedierung und Anxiolyse

Die *sedierend-anxiolytische* Wirkung des Alkohols ist gut nachgewiesen und wird im sozialen Leben ausgiebig benutzt (sich "Mut antrinken", Erleichterungstrinken). Als Erklärung nimmt man an, daß sich Ethanol einer der Bindungsstellen am *GABA$_A$-Proteinkomplex* anlagert, welcher die Chloridkanäle umgibt und dort zu Ioneneinstrom mit der Folge von Hyperpolarisation und verminderter Erregbarkeit führt (s. dazu etwa Samson u. Harris 1992; Mihic u. Harris 1997). Anders als die Benzodiazepine, die die Wirkung des Transmitters GABA verstärken (s. 4.2.2), öffnet Alkohol möglicherweise *unmittelbar* die Chloridkanäle, wodurch sich eine deutlich *höhere Toxizität* ergibt.
Neben der gut nachgewiesenen Wirkung am GABA$_A$-Protein-Komplex wird als weiterer Mechanismus der Sedierung ein antagonistischer Effekt von Ethanol an den *NMDA (N-Methyl-D-Aspartat)-Rezeptoren* angenommen; es handelt sich dabei um einen von mehreren Rezeptorentypen für den *erregenden Transmitter Glutamat*. NMDA-Rezeptoren sind i.a. ionenkanalgekoppelt; Ethanol scheint bei Anlagerung den Einstrom positiver Ionen durch diese Kanäle zu erschweren (s. zu diesen komplizierten Sachverhalten Gonzales u. Jaworski 1997). Möglicherweise hebt Alkohol auf diese Weise auch die

Krampfschwelle; dies ist insofern von Bedeutung, als durch chronischen Alkoholkonsum sich die Zahl der erregenden Rezeptoren vermehren könnte und es daher im Entzug zu einer Senkung dieser Schwelle kommt (mit der eventuellen Folge epileptischer Anfälle). Genaueres zu den Mechanismen der alkoholinduzierten Sedierung findet sich insbesondere bei Tabakoff u. Hoffman (1996; speziell zur Rolle des Glutamats s. Tsai et al. 1995 sowie Gonzales u. Jaworski 1997).

Verminderung der Erregbarkeit von Neuronen dürfte auch *Einschränkungen von Reaktionsgeschwindigkeit, Sehstörungen* und diversen anderen *neurologischen Auffälligkeiten* im Rausch zugrundeliegen. Die sedierende Wirkung des Alkohols führt in höheren Dosen zu Schläfrigkeit, bei sehr hohen Blutalkoholkonzentrationen zum Koma.

2.4.4 Enthemmung

Die enthemmende Wirkung von Alkohol ("in vino veritas") ist nur unzureichend verstanden; plausibelste Erklärung scheint die der *Disinhibition*: Bahnen, die (eventuell über andere Transmitter als GABA) physiologischerweise die Aktivität zentralnervöser Strukturen reduzieren, könnten durch die Ethanolwirkung am GABA$_A$-Rezeptorkomplex selbst in ihrer dämpfenden Funktion beeinträchtigt werden; somit würde letztlich neuronale Überaktivität in gewissen Gebieten resultieren (s. dazu Valenzuela 1997 und die dort angeführte Literatur). Auf diese Weise wäre auch die extreme *Aggressivität* zu erklären, die sich nicht selten speziell nach größeren Alkoholmengen einstellt.

2.4.5 Psychomotorische Stimulation

Ein Alkoholeffekt, der nicht zuletzt für die Entstehung von *Sucht* verantwortlich gemacht wird, ist die initiale, vor der Sedierung einsetzende, psychomotorische Stimulation (z.B. angeregte Gespräche, Schmieden von Plänen unter Alkoholeinfluß, Bewegungsdrang). Die erhöhte motorische Aktivität während des ersten Anstiegs des Blutalkoholspiegels läßt sich auch im Tierversuch gut zeigen. Der Mechanismus ist unklar; diskutiert wird eine Aktivierung dopaminerger mesolimbischer Bahnen, möglicherweise durch Besetzung von Opiatrezeptoren des Typs μ (s. dazu Spanagel u. Zieglgänsberger 1996).

Tabelle 2.1   Akute psychische Effekte von Alkohol (verändert nach Köhler 1999a, S. 33)

Effekt	angenommener Mechanismus
Sedierung und Anxiolyse	Anlagerung am $GABA_A$-Protein-komplex und Öffnung von Chlorid-kanälen; evtl. zusätzlich: Blockade von NMDA-Rezeptoren
Enthemmung	Herabsetzung der Aktivität hemmender Strukturen (Disinhibition)?
Euphorisierung	Aktivierung dopaminerger Bahnen vom ventralen Tegmentum in den Nucleus accumbens; evtl. zusätzlicher Effekt auf endogenes Opiatsystem
Psychomotorische Stimulation	unklar, evt. Aktivierung dopaminerger mesolimbischer Bahnen (mittels Besetzung von μ-Rezeptoren für Opiate?)

2.4.6 Körperliche Effekte

Etwas willkürlich, aber dafür übersichtlicher seien von den psychischen die *unmittelbaren körperlichen* Alkoholeffekte abgetrennt; letztere sind zahlreich, betreffen fast alle Organe und sind in ihren Mechanismen bestenfalls teilweise verstanden; nur einige davon seien hier dargestellt (für Genaueres s. Feuerlein et al. 1998, S. 44 ff.).

Als vielleicht relevanteste ist die vergleichsweise rasch nach Konsum zu beobachtende *Erhöhung der Serumkonzentrationen von HDL* (High-density-Lipoproteinen) sowie des an sie gebundenen *HDL-Cholesterins* zu nennen. Hohe Konzentrationen dieses Cholesterinanteils haben nach allen augenblicklichen Erkenntnissen einen koronarprotektiven Effekt (im Gegensatz zum LDL-Cholesterin). Über welche Mechanismen es zu dieser Erhöhung kommt, ist nicht klar; offensichtlich ist der Alkohol selbst und nicht andere Inhaltsstoffe der Spirituosen dafür verantwortlich zu machen, da dies in ähnlichem Maße bei

Rotwein-, Weißwein- und Biertrinkern sowie Konsumenten anderer Spirituosen beschrieben wird (s. dazu Rimm et al. 1996).

Weitere Effekte, die für eine sehr unmittelbare Schutzwirkung gegen Herzinfarkt nach Alkoholkonsum verantwortlich sein dürften, sind *Hemmung der Thrombozytenaggregation* und *Beeinflussung von Gerinnungsfaktoren* (Jackson et al. 1992; Ridker et al. 1994; Rimm et al. 1996).

Ethylalkohol hat verschiedene Wirkungen auf das *kardiovaskuläre System*: In geringeren Dosen wirkt er gefäßerweiternd (was zu erhöhtem Wärmeverlust führen kann), in hohen Mengen *blutdrucksteigernd*. Weiter führen bereits kleine Alkoholmengen zu *Abnahme der Herzleistung*, insbesondere bei vorgeschädigtem Herzen; dieser Effekt dürfte teilweise auf das Abbauprodukt Acetaldehyd zurückgehen. Zudem kann Alkoholkonsum verschiedene Formen von *Herzrhythmusstörungen* auslösen (s. dazu auch Rubin u. Thomas 1992). Wie sich Ethanol akut auf die Durchblutung der Koronarien auswirkt, ist nicht eindeutig geklärt; wahrscheinlich ist eher eine Verschlechterung, eine Wirkung, die dem erwähnten koronarprotektiven Effekt über Verminderung der Thrombozytenaggregation entgegensteht. Das zuweilen beobachtete Nachlassen pektanginöser Beschwerden durch Alkoholzufuhr wird auf eine Veränderung der Schmerzwahrnehmung zurückgeführt. Auch auf die Hirndurchblutung dürfte sich Alkoholkonsum akut negativ auswirken (nach Feuerlein et al. 1998, S. 44 f.).

Aufnahme kleinerer Mengen regt die Atmung an; bei höheren Blutalkoholspiegeln beobachtet man hingegen *Atemdepression*, die bis zur tödlichen Atemlähmung gehen kann.

Im *gastrointestinalen System* werden Sekretion und Peristaltik teils angeregt, teils gedämpft; wahrscheinlich kommt es zu vermehrter Säurebildung. Konsum höherprozentiger Spirituosen führt zu einer Entzündung an der Schleimhaut von Speiseröhre und Magen. Erwähnenswert in diesem Zusammenhang ist auch der anzunehmende keimtötende Effekt von Ethanol im Magen-Darm-Trakt; obwohl offensichtlich nie systematisch experimentell nachgewiesen, ist es plausibel, daß die Praktik vieler Reisenden, Spirituosen mit den Mahlzeiten zu konsumieren, die Aufnahme von Erregern vermindert.

An der *Niere* hat Alkohol einen deutlich *diuretischen* Effekt, wahrscheinlich über Hemmung der Vasopressinsekretion im Hypophysenhinterlappen; dieser Wasserverlust dürfte u.a. für das nach stärkerem Alkoholkonsum zu beobachtende Durstgefühl verantwortlich sein ("Brand"). Weiter kommt es zu *vermehrter Ausscheidung von Elektrolyten* wie Natrium, Magnesium oder Calcium.

2.5   Alkoholintoxikation

2.5.1   Unkomplizierter und komplizierter Rausch

Im Erscheinungsbild der akuten Intoxikation (des Rausches) ergeben
sich *beträchtliche Unterschiede* zwischen Personen, etwa hinsichtlich
der hier angegebenen Promillegrenzen, so daß die folgende, an Möller
(1997, S. 155 ff.) angelehnte Schilderung nur eine Art idealtypischen
Verlauf darstellt: Erste Anzeichen der Intoxikation manifestieren sich
etwa bei 0,3 Promille u.a. in Form von "gesteigertem Leistungsgefühl
bei objektiv vermindertem Leistungsvermögen" sowie in Euphorisierung mit Rededrang und Enthemmung; es zeigen sich bereits "Beeinträchtigungen von Aufmerksamkeit und Konzentration" sowie Reakti-
onsverlangsamung. Im Stadium der Angetrunkenheit (0,8 bis 1,2 Promille) beobachtet man deutlichere neurologische Auffälligkeiten wie
Beeinträchtigungen von Lagegefühl und Muskelfeinbewegungen, Störungen des räumlichen Sehens und des Gleichgewichtssinnes. Diese
Symptome verstärken sich im Stadium des leichten Rausches (1,2 bis
1,6 Promille); hinzu kommen lallende Sprache und Gangunsicherhei-
ten sowie "ausgeprägte Hemmung mit Situationsverkennung und Fehl-
einschätzung von Gefahrensituationen." Beim mittelschweren Rausch
(1,6 bis 2 Promille) werden diese Veränderungen noch ausgeprägter;
im schweren Rausch (über 2 Promille) kann die Euphorie in depressive Verstimmung umschlagen, tritt zunehmende "Schwerbesinnlich-
keit" auf und schließlich Übergang in Narkose, in mehr oder weniger
tiefe Bewußtlosigkeit. Bei weiterer Alkoholzufuhr kann es zu *Koma*
und *Tod* (wohl v.a. durch Atemdepression) kommen; die tödliche
Blutalkoholkonzentration gibt Schmidt (1997, S. 132) mit etwa 4
Promille an; bei chronischem Alkoholkonsum kann sie sogar noch
darüber liegen. Jedoch wird bei den wenigsten diese gefährliche Gren-
ze je erreicht, da zuvor Schlaf und Bewußtlosigkeit eintreten. Tod im
Rausch kann aber auch bei niedrigeren Blutalkoholkonzentrationen
auftreten, z.B. bei gleichzeitiger *Intoxikation mit Medikamenten* (etwa
Sedativa) oder anderen psychotropen Substanzen, durch *Verletzung
bei epileptischen Anfällen, Aspiration von Erbrochenem, Unterküh-
lung bei Einschlafen* in kalten Winternächten.

Das hier geschilderte Symptombild wird, zumindest in seinen schwächeren Ausprägungen, trotz der erheblichen neurologischen Symptomatik als *unkomplizierter Alkoholrausch* bezeichnet (F10.00 nach
ICD-10). Kommen Verletzungen, Aspiration von Erbrochenem, Delir,
Wahrnehmungsstörungen oder Krampfanfälle hinzu oder tritt ein ko-

matöser Zustand auf, spricht man von einem *komplizierten Rausch* (verschlüsselt mit F10.0x, z.B. F10.01 für Rausch mit Verletzung).

2.5.2 Pathologischer Rausch

Von *pathologischem Rausch* oder idiosynkratischer Alkoholintoxikation spricht man, wenn ungewöhnliche, bei der vorliegenden Blutalkoholkonzentration normalerweise nicht zu beobachtende Verhaltensweisen auftreten. Oft handelt es sich um schlagartig auftretende starke Erregungszustände (eventuell mit außergewöhnlicher Aggressivität und delinquentem Verhalten), zuweilen um Dämmerzustände mit psychotischer Symptomatik; Zeichen starker Trunkenheit fehlen; hinterher tritt typischerweise Schlaf ein (sogenannter "Terminalschlaf"), und besteht Amnesie für das Vorgefallene. Bei disponierten Personen genügen oft vergleichsweise kleine Alkoholmengen zur Auslösung. Die Pathogenese ist nicht geklärt.

Personen mit sehr geringer Alkoholtoleranz (beispielsweise chronische Alkoholiker mit stark eingeschränkter Leberfunktion), Epileptiker sowie Patienten mit hirnorganischen Erkrankungen oder nach Schädel-Hirn-Trauma sind dafür deutlich stärker disponiert. Gerichtsmedizinisch ist der Nachweis eines pathologischen Rausches zur Feststellung der Schuldfähigkeit natürlich von erheblicher Bedeutung.

2.5.3 Diagnose der akuten Alkoholintoxikation

Die Diagnose eines Alkoholrausches ist aufgrund der gezeigten Verhaltensweisen und des unverkennbaren Geruches meistens nicht schwierig. Problematischer ist es, zusätzliche Intoxikationen bzw. Komplikationen und Begleiterkrankungen auszuschließen (etwa Hirnblutungen, akute Stoffwechselstörungen).

Die exakte Feststellung der Blutalkoholkonzentration (BAK) spielt bekanntlich gerichtsmedizinisch eine erhebliche Rolle bei der Beurteilung von Schuldfähigkeit und Fahrtüchtigkeit. Sie wird i.a. mittels enzymatischer oder gaschromatographischer Methoden aus dem Serum bestimmt. Mehr oder weniger genaue Schätzungen der BAK gestatten auch Analysen des Alkoholanteils der Atemluft. Bei der gängigen Screening-Methode färbt alkoholhaltige Atemluft in einem Röhrchen eine Indikatorschicht aus Kieselsäuregel mit Dichromatschwefelsäure grünlich; die Beurteilung wird durch eine Reihe von Störfaktoren erschwert (etwa Einnahme anderer Stoffe mit ähnlicher reduzierender Wirkung; zur Beweiskraft so erhaltener Ergebnisse s. Grüner 1995 sowie Feuerlein et al. 1998, S. 380 f. und die dort zitierte Literatur).

2.5.4 Therapie

Unkomplizierte und wenig ausgeprägte Alkoholräusche gelangen kaum in klinische Beobachtung und bedürfen auch selten der Behandlung. Wichtig ist allerdings, eventuellen *Komplikationen* wie *Verletzung* oder *Aspiration von Erbrochenem* vorzubeugen; zudem ist auszuschließen, daß *Intoxikation* mit weiteren Substanzen vorliegt und in diesem Fall Gegenmaßnahmen einzuleiten. Die bei schweren Rauschzuständen oder bei Komplikationen erforderliche Behandlung kann hier nicht dargestellt werden; hierfür sei beispielsweise auf Benkert u. Hippius (1996, S. 402) oder Schmidt (1997, S. 224 f.) verwiesen.

Noch einmal angemerkt sei, daß Alkohol nach augenblicklichen Erkenntnissen nicht über ein spezifisches Transmittersystem wirkt (wie die Opioide) und deshalb kein spezifisches Antidot, vergleichbar den Opiatantagonisten, zur Verfügung steht. Ansätze, die Alkoholwirkung am $GABA_A$-Rezeptorkomplex mittels "inverser Benzodiazepinagonisten" aufzuheben, befinden sich noch im Versuchsstadium (s. dazu Benkert u. Hippius 1996, S. 402).

2.6 Verzögerte Alkoholwirkungen

Hier ist zunächst der vielen Personen gut vertraute "Alkoholkater" ("Hangover") mit Kopfschmerz, Abgeschlagenheit, Lustlosigkeit zu nennen. Seine Pathogenese ist weitgehend unklar. Diskutiert wird *Verlust von Wasser und Elektrolyten* durch die starken diuretischen Effekte. Dafür spricht, daß Aufnahme von Flüssigkeit und salzigen Speisen (sogenanntes "Katerfrühstück") diesen Zustand häufig bessern kann. Eine Rolle bei der Entstehung der Katerkopfschmerzen spielen aber wohl auch andere Inhaltsstoffe, beispielsweise Schwefel (für weitere Hypothesen zur Pathogenese des "Hangover" s. Swift u. Davidson 1998).

Abzugrenzen vom gewöhnlichen Alkoholkater sind die bei disponierten Personen häufig durch Alkoholgenuß ausgelösten *Migräneanfälle*. Ihre Pathogenese ist nur unvollständig geklärt; offenbar haben dafür neben Ethanol noch andere Inhaltsstoffe eine gewisse Bedeutung; so soll sich v.a. nach dem Genuß von Rotwein häufig Migränesymptomatik einstellen. Wie beim Kater scheint auch hoher Schwefelgehalt, wie häufig bei süßen Weinen zu finden, besonders pathogen zu wirken.

Ein interessantes Phänomen stellen die *amnestischen Lücken* dar, die zuweilen im Anschluß an einen Rausch zu beobachten sind ("Filmrisse" oder "Black-outs"); ein berühmtes literarisches Beispiel findet sich in H. Spoerls "Der Maulkorb". Offenbar handelt es sich um einen Verlust der Speicherfähigkeit während der Intoxikation, so daß ganze Handlungssequenzen hinterher nicht mehr in Erinnerung gerufen werden können. Diese alkoholinduzierten Amnesien scheinen v.a. dann aufzutreten, wenn die Blutalkoholkonzentration rasch ansteigt. Die Pathogenese ist unklar; diskutiert wird eine Hemmung der NMDA-Rezeptoren für Glutamat im Hippocampus (Rommelspacher 1995; Diamond u. Gordon 1997).

2.7 Alkoholtoleranz und -entzugserscheinungen

2.7.1 Alkoholtoleranz

Als *Toleranz* wird die Notwendigkeit bezeichnet, höhere Dosen als in den Anfangsstadien des Konsums zu sich zu nehmen, um den gleichen Erfolg zu erzielen. Die Toleranzentwicklung bei Alkohol ist sehr ausgeprägt (wenn auch geringer als typischerweise bei Opioiden oder Psychostimulantien) und sowohl metabolischer wie funktioneller (zellulärer) Art.

Die *metabolische Toleranz* zeigt sich in *rascherem Abbau* des Ethanols zu Acetaldehyd und Essigsäure: Während der durchschnittliche Abfall der Blutalkoholkonzentration pro Stunde (der Beta-60-Wert) bei Männern üblicherweise in der Größenordnung von 0,15 Promille liegt, kann er bei Alkoholikern bis 0,35 Promille stündlich betragen (Feuerlein et al. 1998, S. 29). Ursache ist wohl im wesentlichen eine zusätzliche Aktivierung des MEOS (des mikrosomalen ethanoloxidierenden Systems, s. auch 2.3); bei Einschränkungen der Leberfunktion, wie beispielsweise im fortgeschrittenen Zirrhosestadium, scheint die metabolische Aktivität wieder nachzulassen ("Toleranzbruch").

Daneben ist eine *funktionelle* oder *zelluläre Toleranz* anzunehmen, deren Grundlage augenblicklich nur unzureichend bekannt ist. Zum einen werden *Veränderungen in Transmitterausschüttung* und *Empfindlichkeit von Rezeptoren* vermutet, zum anderen nimmt man an, daß durch chronischen Alkoholkonsum die *Membranen* der Neuronen ihre Eigenschaften verändern (s. dazu ausführlich Moring u. Shoemaker 1995). Wie in 2.4 ausgeführt, *hemmt* Alkohol die *NMDA-Rezeptoren* für den erregenden Transmitter Glutamat (s. auch 1.4.1); bei chronischem Konsum soll es zur Vermehrung dieser NMDA-Rezeptoren und/oder zu Veränderung ihrer Empfindlichkeit kommen (Bonner 1996; Tsai et al. 1995; Gonzales u. Jaworski 1997). Außerdem wirkt Alkohol agonistisch am $GABA_A$-Rezeptor; kompensatorisch scheinen sich die GABA-Bindungsstellen sowie die ebenfalls am $GABA_A$-

Rezeptor-Komplex lokalisierten Benzodiazepinrezeptoren zu vermindern bzw. ihre Empfindlichkeit zu reduzieren (Volicer u. Biagioni 1982; Finn u. Crabbe 1997; Mihic u. Harris 1997; Valenzuela 1997; s. auch Schmidt 1997, S. 102 f.). Weiter ließen sich als Folge chronischen Alkoholkonsums Veränderungen im serotonergen System feststellen, zudem Verminderung der insbesondere Noradrenalin bindenden α- und β-Rezeptoren (LeMarquand et al. 1994; Lovinger 1997; O'Malley u. Krishnan-Sarin 1998).

Ein weiterer Mechanismus der Toleranzentwicklung ist die alkoholinduzierte *Veränderung der Neuronenmembranen* und die dadurch bedingten Einschränkungen des Ionenaustausches; bezüglich Einzelheiten dieser komplizierten und keineswegs befriedigend verstandenen Prozesse sei auf Soyka (1995a, S. 182 ff.), Deitrich et al. (1996), Goldstein (1996) sowie Schmidt (1997, S. 91 ff.) verwiesen.

Kurz erwähnt sei, daß Toleranz offenbar auch *situationsgebunden* sein kann, nämlich in gewohnten Situationen des Konsums höhere Dosen zur Erzeugung der gleichen Effekte notwendig sind; man versucht dies über klassische Konditionierung von Gegenreaktionen zu erklären (s. dazu auch 1.5, 2.7.2 sowie 3.6).

2.7.2 Das Alkoholentzugssyndrom (ohne Delir)

Das *Alkoholentzugssyndrom ohne Delir*, verschlüsselt nach ICD-10 mit F10.3, ist durch *Unruhe, Ängstlichkeit, erhöhte Reizbarkeit, Schlafstörungen* und *Schwitzen* gekennzeichnet, dazu durch einen charakteristischen und selten vermißten *Tremor* an den Händen; desweiteren beobachtet man *Symptome im Herz-Kreislauf-System* wie Blutdruckerhöhung und Pulsbeschleunigung bis hin zum Herzjagen. Kompliziert wird dieses klinische Bild zuweilen durch *epileptische Anfälle, Herzrhythmusstörungen, Elektrolytentgleisungen, Blutungen im Magen-Darm-Trakt* sowie *Pneumonien*; insbesondere bei den epileptischen Anfällen scheint das Phänomen des "kindling" eine Bedeutung zu haben, die Intensivierung der Symptomatik nach mehreren Entzugszuständen (s. dazu Finn u. Crabbe 1997; Becker 1998 oder Gonzalez 1998).

Als *pathogenetische Mechanismen* nimmt man *Überaktivität zuvor gedämpfter Systeme* an. So sollen Tremor und kardiovaskuläre Symptome durch plötzliche *Steigerung der Noradrenalinaktivität*, speziell im Locus coeruleus des Hirnstamms, zustandekommen. Angst und Unruhe versucht man durch *fehlende GABAerge* Hemmung zu erklären, die sonst durch Alkohol geleistet wird; durch den chronischen

Konsum hat sich offensichtlich die Zahl der GABA$_A$- sowie der Benzodiazepinrezeptoren vermindert (s. 2.4.3); man könnte auch vermuten, daß die Zahl endogener Liganden, etwa von GABA-Molekülen, reduziert worden ist. Wichtige Bedeutung, speziell für das Zustandekommen der epileptischen Anfälle, wird den vermehrten *NMDA-Rezeptoren für Glutamat* zugeschrieben, an denen die inhibierende Wirkung des Alkohols wegfällt; auch verminderte Konzentration von Magnesium und anderen Elektrolyten sowie vermehrte Ausschüttung von Vasopressin aus dem Hypophysenhinterlappen scheinen eine gewisse pathogenetische Bedeutung zu haben (zu diesen hier nur angedeutet und vereinfacht dargestellten Hypothesen s. Gonzales u. Jaworski 1997; Soyka 1995a, S. 212 ff.; Schmidt 1997, S. 158; Feuerlein et al. 1998, S. 135 ff.; Trevisan et al. 1998 sowie Littleton 1998).

Das Entzugssyndrom tritt typischerweise auf, wenn die *gewohnte Alkoholzufuhr eingeschränkt* ist; es gibt jedoch offenbar auch Fälle, bei denen Konditionierungsprozesse eine Rolle spielen, etwa wenn an gewissen, üblicherweise mit Konsum assoziierten Orten der Alkoholbedarf plötzlich steigt. Die Theorie der *konditionierten Gegenreaktion*, die insbesondere zur Erklärung einiger Phänomene bei Opiatkonsumenten herangezogen wird (s. 3.6), geht davon aus, daß in direkter Reaktion auf die Substanzaufnahme Gegenprozesse einsetzen; diese könnten über klassische Konditionierung an die spezifische Situation des Konsums (z.B. in der Stammkneipe) so eng geknüpft sein, daß bereits die Anwesenheit dieser Stimuli (eben das Betreten der Kneipe) Gegenreaktionen auslöst, die dann mit Alkohol bekämpft werden müssen. Insofern könnte das gesteigerte Verlangen an bestimmten Lokalitäten ebenso erklärt werden wie das Auftreten von Entzugssymptomatik trotz an sich ausreichender Zufuhr (zu dieser konditionierten Gegenreaktion s auch Carlson 1994, S. 583 ff.; Pinel 1997, S. 343 ff.; Spanagel u. Zieglgänsberger 1997).

Die *Therapie* sei hier nur angedeutet (für Genaueres s. beispielsweise die entsprechenden Abschnitte in Soyka 1995a; Benkert u. Hippius 1996; Schmidt 1997; Feuerlein et al. 1998; Myrick u. Anton 1998). Bei weniger stark ausgeprägter Entzugssymptomatik und fehlenden Komplikationen scheint man weitgehend, wenigstens im Kliniksetting, auf eine spezifische Behandlung zu verzichten (zur Behandlung des Delirs s. 2.7.3). Treten epileptische Anfälle auf oder sind zu erwarten, so ist antikonvulsiv zu behandeln, etwa durch Clomethiazol (Distraneurin®), Benzodiazepine oder (prophylaktisch) durch Carbamazepin (Tegretal®); Neuroleptika (mit der eventuellen Ausnahme von Haloperidol) senken hingegen zumeist die Krampfschwelle. Zur Behandlung des Tremors und einiger kardiovaskulärer Symptome haben sich Betablocker und in schwereren Fällen besonders Clonidin (Catapresan®) bewährt. Hinzu kommen intensivmedizinische Maßnahmen zur Therapie der anderen genannten Komplikationen. Nachdrücklich sei geraten, für die sich zuweilen rasch ändernden Behandlungsvorschläge die aktuellste Literatur zu konsultieren.

2.7.3 Delirium tremens

Das *Delirium tremens* oder *Alkoholentzugssyndrom mit Delir* (verschlüsselt nach ICD-10 mit F10.4) ist die schwerste Form der Alkoholentzugssymptomatik und war früher mit erheblicher Letalität verbunden. Neben den typischen psychischen Auffälligkeiten finden sich (häufig vorausgehend) die erwähnten körperlichen Entzugssymptome und epileptische Anfälle. Das Alkoholdelir kann in seltenen Fällen auch auftreten, wenn der Konsum in üblicherweise genügender Menge fortgesetzt wird; dieses *Kontinuitätsdelir* – auch Gelegenheitsdelir genannt, wenn es sich im Rahmen akuter Erkrankungen einstellt – ist in seiner Pathogenese noch nicht geklärt.

Im Regelfall tritt das Delirium tremens 2-3 Tage nach letztem Alkoholkonsum auf, nicht selten dann, wenn die Trinkroutine gestört ist, etwa im Rahmen eines Krankenhausaufenthaltes. Typischerweise sind Personen betroffen, die über mehrere Jahre erheblichen Mißbrauch aufgewiesen haben; man schätzt, daß etwa 15% der Alkoholkranken diese Erkrankung durchmachen, viele sogar mehrmals. Möglicherweise macht das Erleben eines Entzugssyndroms das Gehirn für weitere empfindlicher (Theorie des "kindling", s. 2.7.2).

Dem Delir gehen oft die in 2.7.2 angeführten Zeichen des einfachen Entzugssyndroms (Unruhe und Schlaflosigkeit, vegetative Störungen, Tremor) voraus, zuweilen epileptische Anfälle. Die typischen Symptome des Delirs (von lateinisch: de lira = aus der Spur) sind insbesondere *optische Halluzinationen* (die vielzitierten "weißen Mäuse"), *illusionäre Verkennungen, Agitiertheit* und *Ängste mit Verfolgungswahn, erhebliche Einschränkung der räumlichen und zeitlichen Orientierung.* Zudem wird über ausgeprägte Suggestibilität der Patienten berichtet, indem sie beispielsweise von einem vorgehaltenen leeren Blatt ablesen. Häufig kommt es zu *schweren Komplikationen*, v.a. im Herz-Kreislauf-System, zu Elektrolytstörungen und Infektionen. Unbehandelt dauert die delirante Symptomatik zwischen vier und zehn Tagen; die Letalität ist in diesem Fall sehr hoch (15-30%). Bei sachgemäßer Behandlung hingegen liegt die Todesrate in der Größenordnung von 1% (dargestellt im wesentlichen nach Möller 1997, S. 156 und Schmidt 1997, S. 159 f.).

Die *Pathogenese* dürfte weitgehend der des einfachen Entzugssyndroms entsprechen (Aufhebung der GABAergen Hemmung, Überakti-

vität im glutamatergen und noradrenergen System). Entsprechend den
bei der positiven Schizophreniesymptomatik angenommenen Prozessen (s. etwa Köhler 1999a, S. 85 ff.) wird als Grundlage der Halluzinationen im Delir gesteigerte Aktivität dopaminerger Neuronen vermutet. Für die kognitiven Einschränkungen, etwa die Orientierungsstörungen, macht man mangelnde Aktivität im cholinergen System verantwortlich (Schmidt 1997, S. 158).

Zur *Behandlung* des Delirs kommt in Deutschland bevorzugt Clomethiazol (Distraneurin®) zum Einsatz. Es wirkt deutlich antikonvulsiv und sedierend, wobei die Angriffspunkte noch nicht befriedigend geklärt sind. Aufgrund des erheblichen Suchtpotentials wird empfohlen, die Substanz nicht über längere Zeiträume zu verabreichen. Auch Benzodiazepine werden zuweilen eingesetzt. Weiter kommen einige Neuroleptika, bevorzugt Haloperidol, zur Anwendung; das für unkompliziertere Fälle oft ausreichende Carbamazepin (Tegretal®, Timonil®) ist nach Schmidt (1997, S. 228) zur Behandlung des Delirs nicht geeignet (s. auch Benkert u. Hippius 1998, S. 284 und die dort gegebenen Empfehlungen). Behandlung und Vorbeugung des Delirium tremens mit hohen Alkoholdosen wird heute von vielen als obsolet angesehen. Weiter ist genaue Überwachung der Herz-Kreislauf-Funktionen und der Atmung, eventuell Therapie von begleitenden Infektionen erforderlich; zur Behandlung schwererer kardiovaskulärer Störungen eignet sich häufig das erwähnte Clonidin (Catapresan®). Für Einzelheiten der Behandlung des Delirium tremens, insbesondere Dosierung, Kombinierbarkeit und Kontraindikationen von Medikamenten sowie weitere intensivmedizinische Maßnahmen muß auf Spezialliteratur und die entsprechenden Abschnitte in Soyka (1995a), Benkert u. Hippius (1996), Möller (1997), Schmidt (1997) sowie Benkert u. Hippius (1998) verwiesen werden.

2.8 Alkoholmißbrauch und Alkoholabhängigkeit: Ursachen und Folgen

2.8.1 Definitorische Vorbemerkungen

Sowohl in der wissenschaftlichen Literatur als auch in populären Darstellungen zu Alkohol und Alkoholismus werden einige *schlecht definierte Begriffe* verwendet. Dazu zählt zunächst der des "Alkoholismus" selbst, der sowohl im Sinne von *Mißbrauch (schädlichem Gebrauch)* wie in der engeren Bedeutung von regelrechter *Alkoholabhängigkeit* gebraucht wird. Noch problematischer ist der Begriff der "Alkoholkrankheit", nicht nur, weil für das Vorliegen einer solchen Störung keine verbindlichen Kriterien angegeben werden können, sondern auch, weil die Charakterisierung als Krankheit keineswegs übereinstimmend als sinnvoll angesehen wird (s. zu dieser Diskussion etwa Feuerlein 1995). Ebensowenig eignen sich "Alkoholproblematik" oder "Alkoholprobleme" für eine unmißverständliche Kommunikation und sollten deshalb besser aus dem wissenschaftlichen Sprachgebrauch verschwinden.

In Anlehnung an die Definitionen in ICD-10 wird im weiteren nur von "schädlichem Gebrauch von Alkohol" (F10.1, synonym dazu hier der weniger umständliche Term "Alkoholmißbrauch") und von "Alkoholabhängigkeit" gesprochen. *Alkoholabhängigkeit schließt* nach ICD-10 den *schädlichen Gebrauch von Alkohol* mit ein; Mißbrauch in Verbindung mit Abhängigkeit wird unter Abhängigkeit subsumiert und mit der Kodenummer der letzteren Störung (F10.2) verschlüsselt. Entgegen dieser sinnvollen definitorischen Trennung werden im wissenschaftlichen Sprachgebrauch oft Abhängigkeit und schädlicher Gebrauch nicht unterschieden und erwähntermaßen unter *Alkoholismus* zusammengefaßt, so daß bei der Referierung einiger Befunde dieser mißverständliche Terminus beibehalten werden muß.

"Schädlicher Gebrauch" wird, wie in 1.3 erwähnt, in ICD-10 (S. 91 f.) eingeführt als ein "Konsummuster psychotroper Substanzen, das zu einer Gesundheitsschädigung" führt. Die Diagnose erfordert dabei "eine tatsächliche Schädigung der psychischen oder physischen Gesundheit des Konsumenten." Bei welchen Mengen und Formen des Konsums schädlicher Gebrauch von Alkohol vorliegt, ist keineswegs mit Eindeutigkeit zu entscheiden. Während von vielen bereits der gelegentliche Konsum als Mißbrauch definiert wird, gibt es in wissenschaftlichen Kreisen durchaus die Auffassung, daß begrenzte konsumierte Mengen von Alkohol insgesamt durch die ausgeprägte koronarprotektive Wirkung in der Summe eher gesundheitsfördernd sind – auch wenn andere Organe dadurch bis zu einem gewissen Grade in Mitleidenschaft gezogen werden (s. dazu die Diskussion in 2.8.8).

Die in der Literatur angegebenen Grenzen für Gesundheitsschädigung schwanken beträchtlich: Als kritische Konsummenge, bei der gewisses Risiko für die Entwicklung diverser Störungen zu erwarten ist ("hazardous consumption"), betrachtet man nach einer WHO-Studie heute vielfach etwa 60 g Alkohol bei Männern, 40 g Alkohol bei Frauen (Saunders et al. 1993). Viele Autoren sehen aber bereits kleinere Mengen als potentiell gesundheitsschädlich an (s. etwa Schmidt 1997, S. 148). Als "harmlos" werden hingegen 24 g Alkohol beim Mann (entsprechend etwa 0,75 l Bier oder 0,25 l Wein) angesehen, 16 g bei der Frau (s. Feuerlein et al. 1998, S. 220 und die dort referierte Literatur). In dem großen Zwischenbereich von etwa 25 g bis 60 g Alkohol bei Männern, 17-40 g bei Frauen wird man somit gewisse Schäden nicht sicher ausschließen können, aber auch nicht unbedingt mit ihnen rechnen müssen. Es sei jedoch betont, daß für manche Personen die schädlichen Mengen noch unter dieser Harmlosigkeitsgrenze liegen:

Dies gilt selbstredend für Kinder, mit gewisser Sicherheit für schwangere Frauen (s. 2.8.7) und einige Patienten, beispielsweise mit Kardiomyopathie. Obwohl in der Literatur oft nicht zwischen Alkoholmißbrauch und regelrechter Abhängigkeit unterschieden wird, sondern beide häufig unter Alkoholismus zusammengefaßt werden, scheint es hier zweckmäßig, den Sinn dieser Unterscheidung zu betonen. Bei ersterem handelt es sich lediglich um Fehlverhalten mit möglicherweise schweren gesundheitlichen Schädigungen und Beeinträchtigung des adäquaten sozialen Handelns, bei der Alkoholabhängigkeit hingegen um etwas, was man mit gewissem Recht als Krankheit bezeichnen kann.

Eine sehr populäre Einteilung der Alkoholiker ist die nach Jellinek (1960), der Alpha- und Beta-Alkoholiker als nicht Abhängige von den drei Typen Gamma-, Delta- und Epsilon-Alkoholiker unterscheidet, bei denen Abhängigkeit vorliegt. Diese Typologie ist nicht unumstritten und hat auch nicht Eingang in die diagnostisch-klassifikatorischen Systeme gefunden. Sie stellt in jedem Fall jedoch einen sorgfältigen und didaktisch nützlichen Versuch dar, die Entwicklung bis zur schweren Abhängigkeit zu beschreiben (s. dazu beispielsweise Schmidt 1997, S. 30 ff.).

Abhängigkeit von psychotropen Substanzen ist, wie unter 1.3 genauer ausgeführt, in ICD-10 durch eine Reihe von Merkmalen charakterisiert: Neben Toleranz und Entzugssymptomatik, die man früher und teilweise heute noch als Merkmale der körperlichen Abhängigkeit betrachtet, werden starker Konsumwunsch oder -zwang, verminderte Kontrollfähigkeit, Vernachlässigung anderer Interessen und anhaltender Konsum trotz Nachweises eindeutiger Schäden genannt.

2.8.2 Diagnose von Alkoholmißbrauch und -abhängigkeit

Die Diagnose von Alkoholmißbrauch wird oft aufgrund des beobachteten Konsumverhaltens gestellt und durch Eigen- und Fremdanamnese bestätigt. In vielen Fällen wird entsprechender Verdacht durch *pathologische Laborwerte* erweckt, deren Verlauf auch Hinweise auf die Befolgung von Abstinenzregeln gibt.

Bei chronischem Alkoholkonsum oft erhöht sind die von der *Leber gebildeten Enzyme GOT, GPT* und *Gamma-GT*, zudem, wie bereits erwähnt, die *Konzentration des HDL-Cholesterins*. Als weitere Indikatoren werden das *mittlere korpuskuläre Erythrozytenvolumen (MCV)* und neuerdings auch das *CDT* (CD-Transferrin, carbohydrate deficient transferrin) vorgeschlagen; dabei handelt es sich um ein (vielleicht durch Alkohol und Acetaldehyd) verändertes Transporteiweiß; erhöhte Werte lassen sich schon nach wenigen Wochen stärkeren Alkoholkonsums nachweisen, nach Abstinenz gehen sie rasch zurück. Insbesondere der letzte Parameter gilt als weitgehend spezifisch, im Gegensatz zu den Leberwerten, die auch unter anderen Bedingungen erhöht sein können (s. dazu Roine u. Salaspuro 1995 sowie insbesondere die Beiträge in Soyka 1995b).

Weniger einfach ist es zu entscheiden, ob über diesen Mißbrauch hinaus regelrechte Abhängigkeit vorliegt. Hier ist man entweder auf genaue Beobachtung des Betreffenden, Angaben seiner Angehörigen oder seine eigenen (erfahrungsgemäß keineswegs immer zuverlässigen) Aussagen angewiesen. Auftreten eines Entzugsdelirs macht objektiv diese Diagnose recht wahrscheinlich.

2.8.3 Epidemiologie

Angaben zur Häufigkeit von Alkoholmißbrauch sind nur beschränkt verwertbar, weil vielfach nicht zwischen Mißbrauch und regelrechter Abhängigkeit unterschieden wurde, offenbar unterschiedliche Kriterien für schädlichen Gebrauch angelegt wurden und schließlich, wie beim Konsum anderer psychotroper Substanzen auch, die Dunkelziffer erheblich ist. Bei Comer (1995, S. 466) referierte Zahlen aus den Vereinigten Staaten ergeben eine Ein-Jahres-Prävalenz von etwa 7-10% (bezogen auf Abhängigkeit oder Mißbrauch); für die Lebenszeitprävalenz werden dort Werte zwischen 13% und 23% angegeben, wobei Männer ungefähr fünfmal häufiger als Frauen betroffen sein sollen. Krausz u. Dittmann (1996) schätzen den Anteil alkoholabhängiger Erwachsener in Deutschland auf 1-3%; nimmt man noch die vermutlich größere Zahl von Personen hinzu, die Alkoholmißbrauch treiben, ohne die strengen Abhängigkeitskriterien zu erfüllen, dürfte man auf ähnliche Häufigkeiten wie in den USA kommen (also Ein-Jahres-Prävalenzen von 7-10%, entsprechend Lebenszeitprävalenzen zwischen etwa 10% und 20%); niedrigere Zahlen sind bei Feuerlein et al. (1998, S. 111) angegeben, nämlich 6-Monats-Prävalenzen für Alkoholmißbrauch (bzw. -abhängigkeit) in der Größenordnung von 1%, Lebenszeitprävalenzen von circa 13%. Auch für Deutschland bzw. Europa geht man von einer größeren Häufigkeit unter Männern aus (etwa 2-5mal mehr; s. Krausz u. Dittmann 1996; Feuerlein et al. 1998, S. 111).

Am häufigsten findet sich Alkoholmißbrauch in den mittleren Altersklassen, also bei Personen zwischen 30 und 49 Jahren; dies gilt für Männer wie für Frauen. Klare Schichtunterschiede in der Verteilung von Alkoholkonsum und Alkoholmißbrauch zeigen sich nicht: Bei jüngeren Frauen ist Trinken von Alkohol in der Unterschicht verbreiteter; bei Frauen mittleren Alters hingegen findet sich stärkerer Konsum eher bei Angehörigen der Oberschicht. Bei männlichen Personen läßt sich v.a. in den unteren Schichten ein hoher Anteil von Personen mit Alkoholmißbrauch feststellen. Weiter scheinen insbesondere Selbstständige und ungelernte Arbeiter besonders gefährdet, am wenigsten Beamte und Angestellte (Zahlen nach Feuerlein et al. 1998, S. 111 ff.).

Vergleichsweise wenig aussagekräftige Daten liegen zu transkulturellen Unterschieden in der Häufigkeit von Alkoholismus vor (s. dazu die Zusammenstellung in Leibach 1995). Es gibt jedoch Hinweise, daß bei einigen Volksgruppen, insbesondere Angehörigen "mongolischer Rassen" wie Japanern oder Chinesen, Alkoholmißbrauch seltener vorliegt, was möglicherweise mit dem vergleichsweise häufigen Auftreten von Aversivreaktionen aufgrund bestimmter Enzymdefekte zusammenhängt (s. 2.8.6).

2.8.4 Familiäre Häufung und Vererbung

Gehäuftes familiäres Vorkommen von Alkoholmißbrauch ist gut nachgewiesen (s. dazu beispielsweise Cotton 1979; Agarwal u. Goedde 1995; Grant 1998). Allerdings wird man diese Befunde schwerlich als Beleg für die Erblichkeit betrachten können, sondern ebenso Modelllernen als Erklärung heranziehen sowie in Rechnung setzen müssen, daß das Umfeld von Alkoholikerfamilien selbst wieder das Bedürfnis einer Spannungsreduktion durch Alkohol schaffen kann. Aussagekräftiger sind daher *Adoptionsstudien*, in denen die Häufigkeit von Alkoholismus unter den leiblichen Kindern von Alkoholkranken untersucht wurde, die bei Adoptiveltern ohne Alkoholmißbrauch aufwuchsen (für eine Zusammenstellung s. Maier 1996). Bei männlichen Probanden zeigte sich dabei ein deutlicher Zusammenhang zwischen eigenem Alkoholkonsum und Alkoholmißbrauch der leiblichen Eltern (Goodwin et al. 1973), während in der weiblichen Stichprobe die Zusammenhänge weniger eindeutig waren (Goodwin et al. 1977).

Gleichfalls auf eine beträchtliche genetische Komponente deuten die Ergebnisse von *Zwillingsuntersuchungen*. In den meisten Studien wurden bei männlichen eineiigen Zwillingspaaren bezüglich Alkoholmißbrauch Konkordanzraten zwischen 26% und 77% angegeben (je nach Definition von Alkoholismus), bei zweieiigen von 12-61% (s. dazu die Zusammenstellung bei Maier 1996); zu ähnlichen Zahlen kommt auch die jüngst erschienene Studie von Prescott u. Kendler (1999). Bei weiblichen Personen unterschieden sich die Konkordanzraten mono- und dizygoter Zwillingspaare in einer Studie sehr viel weniger (McGue et al. 1992), dies im Einklang mit den referierten Ergebnissen aus Adoptionsstudien; jedoch weist wiederum die große Zwillingsuntersuchung von Kendler et al. (1992) auf eine ausgeprägte

Heredität des Alkoholismus bei Frauen hin. Insgesamt sind die Ergebnisse ziemlich widersprüchlich (s. dazu auch Maier 1996).

Zusammenfassend sprechen die Befunde für eine *gewisse genetische Komponente* als Determinante von Alkoholmißbrauch, allerdings wohl vornehmlich bei männlichen Personen. Mittlerweile sieht man in Anlehnung an die Arbeiten von Cloninger und Mitarbeitern (Cloninger et al. 1981; Cloninger 1987) den Sachverhalt differenzierter: Es scheint sinnvoll, mindestens *zwei Arten* von Alkoholismus zu unterscheiden, nämlich einen weitgehend genetisch determinierten und einen eher milieubedingten (s. auch McGue et al. 1992 sowie Cadoret et al. 1995).

Wenig erfolgreich sind bis jetzt Versuche verlaufen, bei Alkoholikern *Besonderheiten im Genom* nachzuweisen. Da die euphorisierende Wirkung von Ethanol vermutlich auf Aktivierung bestimmter dopaminerger Bahnen beruht (s. 2.4.2), war der Befund von Blum et al. (1990) durchaus in Einklang mit biologischen Genesemodellen: Diese Autoren identifizierten bei Alkoholikern auf Chromosom 11 ein verändertes Gen für die Ausbildung von Dopaminrezeptoren des Typs D_2; allerdings konnten in späteren Untersuchungen diese Befunde nicht oder nur eingeschränkt bestätigt werden (etwa Lu et al. 1996; Berrettini u. Persico 1996; Lawford et al. 1997; s. auch Uhl et al. 1995).

Ebensowenig ist es gelungen, (in westlichen Ländern) bei Alkoholikern Besonderheiten in jenen Genen nachzuweisen, welche die Struktur der ethanolabbauenden Enzyme ADH und ALDH determinieren und somit wesentlich für die individuellen Unterschiede in Alkoholmetabolismus und -verträglichkeit verantwortlich sind (zu japanischen Studien s. 2.8.6).

2.8.5 Tierexperimentelle Untersuchungen zum Alkoholismus

Hier seien v.a. Studien zu den biologischen Grundlagen des gewohnheitsmäßigen Alkoholkonsums und seiner genetischen Determinierung referiert. Zunächst ist als interessanter Befund festzuhalten, daß man bei Ratten und Mäusen *Stämme hinsichtlich spontanen Alkoholkonsums* unterscheiden kann: Einige Tiere ziehen Alkohol anderen Flüssigkeiten vor, während andere unter gleichen Bedingungen nichtalkoholische Getränke auswählen; Züchtungsexperimente demonstrieren eindrucksvoll die Erblichkeit dieses Merkmals (Crabbe u. Belknap 1992; Stewart u. Li 1997). Worin sich die Genome solcher "Trinkermäuse" von denen anderer Tiere unterscheiden, ist noch nicht klar. Nachgewiesen ist jedoch, daß die spontan Alkohol konsumierenden

Tiere rascher Toleranz sowohl metabolischer wie funktioneller Art entwickeln (s. dazu ausführlich Schmidt 1997, S. 89 ff.).

Auch läßt sich zeigen, daß Alkohol präferierende Ratten Besonderheiten in einigen Transmittersystemen zeigen: So soll bei ihnen erniedrigte Serotoninkonzentration im Nucleus accumbens vorliegen, jener Struktur, deren Aktivierung mutmaßlich an der drogeninduzierten Euphorisierung beteiligt ist (s. 1.4.2 und 2.4.2); zudem soll dort die Dichte GABAerger Neuronen erhöht sein (Samson u. Harris 1992; Lovinger 1997; Stewart u. Li 1997).

Andere tierexperimentelle Studien zeigen jedoch eindrucksvoll, daß neben genetischen Faktoren auch Umweltbedingungen eine wichtige Rolle für die Entwicklung von chronischem Alkoholmißbrauch zukommt: So ist offensichtlich eine längere Konsumphase nötig, um das Verlangen nach Alkohol unumkehrbar zu machen; weiter sind bestimmte Haltungsbedingungen (etwa Isolation, Zusammenleben auf engem Raum) besonders geeignet, starken und nicht mehr kontrollierbaren Alkoholkonsum hervorzurufen (s. dazu ausführlich Spanagel u. Zieglgänsberger 1996; Wolffgramm 1996 sowie die Darstellung in Feuerlein et al. 1998, S. 64 ff., daneben einzelne Beiträge in Eriksson et al. 1980).

2.8.6 *Ursachen von Alkoholmißbrauch und -abhängigkeit*

Zu diesen kann letztlich sehr viel weniger Konkretes gesagt werden, als es wünschenswert wäre und erwartet wird. Insbesondere einige soziologische und psychologische Modelle gehen in ihrem Erklärungswert kaum über das in der breiten Öffentlichkeit Bekannte und Diskutierte hinaus, so daß sie hier nur knapp referiert werden sollen.

Soziologische Erklärungsansätze: In diesem Zusammenhang ist zunächst die bekannte Tatsache anzuführen, daß sich einzelne Gesellschaften in ihrer Haltung zum Alkoholkonsum deutlich unterscheiden, insbesondere in islamischen Ländern, aber auch in Teilen Indiens mit vorwiegend hinduistischer Bevölkerung, dieser oft strikt abgelehnt wird. Daß unter den Bedingungen einer schlechten Verfügbarkeit alkoholischer Getränke und teilweise harter Bestrafung des Konsums Mißbrauch deutlich seltener ist, überrascht nicht weiter. Sehr viel aufschlußreicher könnte die Klärung des Befundes sein, daß auch in einigen außereuropäischen Ländern, in denen Alkoholkonsum nicht oder wenigstens nicht streng abgelehnt wird, die Zahl von Personen mit Mißbrauch offenbar sehr viel geringer als in Europa ist (s. 2.8.3).

Wahrscheinlich wird diese Tatsache allerdings besser biologisch als soziologisch erklärt (s. unten).

Psychologische Erklärungsmodelle: Ein bekannter Erklärungsansatz geht von der sogenannten "Alkoholpersönlichkeit" (allgemeiner: "Suchtpersönlichkeit") aus, der Annahme von Persönlichkeitszügen, welche sich bereits früh manifestieren und die Entwicklung von Substanzmißbrauch begünstigen sollen (s. auch 1.7). Allerdings ist es bis jetzt keineswegs eindeutig gelungen, persönlichkeitspsychologische oder verhaltensmäßige Prädiktoren für eine solche Entwicklung anzugeben. Antisoziale Züge sowie hyperkinetisches Verhalten in Kindheit und Jugend scheinen am ehesten ein Prädiktor für späteren Alkoholmißbrauch zu sein, ein Befund, den man über sehr früh auftretende, möglicherweise genetisch determinierte Dysfunktionen von Transmittersystemen, v.a. des serotonergen, zu erklären versucht (s. dazu Carlson 1994 und die dort referierte Literatur).

Genuin psychologische Konzepte dieser Suchtpersönlichkeit kommen von *psychoanalytischer* Seite und nehmen *orale* bzw. *dependente Charakterzüge* als wichtiges Kennzeichen solcher Personen an. Zwar ist diese Annahme einleuchtend und populär, jedoch erweist sich bei genauerer Prüfung die empirische Basis dafür als recht schmal; bestenfalls wäre hiermit auch nur das Zusammentreffen von Persönlichkeitszügen mit Verhaltensweisen (hier: Substanzmißbrauch) aufgezeigt, ohne aber Licht auf kausale Zusammenhänge und Entstehungsbedingungen zu werfen.

Lerntheoretische Erklärungsansätze des Alkoholmißbrauchs gehen von den unmittelbar *angenehmen ("verstärkenden") Effekten* des Konsums aus; die Aufrechterhaltung eines einmal begonnenen Konsummusters wird zusätzlich durch den aversiven Reiz erklärt, den die Entzugssymptomatik nach seiner Beendigung bieten würde. Unzweifelhaft hat Ethanol eine euphorisierende und anxiolytisch-sedierende Wirkung. Zu erklären bleibt aber, warum der Großteil der Menschen trotz dieser verstärkenden Eigenheiten nicht schädlichen Gebrauch von Alkohol treibt, weiter, bei welchen Personen die unmittelbaren angenehmen Wirkungen gegenüber den aversiven Effekten (etwa Eintreten peinlicher Situationen, zu erwartenden körperlichen Schäden) solch hohen Stellenwert haben, daß der Konsum nicht unterbleibt.

Daß dem Auftreten von Umweltbedingungen, die die Notwendigkeit einer solchen Spannungsreduktion schaffen (Frustrationen, Konfliktsituationen), eine Bedeutung als Kofaktor für die Mißbrauchsentwicklung zukommt, ist trivial. Auch hier bleibt aber festzuhalten, daß unter ähnlichen Umständen die meisten nicht die kontinuierliche Spannungsminderung durch Alkohol suchen bzw. mit Änderung der Bedingungen den übermäßigen Konsum wieder aufgeben. Letztlich wird es auch hier wieder erforderlich zu erklären, worin sich solche adäquat reagierenden Personen von chronischen Alkoholkonsumenten bereits prämorbid unterscheiden, eine Erklärung, die mit biologischen Prinzipien augenblicklich überzeugender gelingt.

Biologische Erklärungsansätze: Bei Durchsicht der Literatur fällt auf, daß diese in den letzten Jahren zunehmend favorisiert werden, auch von Autoren, welche die Bedeutung psychologischer Momente in der Ätiopathogenese des Alkoholismus nicht leugnen. Nach dem in 2.8.4 und 2.8.5 Gesagten ist die Neigung zu chronischem und hohem Alkoholkonsum beträchtlich genetisch determiniert, was sich besonders in Tierexperimenten eindrucksvoll demonstrieren läßt – wobei sich erwähntermaßen aus solchen Studien aber ebenso eine wichtige Bedeutung situationaler Variablen ableiten läßt.

Was dabei genetisch determiniert ist, kann vorläufig noch nicht mit Bestimmtheit gesagt werden. Zweifellos von Bedeutung ist die *erhöhte Alkoholtoleranz*, die sich bei spontan ethanolkonsumierenden Ratten und Mäusestämmen zeigen läßt und auch in Humanstudien potentielle Alkoholiker kennzeichnet: So konnten beispielsweise Schuckit u. Gold (1988) beobachten, daß bei Söhnen alkoholkranker Väter die gleiche Menge Ethanol schwächere neurologische und hormonelle Veränderungen hervorruft als bei einer Kontrollgruppe; in einem achtjährigen Follow-up ließ sich auch zeigen, daß Personen mit hoher Alkoholtoleranz in jungen Jahren später gehäuft Alkoholmißbrauch aufwiesen (Schuckit u. Smith 1996; s. auch Schuckit 1994).

Es gibt gute Gründe anzunehmen, daß neben einer erhöhten *funktionellen Toleranz* (etwa aufgrund neurochemischer Besonderheiten) eine besonders ausgeprägte und genetisch determinierte *metabolische Toleranz* für die geringen Ethanoleffekte verantwortlich ist und somit Entwicklung von Mißbrauch begünstigt. Beobachtungen an Indianern, Eskimos, Japanern und Chinesen weisen hier auf die Bedeutung der Alkohol metabolisierenden Enzyme ADH und ALDH hin: Diese Personen besitzen nämlich typischerweise eine *besonders aktive Variante* eines der Isoenzyme von *Alkoholdehydrogenase*, welche Alkohol in Acetaldehyd umwandelt; somit bildet sich dieser aversiv wirkende Stoff kurz nach Alkoholkonsum in großen Mengen. Zugleich besteht vielfach in diesen Bevölkerungsgruppen ein genetisch bedingter *Mangel an Aldehyddehydrogenase* (ALDH2-Isoenzymdefizienz), so daß Acetaldehyd nur langsam in Essigsäure metabolisiert werden kann (s. dazu ausführlich Agarwal u. Goedde 1990, S. 46 ff.; Agarwal u. Goedde 1995). Interessanterweise findet sich in Japan unter Alkoholkranken, im Gegensatz zum Rest der Bevölkerung, dieser Enzymmangel nur selten; offenbar stellt erschwerter Abbau von Acetaldehyd einen protektiven Faktor gegen die Entwicklung von Alkoholmißbrauch dar (s. dazu auch Schmidt 1997, S. 85 ff. sowie Chen et al. 1997).

Theorien der Alkoholabhängigkeit werden häufig nicht explizit von Erklärungsansätzen des Alkoholmißbrauchs getrennt, obwohl gerade von Interesse wäre, wie ein Fehlverhalten, welches üblicherweise abgestellt werden kann, in eine mehr oder weniger als krankhaft zu betrachtende Gier nach Alkohol mutiert; nicht weniger relevant wäre es zu wissen, bei wem und unter welchen Umständen der Mißbrauch in Abhängigkeit übergeht.

Verschiedene Faktoren, die die Entwicklung von Mißbrauch begünstigen, leisten mutmaßlich auch der von Alkoholabhängigkeit Vorschub. Dazu gehört nach dem oben Gesagten eine gewisse Unempfindlichkeit gegenüber den aversiven Effekten von Alkohol, die sicher teilweise genetisch, wohl über Eigenheiten des Metabolismus, tradiert wird.

Psychologische Modelle zur Entwicklung der Abhängigkeit entsprechen weitgehend jenen zur Erklärung des Mißbrauchs, etwa der Hinweis auf die verstärkenden Effekte des Ethanolkonsums und die negativen Folgen eventueller Abstinenz (beispielsweise fehlende Anxiolyse). Auch der stark aversive Reiz der Entzugssymptomatik könnte für die Persistenz des Trinkverhaltens im Rahmen der Abhängigkeit zur Erklärung herangezogen werden. Über die Genese der Abhängigkeit, also insbesondere der Gier, die zu Konsum trotz diverser negativer körperlicher und sozialer Konsequenzen führt und die nur bei bestimmten Personen eintritt, ist damit wenig gesagt. Eine sehr kritische Einschätzung dieser "Verstärkermodelle" geben Robinson u. Berridge (1993). Insbesondere weisen sie darauf hin, daß – anders als in den Frühstadien des Konsums – bei Abhängigen die Einnahme der Substanz oft keine Freude mehr bereitet, so daß die Gier, das "Craving", auf andere Faktoren zurückgeführt werden muß (s. unten).

Weiter würde hier möglicherweise die psychoanalytische Theorie der aufgrund gestörter oraler Entwicklung dependenten (abhängigen) Persönlichkeit führen; wie gesagt, ist sie jedoch sehr vage formuliert, beruht teilweise auf gewagten Analogieschlüssen und ist zudem so gut wie nicht empirisch untermauert.

Überzeugender und besser fundiert sind augenblicklich *biologische Modelle*, die v.a. neurochemische Prozesse für die Entwicklung von Abhängigkeit verantwortlich machen. Die Theorien sind allerdings in vieler Hinsicht noch sehr unbestimmt und können nicht in wenigen Worten resümiert werden (für ausführliche Darstellungen s. etwa Robinson u. Berridge 1993; Spanagel u. Zieglgänsberger 1996; Roberts

u. Koob 1997; zur komplizierten Rolle von Veränderungen der G-Proteine beim Drogenverlangen s. Rommelspacher 1996).

Im wesentlichen geht man davon aus, daß nach längerer Applikation von Alkohol und anderen psychotropen Substanzen eine *Sensitivierung*, also eine Steigerung der Empfindlichkeit gegenüber gewissen Substanzeffekten eintreten kann, so daß nun eine regelrechte Gier nach dem Stoff entsteht; gleichzeitig würden aufgrund des gegenläufigen Effekts der Toleranzbildung bei Ausbleiben der Zufuhr negative körperliche und psychische Reaktionen zu erwarten sein (so könnten etwa, wegen der Gegenregulationen im GABAergen und glutamatergen System, bei Fehlen von Alkohol Ängstlichkeit und Krampfbereitschaft steigen). Als Substrat der Sensitivierung nimmt man im wesentlichen das *dopaminerge Belohnungssystem* an, eventuell weitere Strukturen, die auch die Amygdala einschließen (Roberts u. Koob 1997). Dabei ist zu betonen, daß nicht die Empfindlichkeit gegenüber den euphorisierenden Effekten steigt – im Gegenteil scheint die angenehme Wirkung im Vergleich zu den ersten Erfahrungen vor Ausbildung der Abhängigkeit abzunehmen. Was sensitiviert wird, ist nach dieser Theorie eher die Bedeutung der Drogenapplikation selbst und der damit verbundenen Reize (s. zu diesem komplizierten, jedoch in vieler Hinsicht den einfachen Verstärkertheorien überlegenen Modell die umfangreichen Ausführungen bei Robinson u. Berridge 1993).

Zu klären bleibt dabei, bei welchen Individuen eine solche Sensitivierung einsetzt und wann es dazu kommt. Nicht nur für Mißbrauch von Alkohol, sondern auch für die Abhängigkeitsentwicklung scheint dabei eine gewisse genetische Bereitschaft vorzuliegen. So lassen sich nicht nur selektiv Mäusestämme züchten, die im Gegensatz zu anderen spontan Alkohol konsumieren (s. 2.8.5), sondern ebenso Stämme, die unter gleichen Bedingungen mit stärkeren Entzugserscheinungen (etwa epileptischen Anfällen) reagieren (Crabbe u. Belknap 1992; Metten u. Crabbe 1995); sie scheinen durch Eigenheiten des GABA$_A$-Rezeptors und gesteigerte Sensitivität des glutamatergen Systems charakterisiert zu sein.

Befunde an spontan alkoholpräferierenden Ratten sprechen für ein *Dopamindefizit im Nucleus accumbens*, welches sie offenbar durch Ethanolzufuhr auszugleichen versuchen. Auch scheint bei diesen Tieren zwar die spontane Dopaminausschüttung in den Nucleus accumbens gering zu sein, sich auf Alkoholeinnahme jedoch besonders stark zu erhöhen (s. Rommelspacher 1996 und die dort zitierte Literatur).

Was beim Menschen der genetisch tradierten Disposition zu Alkoholabhängigkeit zugrundeliegen könnte, ist noch unklar. Eine in letzter Zeit zunehmend beachtete Hypothese ist die einer eingeschränkten

Aktivität im *endogenen Opioidsystem* von Alkoholikern; es spricht einiges dafür, daß diese Eigenheit familiär gehäuft auftritt (etwa Wand et al. 1998). Gleichzeitig soll das endogene Opioidsystem bei Personen mit familiär bedingtem Alkoholismusrisiko besonders empfindlich auf Alkohol ansprechen (Gianoulakis et al. 1996; Gianoulakis 1998).

Faßt man zusammen, so scheint *Alkoholmißbrauch* durch *Besonderheiten des Metabolismus* begünstigt zu werden, die regelrechte Abhängigkeit ist möglicherweise *Folge von spezifischen Eigenheiten bestimmter Transmittersysteme*.

2.8.7 Langfristige Folgen chronischen Alkoholmißbrauchs

Allgemeines: Unzweifelhaft hat Ethanol, in größeren Mengen und über längere Zeit konsumiert, eine Reihe von körperlichen Veränderungen zur Folge, wobei einige davon, insbesondere die Erhöhung des HDL-Cholesterins und die resultierende Erschwerung der Atheroskleroseblidung, keineswegs nur als negativ anzusehen sind, so daß unter Umständen Aufnahme von Alkohol in mäßigen Mengen durchaus zuweilen empfohlen wird (s. dazu auch 2.8.8). Immerhin gibt es Hinweise, daß die Mortalität unter mäßigen Alkoholkonsumenten insgesamt niedriger als bei völlig Abstinenten liegt (s. 2.8.8). Die Darstellung der verschiedenen Alkoholeffekte muß dem hier gesetzten Rahmen entsprechend kurz ausfallen und ist der Verständlichkeit und Lesbarkeit zuliebe in manchen Punkten etwas vereinfacht (s. dazu ausführlicher beispielsweise Schmidt 1997, S. 132 ff.; Feuerlein et al. 1998, S. 138 ff. sowie Egerer u. Seitz 1998).

Erkrankungen der Leber: Die Leber ist das Organ, welches am konstantesten und auch am frühesten durch chronischen Alkoholkonsum Schaden nimmt. Hier sind v.a. alkoholische *Fettleber, Alkoholhepatitis* und *Leberzirrhose* zu nennen (mit den eventuellen weiteren Folgen von Pfortaderstau und Aszites, Leberzellinsuffizienz und Leberkoma, Entwicklung eines Leberzellkarzinoms).

Relativ bald kommt es zur Einlagerung von Fettmolekülen in die Leberzellen, die sich damit leicht entzünden können; offenbar kann sich auch ohne den Zwischenschritt der Fettleber *alkoholische Hepatitis* entwickeln. Letztere ähnelt von der Symptomatik her einer Virushepatitis, ist aber meist weniger ausgeprägt und hat nach Abstinenz eine gute Prognose. Charakteristisch sind dabei v.a. die erhöhten "Leberwerte", nämlich die *Transaminasen* GOT und GPT sowie Gamma-

GT, die deshalb auch als Indikatoren für Alkoholmißbrauch angesehen werden.

Zumeist nach langen Jahren des Alkoholabusus, manchmal erst nach Jahrzehnten, kommt es zu stärkerem bindegewebigen Umbau in Form der *Leberzirrhose.* Die früher als kritische Dosis für die Entwicklung einer Zirrhose angegebenen Werte von 80 g Alkohol täglich werden heute allgemein niedriger angesetzt, für Männer bei bestenfalls 60 g, für Frauen noch niedriger: Einige Autoren gehen bei diesen von 40 g reinen Alkohols täglich, andere sogar nur von 20 g aus (s. dazu Soyka 1995a, S. 22 sowie ausführlich Lieber 1995). Zur Veranschaulichung sei noch einmal erwähnt, daß ein Liter eines Weines von 12 Vol% etwa 100 g Alkohol enthält, ein Liter Bier je nach Stärke zwischen 30 und 60 g. Die höhere Toxizität des Alkohols bei Frauen, welche nicht nur die Entwicklung von Leberschäden, sondern auch von anderen Krankheiten betrifft, ist möglicherweise u.a. Folge einer bei Frauen *schwächeren präsystemischen Elimination* durch ADH im Magen; diskutiert wird aber daneben eine noch wenig präzisierte Interaktion von Alkohol- und Östrogeneffekten (Feuerlein et al. 1998, S. 138).

Folge des zirrhotischen Umbaus sind zum einen zunehmende Einschränkungen der Synthese- und Abbaufunktion der Leber; es resultieren u.a. Gerinnungsstörungen, Einschränkungen der Eiweißsynthese, Anhäufung toxischer Stoffe wie Ammoniak, die das Gehirn schädigen und zur hepatischen Enzephalopathie (s. unten), im Extremfall zum Leberkoma führen. Durch mangelnden Abbau kommt es bei Männern zur Erhöhung der Östrogenkonzentration (mit der Folge von Impotenz und Femininisierung), bei Frauen zur Virilisierung (Bartwuchs, Veränderung der Körperformen). Zum anderen wird aufgrund der zirrhotischen Veränderungen die vom Darmtrakt in die Leber führende Pfortader gestaut, so daß es zu Umgehungskreisläufen ("Ösophagusvarizen" mit der Gefahr der Ruptur) und zu Aszites (Bauchwasser) kommen kann, wobei die verminderte Albuminsynthese hier einen wichtigen Kofaktor darstellt. Leberzirrhose kann weiter Ausgangspunkt für die Entwicklung von Leberzellkarzinomen bilden; dies gilt insbesondere für die virusbedingte Zirrhose, aber mit gewisser Wahrscheinlichkeit auch für die alkoholinduzierte.

Es sei jedoch angemerkt, daß der Verlauf der Lebererkrankungen, insbesondere der Übergang in stärkere Zirrhose, erhebliche Unterschiede zwischen einzelnen Personen zeigt und durch Abstinenz sich Fettleber und alkoholische Hepatitis in der Regel sehr gut zurückbilden, bei der Zirrhose zumindest die Progredienz stark vermindert wird.

Weitere Erkrankungen im Bereich des Verdauungstraktes: Durch die stark zelltoxischen Effekte von Ethanol kommt es zu *Entzündungen* sowohl der *Magenschleimhaut* als auch, insbesondere bei höherprozentigen Getränken, der des *Ösophagus.* Weiter treten bei Alkoholmißbrauch gehäuft akute und chronische *Entzündungen der Bauchspeicheldrüse (Pankreatitis)* auf (s. dazu ausführlich Seitz et al. 1995;

Chari u. Singer 1995). Außerdem finden sich bei Alkoholabusus gehäuft Durchfälle, die sowohl für die bei Alkoholikern oft beobachtete Gewichtsabnahme als auch für Störungen der Resorption wichtiger Nährstoffe (etwa von Vitaminen) verantwortlich gemacht werden.
Wirkungen auf Herz und Kreislauf: Wie erwähnt, beeinflußt Alkohol akut die *Kontraktilität* der Herzmuskelzellen und begünstigt *Arrhythmien*. Bei längerem Konsum kann es zur *alkoholischen Kardiomyopathie* mit ausgeprägter Herzmuskelschädigung und resultierender Herzinsuffizienz sowie Arrhythmien kommen (zu Einzelheiten der Pathogenese s. Agarwal u. Goedde 1990, S. 69 f.; Rubin u. Thomas 1992; Strasser et al. 1995 sowie Schmidt 1997, S. 148 f.); die kritischen Grenzen dafür liegen bei disponierten Personen möglicherweise recht niedrig.

Hingegen sind nach langjährigem Alkoholkonsum die *pathologischen Veränderungen an den arteriellen Gefäßen weniger ausgeprägt*, und Alkoholiker haben daher häufig *weniger verengte Herzkranzgefäße* als Abstinente. Entsprechend wurde die Mortalität an Herzinfarkt bei Personen mit regelmäßigem (aber nicht exzessivem) Alkoholkonsum am niedrigsten gefunden (s. auch 2.8.8 sowie die bei Schettler 1995 angeführte Literatur). Dies läßt sich wohl im wesentlichen durch die *ethanolinduzierte Erhöhung* der *protektiven High-density-Lipoproteine (HDL)* bzw. des *HDL-Cholesterins* erklären; gegen Vermutungen, gewisse Inhaltsstoffe der Alkoholika, etwa die Polyphenole im Rotwein, seien für diese Wirkung verantwortlich, nicht aber der Alkohol selbst, spricht erwähntermaßen, daß die Reduktion des koronaren Mortalitätsrisikos weitgehend unabhängig davon war, ob Wein, Bier oder Spirituosen konsumiert wurden (Rimm et al. 1996; s. jedoch Renaud et al. 1999); das besonders niedrige koronare Risiko speziell von Weintrinkern erklärt sich möglicherweise weitgehend daraus, daß diese i.a. einen höheren sozioökonomischen Status besitzen, sich bewußter ernähren und weniger rauchen. Ein weiterer, akuter Effekt von Alkohol, der zusätzlich das Risiko von Verschlüssen der Herzkranzgefäße vermindern dürfte, ist der ebenfalls bereits angeführte *gerinnungshemmende* (s. 2.3.5.)

Weiter fördert langjähriger Alkoholmißbrauch die Bildung *bösartiger Tumoren*, so etwa im Mund-Rachen-Raum, in Kehlkopf und Speiseröhre (speziell wenn gleichzeitig Tabakkonsum vorliegt). Besonders pathogen für die Bildung von Ösophaguskarzinomen scheint der Konsum hochprozentiger Spirituosen zu sein (wahrscheinlich über die erwähnte Ösophagitis). Möglicherweise ist das Risiko für Tumoren im Mund-Rachen-Raum und Ösophagus v.a. für Konsumenten von Bier und Spirituosen erhöht, weniger für Weintrinker (Groenbaek et al.

1998); zu ähnlichen Ergebnissen kommen Renaud et al. (1999), die bei mäßigen Weinkonsumenten, nicht aber Biertrinkern, die Krebshäufigkeit (ebenso wie die Gesamtsterblichkeit) niedriger als bei Abstinenzlern fanden. Eine nennenswert erhöhte Erkrankungswahrscheinlichkeit für Tumoren im Dickdarm und Mastdarm bei Alkoholkonsumenten, wie zuweilen in der Literatur behauptet, ließ sich in der Studie von Thun et al. (1997) nicht nachweisen.

Bei alkoholkonsumierenden Frauen ist ein erhöhtes Risiko für die Entwicklung von *Brustkrebs* anzunehmen; die Pathogenese ist weitgehend unklar. Auch über die kritischen Grenzen findet man wenig in der Literatur.

Alkoholische Polyneuropathien: Ihnen liegen offenbar nicht nur direkte Schädigungen der Axone durch die zelltoxischen Eigenschaften von Ethanol zugrunde; zudem nimmt man bei Alkoholikern eine Beeinträchtigung der Myelinbildung aufgrund fehlender neurotroper Vitamine an. Dafür werden wiederum mangelnde Zufuhr bei einseitiger Ernährung, generell höherer Vitaminbedarf und eventuell auch Resorptionsstörungen durch die Veränderungen im gastrointestinalen System diskutiert. Letztlich ist die Pathogenese noch nicht ausreichend geklärt (s. dazu auch Schuchardt u. Hacke 1995). Die Symptome bestehen zu Beginn vornehmlich in Sensibilitätsstörungen, v.a. der unteren Extremitäten, später auch in motorischen Einschränkungen.

Die *alkoholische Impotenz* beruht möglicherweise teils auf einer Polyneuropathie im Bereich der Sakralnerven. Gleichzeitig dürfte der aufgrund der Leberzellinsuffizienz gestiegene Östrogenspiegel ein wichtiger Faktor sein (s. oben).

Auch im *Zentralnervensystem* resultieren durch chronischen Alkoholkonsum zahlreiche pathologische Veränderungen, die verschiedenen neurologischen und psychiatrischen Störungen zugrundeliegen. Durch Alkohol kommt es zu ausgiebigen Zerstörungen sowohl der Axone selbst als auch der Myelinscheiden (allerdings dürften sich – im Gegensatz zu einer weitverbreiteten Annahme – die Zellkörper der Neuronen als Folge chronischen Konsums nicht wesentlich zahlenmäßig vermindern; s. dazu Badsberg Jensen u. Pakkenberg 1993). Im einzelnen findet man Atrophien v.a. im Frontal- und Parietallappen, weiter in der Hippocampusregion sowie am Kleinhirn, daneben Zerstörungen der weißen Substanz und zahlreiche Schädigungen im Bereich des periaquäduktalen Graus; auch funktionelle Einschränkungen wie beispielsweise Verminderung der Durchblutung und des Glukosemetabolismus lassen sich nachweisen, insbesondere im Bereich des Großhirns (s. dazu ausführlich Mann 1992; Rommelspacher 1995; Widmann u.

Mann 1996). Nur einige der alkoholbedingten Krankheitsbilder seien hier herausgegriffen (zum Delirium tremens s. 2.7.3).

Wernicke-Korsakow-Syndrom: Die *Wernickesche Enzephalopathie* wird im wesentlichen pathologisch-anatomisch definiert, nämlich als Veränderungen insbesondere im Bereich des Zwischen-, Mittel- und Kleinhirns. Die Symptomatik besteht aus der Trias Ophthalmoplegie (Augenmuskellähmungen mit Doppelbildern), Ataxie und Bewußtseinsstörungen. Als *Korsakow-Syndrom* oder *Korsakow-Psychose* wurde lange Zeit (übrigens nicht einheitlich) ein *amnestisches Syndrom* im Rahmen von langjährigem Alkoholmißbrauch bezeichnet, charakterisiert durch Störungen sowohl der Speicherfähigkeit wie zunehmend auch der Reproduktion von bereits Erworbenem (Beeinträchtigung des "Altgedächtnisses"). Heute geht man davon aus, daß es sich um verschiedene Stadien derselben Krankheit handelt und spricht deshalb häufig von *Wernicke-Korsakow-Syndrom*. Dabei kommt es typischerweise – nicht selten im Rahmen von Entzugssymptomatik (Trevisan et al. 1998) – zuerst zu den erwähnten neurologischen Auffälligkeiten, auf die die amnestische Symptomatik folgt; letztere kann aber ebenso isoliert auftreten. Als wichtige pathogenetische Momente nimmt man sowohl die Neurotoxizität von Ethanol als auch den bei Alkoholikern häufigen Mangel an Thiamin (Vitamin B_1) an (s. dazu ausführlich Lishman 1990).

Alkoholischer Tremor: Er läßt sich nicht nur im Entzug, sondern häufig auch bei kontinuierlichem Trinken beobachten und ist anfangs noch durch höhere Alkoholzufuhr zu bessern; später zeigt er sich konstant und wird irreversibel. Im Gegensatz etwa zum Ruhetremor beim Parkinson-Syndrom manifestiert sich das Zittern der Alkoholiker v.a. bei Bewegungen, etwa beim Trinken. Pathologisch-anatomisch finden sich Schädigungen im Bereich der Basalganglien und des Kleinhirns (nach Feuerlein et al. 1998, S. 171 f.).

Nur teilweise geklärt in ihrer Pathogenese ist die *Epilepsie bei chronischem Alkoholmißbrauch*. Sie hat typischerweise die Form von Grandmal-Anfällen und tritt häufig während des Entzugs auf. Sie kommt aber auch unabhängig vom augenblicklichen Trinkverhalten vor und wäre nur in diesem Fall als Alkoholepilepsie im eigentlichen Sinne zu bezeichnen. Die epileptische Symptomatik im Entzug läßt sich über eine Herabsetzung der Krampfschwelle durch alkoholbedingte Verminderung von GABA-Rezeptoren erklären, für die dann endogene Liganden ebenso wie Alkohol fehlen; zur Diskussion steht außerdem Vermehrung der Glutamatrezeptoren, die bei kontinuierlichem Ethanolkonsum blockiert werden. Hingegen ist nicht geklärt, wie Alkoholexzesse zur Auslösung epileptischer Anfälle führen können.

Die *Alkoholhalluzinose* darf nicht mit dem Alkoholdelir (Delirium tremens) verwechselt werden. Auch sie manifestiert sich zwar häufig in Phasen der Abstinenz nach längerem Trinken; die dabei auftretenden Halluzinationen sind jedoch typischerweise akustischer Natur (dialogische Stimmen); zudem fehlen die charakteristische Bewußtseinsstörung sowie die räumliche und zeitliche Desorientierung. Die Pathogenese ist nicht sicher geklärt. Da man als Grundlage der produktiven Symptome bei der Schizophrenie (etwa der Halluzinationen) Überaktivität in bestimmten dopaminergen Systemen annimmt (s. dazu Köhler 1999a, S. 85 ff.), wurde auch für die Alkoholhalluzinose eine durch den Entzug provozierte Dopaminüberaktivität angenommen (s. dazu Feuerlein et al. 1998, S. 184). Als weitere psychische Störung sei der *alkoholische Eifersuchtswahn* genannt, der v.a. bei männlichen Alkoholikern auftritt und sich oft auf dem Hintergrund der bei diesen Personen verbreiteten Impotenz aufbaut.

Die *hepatische Enzephalopathie* war bereits im Abschnitt über alkoholbedingte Leberschäden kurz genannt worden. Man unterscheidet eine akute Form, die mit den Bewußtseinstrübungen dem Delir ähnelt, aber von letzterem Symptombild durch begleitenden Geruch (Foetor hepaticus) sowie charakteristischen Tremor ("flapping tremor") unterschieden werden kann. Bei der chronischen Form finden sich neben verschiedenen neurologischen Symptomen psychische Auffälligkeiten in Form von Verlangsamung, Antriebslosigkeit und intellektueller Einschränkung. Als Pathogenese diskutiert man u.a. Schädigungen des Gehirns durch Ammoniak sowie erhöhte Mengen von GABA, die aufgrund der Leberzellinsuffienz vermehrt anfallen (s. dazu ausführlicher Soyka 1995a, S. 253 ff.).

Schließlich sei noch als Alkoholschaden die *Alkoholembryopathie* (fetales Alkoholsyndrom) erwähnt, welches nicht unbedingt die Folge chronischen Mißbrauchs sein muß, sondern oft allein auf Trinken sonst harmloser Mengen zur Unzeit beruht. Ausgeprägte Schäden der Neugeborenen sind insbesondere dann zu erwarten, wenn hochprozentige Alkoholika im ersten Drittel der Schwangerschaft konsumiert werden; dies ist insofern relevant, als Frauen, die von einer Schwangerschaft noch nichts wissen, zunächst häufig ihre Trinkgewohnheiten beibehalten. Sehr gefährdet sind offenbar auch Kinder von Müttern, die nur anfallsweise stark trinken und so intermittierend hohe Blutalkoholspiegel aufweisen (Hannigan et al. 1992). Symptome der Alkoholembryopathie sind neben Minderwuchs und Untergewicht u.a. Anomalien im Schädel-Gesichts-Bereich, Hirnschäden, Intelligenzminderung sowie Herz- und Gefäßanomalien (s. dazu ausführlich Löser 1995, S. 6 ff.). Auch geringere Mengen, nämlich bereits 14 g Alkohol (deutlich weniger als 0,2 l Wein entsprechend) können, täglich genossen, bereits Schäden des Kindes nach sich ziehen, zwar vielleicht nicht im Sinne des oben beschriebenen Vollbilds der Alkoholembryopathie, sondern in Form von Intelligenzminderung und Verhaltensstörungen (s. dazu auch die Angaben bei Kopera-Frye u. Streissguth 1995). Als pathogenetischen Mechanismus der Schädigungen nimmt man *Störungen der neuronalen Reifung* durch alkoholbedingte Blockade im glutamatergen System an (Tsai et al. 1995; Gonzales u. Jaworski 1997; für weitere mögliche Mechanismen s. Chen et al. 1995).

Zudem gibt es Hinweise, daß stärkerer Alkoholgenuß bei Frauen häufiger zu Fehl- und Frühgeburten führt, weiter sogar nur mäßiger Konsum vermutlich die Fertilität negativ beeinflußt (Jensen et al. 1998).

Tabelle 2.2 Langfristige (körperliche) Folgen von Alkoholmißbrauch

Organ	Krankheit oder Veränderung
Leber	Fettleber alkoholische Hepatitis Leberzirrhose
weitere Organe im Verdauungstrakt	Ösophagitis, Gastritis, Pankreatitis; Durchfälle; erhöhtes Risiko für Ösophaguskarzinome[1]
Mund-Rachen-Raum	erhöhtes Risiko für Karzinome[1]
Herzmuskel	Kardiomyopathie
Koronarien	Verhinderung von Atherosklerose
periphere Nerven	Polyneuropathie
Genitalien	bei Männern: Impotenz
Brust	bei Frauen: erhöhtes Risiko für Mammakarzinome
Gehirn	Wernicke-Korsakow-Syndrom; alkoholischer Tremor; Epilepsien (v.a. als Entzugssymptom); hepatische Enzephalopathie

[1]: gilt möglicherweise weniger für Weinkonsumenten als für die von Bier und anderen Spirituosen

2.8.8 Exkurs: Ist mäßiger Alkoholkonsum gesundheitsfördernd?

Nachdem man lange weitgehend übereinstimmend Alkohol als ausschließlich gesundheitsschädlich ansah und bestenfalls kleine Mengen als vergleichsweise harmlos tolerierte, sind in den letzten Jahren dazu auch andere Ansichten vertreten worden (für eine Diskussion s. etwa Kluthe u. Thimmel 1998). Anlaß zu dieser Teilrevision hat v.a. die Beobachtung gegeben, daß durch Alkoholkonsum das *Risiko für ischämische Herzkrankheiten, also insbesondere Herzinfarkt, sinkt,* was zunächst aus epidemiologischen Daten abgeleitet wurde (etwa Leger et al. 1979). Als "französisches Paradox" wurde der Befund bezeichnet, daß in Frankreich trotz hohen Verzehrs gesättigter Fettsäuren die Koronarmortalität deutlich niedriger als in vielen anderen Ländern liegt, ein Effekt, den man v.a. dem reichlichen Rotweingenuß zuschrieb. Mittlerweile konnte die koronarprotektive Wirkung von Ethanol in zahlreichen Untersuchungen bestätigt werden, so etwa, um nur eine von vielen zu nennen, in der sich über einen langen Beobachtungszeitraum erstreckenden Copenhagen Male Study (Hein et al. 1996); anscheinend profitieren insbesondere Personen mit hoher Serumkonzentration des schädlichen LDL-Cholesterins von den Effekten des Alkohols. Auch ist der Mechanismus recht gut geklärt: rasch einsetzende Erhöhung des koronarprotektiven HDL bei gleichzeitig verminderter Thrombozytenaggregation und Beeinflussung von Gerinnungsfaktoren. Dem steht gegenüber, daß regelmäßig in hohen Dosen genossen (etwa jenen, bei denen die Senkung der Koronarmortalität besonders ausgeprägt ist), Alkohol eine Reihe anderer Gesundheitsschädigungen nach sich zieht (s. 2.8.7); hinzu kommen eventuelle zwischenmenschliche und andere soziale Probleme, aufgrund deren man ohne Zögern vor stärkerem Konsum warnen muß. Wiegt man die positiven und negativen Effekte des Alkohols gegeneinander auf, so laßt die Studie von Thun et al. (1997) durchaus den Schluß zu, daß in mäßigen Dosen die ersteren überwiegen: So war die Mortalität (Sterbefälle im Untersuchungszeitraum bezogen auf 100.000) unter Männern, die ein bis zwei Drinks (entsprechend etwa 10-20 g Alkohol) täglich zu sich nahmen, insgesamt niedriger als die der Abstinenzler (s. dazu auch Renaud et al. 1999); bei Frauen scheint besonders gute protektive Wirkung bei einem Drink zu bestehen; selbst bei mehr als sechs Drinks aber ist auch in dieser Stichprobe die Mortalität nicht unterschiedlich von der völlig abstinenter Personen. Allerdings ist gegenüber nie Alkohol konsumierenden Frauen das Risiko für Brustkrebs auch bei mäßigem Alkoholkonsum höher. Insofern ist dieses spezifische Risiko gegenüber der allgemeinen Steigerung der Lebenserwartung in Rechnung zu setzen. Hinsichtlich kardiovaskulärer Erkrankungen hatten Nichttrinker – in Einklang mit anderen Studien – generell ein erhöhtes Risiko. Immerhin besteht in der Bevölkerung mittlerweile ein recht breiter Konsens, der auch von zahlreichen Ärzten getragen wird, daß mäßiger und kontrollierter Alkoholkonsum – anders etwa als der von Nikotin und Tabak – in gewisser Hinsicht gesundheitsfördernd sein kann; es sei aber darauf hingewiesen, daß verschiedene Fachleute dieser Ansicht nicht uneingeschränkt zustimmen. Eine allgemeine Empfehlung zu einem regelmäßigen Alkoholkonsum wird von Expertengremien augenblicklich nicht gegeben (Kluthe u. Thimmel 1998); sie müsse für die einzelnen Patienten unter Berücksichtigung der individuellen Bedingungen in der Praxis des konsultierenden Arztes erfolgen. Selbstverständlich gibt es Personen, bei denen Alkoholgenuß auch in sonst als harmlos erachteten Mengen eindeutig schädlich ist, wobei hier nur noch einmal auf Kinder, Schwangere sowie Personen u.a. mit Leberkrankheiten und Kardiomyopathie hingewiesen sei. Um die koronarprotektive Wirkung von Alkohol ausnutzen zu können, scheint es zu genügen, erst in mittleren Lebensjahren mit dem Konsum zu beginnen; das gerade bei jungen Alkoholkonsumenten erhöhte Risiko für Verkehrsunfälle wird also sicher nicht durch Reduktion der späteren Mortalität an ischämischen Herzerkrankungen wettgemacht. Gewisse, kontrovers diskutierte Hinweise gibt es, daß Alkohol in Form von Wein die der Gesundheit zuträglichste Form des Genusses ist (s. auch 2.8.7). So fanden beispielsweise Groenbaek et al. (1995) bei Konsumenten von 3-5 Glas Wein pro Tag eine gegenüber Abstinenten deutlich reduzierte Mortalität; für Bier ließ sich ein solcher Zusammenhang nicht zeigen; die Mortalität von Personen, die regelmäßig in vergleichbarer Menge hochprozentige Spirituosen genossen, war hingegen gegenüber Abstinenten und insbesondere Weintrinkern erhöht (zu den gesundheitlichen Wirkungen von Wein s. auch Renaud et al. 1999). Offenbar sind in Weinen, insbesondere wohl in roten, einige Antioxidantien (etwa Resveratrol und andere Polyphenole) vermehrt zu finden, die Oxidation von LDL verhindern und so zusätzlich Ausbildung von Atherosklerose (eventuell auch Tumoren) unterdrücken (Frankel et al. 1993; Maxwell et al. 1994).

2.8.9 Therapie von Alkoholmißbrauch und Alkoholabhängigkeit

Obwohl es sinnvoll wäre, die Behandlung des Alkoholmißbrauchs (ohne Abhängigkeit) von der der Abhängigkeit zu trennen, wird in der Literatur oft beides gemeinsam unter "Alkoholismustherapie" abgehandelt, so daß auch an dieser Stelle eine saubere Trennung nicht durchgeführt werden kann. Im Prinzip ist sie für beide Störungsbilder nicht allzu sehr verschieden; anzunehmen ist, daß die Abstinenz jenen Personen leichter fällt, die nur schädlichen Gebrauch betrieben haben. Für regelrecht Abhängige ist erhöhte Notwendigkeit einer medikamentösen Therapie zu erwarten, beispielsweise mit Anti-Craving-Substanzen. Die Therapiemöglichkeiten können in diesem Rahmen nur angedeutet werden; für die diversen psychologischen Interventionsansätze und ihre Wirksamkeit sei u.a. auf Schlüter-Dupont (1990), Rist (1996), Edwards et al. (1997) sowie Grabowski u. Schmitz (1998) verwiesen; zur Vertiefung der etwas detaillierter geschilderten biologischen Therapien eignen sich u.a. die entsprechenden Ausführungen in Schmidt (1997, S. 224 ff.) sowie Feuerlein et al. (1998, S. 256 ff.). Dort finden sich auch genauere Hinweise auf die medikamentöse Behandlung von Komplikationen (etwa epileptischen Anfällen) und Therapien der Alkoholfolgeschäden (zur Behandlung der Entzugssymptomatik s. 2.7.2 und 2.7.3).

Erstes Ziel der Alkoholismustherapie ist die *Erreichung* der *Abstinenz*. Im Falle regelrechter Abhängigkeit muß man dabei nicht nur mit erheblichen psychischen Widerständen rechnen, sondern auch häufig zunächst die *Entzugssymptomatik* therapieren bzw. ihr Eintreten verhindern (s. 2.7.2 und 2.7.3). Die *Aufrechterhaltung* der Abstinenz stellt nach wie vor eine große therapeutische Schwierigkeit dar. Oft ist es dazu unerläßlich, auch Probleme zu klären, die zum Alkoholismus geführt haben oder in seiner Folge aufgetreten sind. Insofern wird man sich selten allein auf technische Verfahren zur Bekämpfung des Rückfalls beschränken. Zu letzteren zählen v.a. Interventionen, die mit dem weiten Begriff *Verhaltenstherapie* umschrieben werden. Entgegen alten und schwer zu eliminierenden Vorstellungen beschränkt sich diese beim Alkoholismus (wie bei anderen Störungen) keineswegs auf *Aversivbehandlungen.* Diese besitzen dort mittlerweile eher nur einen bescheidenen Stellenwert, wobei man noch seltener regelrechte externe Strafreize (wie etwa die früher verwendeten "Elektroschocks") einsetzt; vielmehr versucht man, die Patienten dazu anzuleiten, in Gedanken den Alkoholkonsum mit einer negativen Vorstellung zu verbinden. Weitere Verfahren sind die *Stimuluskontrolle* (Identifizierung und Vermeidung von Reizen, die früher zum Trinken geführt haben) sowie verschiedene Arten von *sozialen Kompetenztrainings* (s. dazu die oben genannte Literatur). Entsprechend dem Selbstverständnis der Verhaltenstherapeuten findet in aller Regel eine Erfolgskontrolle statt, wobei jedoch hohe Abbrecherraten und die Schwierigkeiten längerer Follow-ups die Ergebnisse in ihrer Aussagekraft schwächen.

Deutlich seltener kommt bei Alkoholpatienten *analytische Psychotherapie* in Frage, und wenn, dann eher in supportiver Form (u.a. mit konkreten Handlungsanweisungen). Grundkonzeption dieser analytischen Therapien ist es, die zu Alkoholmißbrauch führenden Konflikte oder Persönlichkeitsstrukturen zu bearbeiten. Schwierigkeit bei der Einschätzung solcher Vorgehensweisen liegt darin, daß die Verfahren häufig nicht hinreichend standardisiert sind und Versuche der Evaluierung, also der Erfolgskontrolle anhand nachvollziehbarer Kriterien, nicht allzu häufig sind. *Partner- und Familientherapien* (oft auch mit dem wenig präzisen Term "systemische Therapie" bezeichnet) basieren auf der Annahme, daß das Trinkverhalten häufig nur im Kontext der familiären oder partnerschaftlichen Situation verstanden werden kann. Entsprechend werden bei der Konfliktfindung und -beseitigung nahestehende Personen einbezogen. Größere Evaluationsstudien im Bereich der Alkoholikertherapien scheinen hier auszustehen.

Bei der *medikamentösen Therapie* des Alkoholmißbrauchs kann man zwei grundlegende Ansätze unterscheiden: zum einen *Aversionstherapien*, unter denen Alkoholgenuß unangenehme Nebenwirkungen hat und deshalb der Erwartung nach vermieden wird, zum anderen *Anti-Craving-Behandlung*, bei der die Gier nach Alkohol (das "Craving") reduziert werden soll. Im Fall von Alkoholgenuß hat dieser dann zwar nicht mehr notwendig die früher empfundene angenehme Wirkung, jedoch auch keine eigentlichen aversiven Effekte.

Das bekannteste und am weitesten verbreitete *alkoholsensibilisierende Medikament* ist Disulfiram (Antabus®), welches reversibel das Enzym Aldehyddehydrogenase (ALDH) hemmt; schon bei Aufnahme geringer Alkoholmengen tritt nach einigen Minuten typischerweise eine sehr unangenehm empfundene Symptomatik auf, u.a. mit Hitzegefühlen, Kreislauf- und Atembeschwerden, Kopfschmerzen, Übelkeit und Erbrechen; zu beachten ist, daß nach anfänglichem Blutdruckanstieg ein akuter Abfall erfolgen kann. Absolute Abstinenz ist deshalb unabdingbar. Die Therapie mit Disulfiram ist umstritten; neben psychologischen Argumenten sprechen die starken Effekte bei Alkoholgenuß dagegen, ebenso eine Reihe auch bei Abstinenz zu beobachtender Nebenwirkungen (s. dazu Feuerlein et al. 1998, S. 262 ff.; Schmidt 1997, S. 229 ff. sowie Salloum u. Cornelius 1999; dort weitere Einzelheiten, Voraussetzungen und Kontraindikationen der Therapie). Andere ähnlich wirkende Substanzen wie Calciumcarbamid und Metronidazol spielen offenbar keine Rolle mehr in der Alkoholismustherapie. Insgesamt scheint man, auch angesichts der Verfügbarkeit wirksamer Anti-Craving-Mittel, der Behandlung mit alkoholsensibilisierenden Medikamenten zunehmend kritisch gegenüberzustehen.

Anti-Craving-Substanzen (Antidipsotropika) sollen das *Verlangen nach Alkohol dämpfen*, sind insofern v.a. bei der regelrechten Abhängigkeit indiziert, bei der die Gier nach der Substanz ein wesentliches Kennzeichen ist. Durchgesetzt haben sich soweit nur Naltrexon (Nemexin®), ein Opiatantagonist sowie Acamprosat (Campral®). Die Wirksamkeit der ersten Substanz konnte in verschiedenen kontrollierten Studien (zumeist an Personen mit Abhängigkeitssyndrom) nachgewiesen werden (zur Literatur s. Volpicelli et al. 1992; O'Malley et al. 1996; Volpicelli et al. 1997; Ritson 1998); der Wirkmechanismus ist letztlich noch nicht geklärt; es gibt jedoch gute Hinweise, daß Alkohol u.a. über Beeinflussung des endogenen Opioidsystems seine Wirkung ausübt und daß die Opiatantagonisten diese Effekte hemmen (Petrakis u. Krystal 1997). Gut belegt ist die Wirksamkeit von Acamprosat (Campral) in der Rückfallprophylaxe (s. dazu etwa Sass et al. 1996). Als Mechanismus vermutet man Verstärkung der GABAergen Hemmung und Blockade der durch chronischen Alkoholkonsum vermehrten und sensitivierten NMDA-Rezeptoren für Glutamat; Acamprosat würde somit genau den Effekt haben, den Alkoholzufuhr auf diese Transmittersysteme ausübt und so diese unter neurochemischen Gesichtspunkten überflüssig machen (nach Soyka 1995a, S. 355 f.; Benkert u. Hippius 1996, S. 408; Spanagel u. Zieglgänsberger 1997). Bei Mann u. Mundle (1996) sowie Zernig et al. (1997) finden sich Zusammenstellungen von Evaluationsstudien zur Pharmakotherapie des Alkoholismus, speziell der Abhängigkeit (u.a. zu Studien mit den hier nicht besprochenen Lithiumsalzen und selektiven Serotonin-Wiederaufnahmehemmern; s. auch O'Brien et al. 1995 sowie Mann 1999).

3. Opioide

3.1 Definition und Einteilung der Opioide; Gewinnung

Definition: Als Opioide ("Opiumartige") bezeichnet man Substanzen, die in ihren pharmakologischen Wirkungen dem *Morphin gleichen*, dem Hauptalkaloid des Opiums. Die klanglich bessere und weitgehend eingebürgerte Bezeichnung "Opiate" ist insofern nicht korrekt, als viele dieser Substanzen, beispielsweise Methadon, chemisch nicht einmal entfernte Ähnlichkeit mit den Opiumalkaloiden haben und auch ohne Verwendung von Opium hergestellt werden.

Hinsichtlich ihrer Herkunft lassen sich die Opioide in vier Klassen einteilen: *natürliche Opiate (n. Opioide), halbsynthetische Opiate (h. Opioide)*, welche durch chemische Behandlung von natürlichen Opiaten entstehen, zudem die ohne Rückgriff auf Opium hergestellten *vollsynthetischen Opioide* und schließlich die *endogenen Opioide*.

Natürliche Opiate sind *Alkaloide des Rohopiums* mit morphinähnlicher Wirkung; dazu gehört zunächst *Morphin* selbst (von seinem Entdecker Sertürner und auch heute noch häufig umgangssprachlich Morphium genannt), weiter *Codein*, welches bevorzugt in Hustensäften therapeutisch zur Anwendung kommt. Ein weiteres der zahlreichen Alkaloide aus Rohopium ist das krampflösende Papaverin, das aber keine Morphinwirkung hat und deshalb nicht zu den Opioiden zu rechnen ist.

Morphin und Codein haben die typische *Alkaloidstruktur* eines oder mehrerer Ringe, darunter ein basisch wirkender Ring mit einem Stickstoffatom.

Man gewinnt die natürlichen Opiate aus *Rohopium*, dem getrockneten Milchsaft, welcher beim Ritzen der Samenkapsel des *Schlafmohns (Papaver somniferum)* austritt; er nimmt nach kurzer Zeit durch Oxidation die Gestalt einer bräunlichen Masse an. Zur Erzeugung von einem Kilo Rohopium ist der Ertrag eines Mohnfeldes von etwa 400 m^2 erforderlich; daraus kann je nach Leistungsfähigkeit des Labors etwa 100-200 g Morphinbase gewonnen werden (Geschwinde 1996, S. 199). Bekanntlich wird Opium selbst als psychotrope Substanz verwendet. Legt man Rohopium in Alkohol, so erhält man *Tinctura opii*, die zuweilen heute noch zur Ruhigstellung des Darmes eingesetzt wird und nur die alkohollöslichen Bestandteile des Opiums, eben die Alkaloide, enthält.

Alkaloide sind, wie erwähnt, durch eine komplizierte Struktur mit mehreren Ringen sowie ein Stickstoffatom charakterisiert. Sie werden von Pflanzen produziert, ohne in deren Stoffwechsel Bedeutung zu haben. Da sie auf das Zentralnervensystem von Tieren wirken und in höheren Dosen in der Regel tödlich sind, liegt die Annahme nahe, daß sie v.a. dem Schutz der Pflanzen vor Gefressenwerden dienen. Viele psychotrope Substanzen sind Alkaloide, neben den natürlichen Opiaten u.a. Kokain und Nikotin.

Der an Alkaloiden reiche Papaver somniferum (Schlafmohn) wird bevorzugt in warmen, aber nicht allzu heißen Gebieten Asiens angebaut, häufig auf Hochebenen, so etwa im Drei-Länder-Eck Thailand-Burma-Laos ("Goldenes Dreieck"), in Afghanistan oder in Kleinasien; Schlafmohn läßt sich auch in Europa kultivieren, beispielsweise in Regionen des Balkans, ist aber dann i.a. weniger alkaloidhaltig.

Auch in Deutschland wächst bekanntlich Mohn, so etwa der die Felder zierende rote Klatschmohn, weiter einige Formen von Ziermohn in den Gärten. Klatschmohn gilt als morphinfrei, besitzt aber möglicherweise andere Alkaloide mit psychotroper Wirkung; einige weitere Mohnarten enthalten Morphin nur in sehr geringen Mengen. Die für Kuchen verwendeten Mohnkörner werden aus in Deutschland wachsendem Papaver somniferum gewonnen (nach Geschwinde 1996, S. 198 ff.).

Halbsynthetische Opioide (halbsynthetische Opiate) lassen sich durch *chemische Behandlung natürlicher Opiate* gewinnen. Bekanntestes Beispiel ist das *3,6-Diacetylmorphin (Diamorphin)*, welches durch Veresterung der beiden Hydroxylgruppen des Morphins mittels Essigsäure entsteht. Durch die beiden Acetylgruppen ist Diamorphin in hohem Maße lipidlöslich und durchquert daher gut die Blut-Liquor-Schranke. Zur Herstellung wird meist Morphin mit dem Essigsäurederivat Essigsäureanhydrid aufgekocht. Der entstehende Stoff wurde Ende des 19. Jahrhundert von der Firma Bayer unter dem Handelsnamen *Heroin* auf den Markt gebracht und großzügig, u.a. als Hustenmittel, therapeutisch eingesetzt; Heroin ist als Fertigarzneimittel in Deutschland nicht mehr erhältlich (Geschwinde 1996, S. 205 f.). Auf dem illegalen Markt spielt Diamorphin (welches inkorrekt mit dem an sich geschützten Handelsnamen "Heroin" bezeichnet wird) bekanntermaßen nach wie vor eine große Rolle.

Von Heroin existieren mehrere Varianten. Sie unterscheiden sich einerseits dadurch, daß die psychotrope Substanz zuweilen als Heroinbase, in anderen Fällen als Heroinhydrochlorid vorliegt, außerdem durch den Reinheitsgrad infolge der bei der Herstellung angewandten Reinigungsprozesse. Zudem wird das hochkonzentrierte Heroin im Rahmen des illegalen Handels gestreckt (s. dazu ausführlich Geschwinde 1996, S. 253 ff.).

Ein weiteres halbsynthetisches Opioid ist Hydromorphon (im Handel als Dilaudid®).

Vollsynthetische Opioide werden *labormäßig* ohne Rückgriff auf Opiumalkaloide hergestellt und besitzen chemisch oft nur sehr entfernte Ähnlichkeit mit Morphin. Das bekannteste synthetische Opioid ist *Methadon*. Genauer muß man dabei das linksdrehende L-Methadon (l-Methadon, Levomethadon) und eine rechtsdrehende Form unterscheiden. Nur ersteres ist biologisch aktiv und besitzt ausgeprägte psychotrope Eigenschaften. Das im Handel befindliche Methadon ist ein Racemat aus beiden Formen und damit schwächer als L-Methadon; bei der Substitutionstherapie ist deshalb *genau zu beachten*, ob es sich um das Racemat oder das reine, sehr viel stärkere L-Methadon handelt. L-Methadon (Levomethadon) ist als L-Polamidon® im Handel. Gleichfalls ein vollsynthetisches Opioid ist Fentanyl, welches v.a. intravenös zur Analgesie im Rahmen von operativen Eingriffen eingesetzt wird. Ebenso ist hier Pethidin (Dolantin®) anzuführen; es ist schwächer als Morphin, besitzt aber ein erhebliches Suchtpotential; bei Anwendung können sich einige atypische Reaktionen (etwa epileptische Anfälle, Delirien) zeigen, die durch einen Metaboliten der Substanz ausgelöst werden. Weiter seien Buprenorphin (Temgesic®) und Pentazocin (Fortral®) genannt, zudem Tramadol (z.B. Tramal®), das nicht dem Betäubungsmittelgesetz unterliegt, schließlich Tilidin, welches in Kombination mit dem Opiatantagonisten Naloxon im Handel ist, beispielsweise als Valoron® N. Diese Substanzen wirken teilweise unterschiedlich auf die einzelnen Typen von Opiatrezeptoren (s. unten), so daß ihre Pharmakologie recht kompliziert sein kann (dazu ausführlicher Soyka 1998, S. 44 f.).

Endogene Opioide: Angesichts der Wirkung von Opiatantagonisten (s. 3.3) lag die Vermutung nahe, daß sich die therapeutisch eingesetzten Opioide an spezifische Rezeptoren anlagern, was wiederum die Suche nach *endogenen Liganden* anregte. Man hat solche mittlerweile gefunden und bezeichnet sie in starker Vereinfachung und terminologischer Unschärfe als *Endorphine* (endogene Morphine).

Dabei handelt es sich um pharmakologisch unterschiedliche Stoffgruppen, nämlich die Enkephaline, die Dynorphine und die eigentlichen Endorphine. Chemisch gesehen sind sie alle Oligopeptide, also Ketten von Aminosäuren. Dabei sind die Enkephaline ausgesprochen kurzkettig, enthalten etwa fünf Aminosäuren, während die Endorphine Ketten von über 30 Aminosäuren darstellen. Im übrigen ist der Erkenntnisstand zu den "Endorphinen" sehr viel geringer als zuweilen in der Literatur suggeriert: Einige diese endogenen Opioide werden offenbar in Neuronen produziert und fungieren als Neurotransmitter; sie verlassen als nicht-liquorgängige Substanzen nicht das Zentralnervensystem mit seinen Hüllen und sind nur im Liquor cerebrospinalis, nicht im Plasma nachweisbar. Andere, wie das β-Endorphin und einige weitere Endorphine, werden in der Hypophyse gebildet und haben eher die Eigenschaft von Hormonen, werden also auf dem Blutweg an ihre Wirkungsorte gebracht. Keineswegs klar ist, ob die relativ großen Moleküle liquorgängig sind, also überhaupt in das ZNS gelangen können. Annahmen, daß der analgetische Effekt von Akupunktur oder von Placebomedikation auf der Ausschüttung endogener Opioide beruht, gehören augenblicklich in den Bereich der (zweifellos interessanten) Spekulation.

Mittlerweile kennt man verschiedene Typen von *Opiatrezeptoren*, an die sich sowohl endogene wie "exogene" Opioide in unterschiedlich starkem Maße anlagern können: An den sogenannten µ-Rezeptor, der v.a. im limbischen System zu finden ist, binden neben verschiedenen Endorphinen auch Morphin und Heroin, während andere exogene und endogene Opioide bevorzugt mit κ- und δ-Rezeptoren in Kontakt treten (Geschwinde 1996, S. 248; Bonnet u. Gastpar 1999).

Tabelle 3.1 Einteilung der Opioide

Klasse	Vorkommen bzw. Gewinnung	Beispiele
natürliche O.	kommen im Schlafmohn vor	Morphin, Codein
halbsynthetische O.	durch chemische Behandlung natürlicher O.	Diacetylmorphin (Heroin), Hydromorphon
vollsynthetische O.	Herstellung im Labor ohne Rückgriff auf natürliche O.	Methadon, Fentanyl, Pethidin, Buprenorphin
endogene O.	im Körper produziert	Enkephaline, Dynorphine, Endorphine

3.2 Aufnahme; Applikation; Verstoffwechselung

Die Opioide (die endogenen ausgenommen) werden in der Regel im Verdauungstrakt problemlos resorbiert, könnten also prinzipiell oral verabreicht werden. Jedoch erfahren die meisten von ihnen eine mehr oder weniger ausgeprägte "präsystemische Elimination", indem die von der Pfortader in die Leber transportierten Substanzen dort sofort abgefangen und zu inaktiven Stoffen metabolisiert werden ("first passeffect"). Durch parenterale Applikation wie etwa von Heroin oder durch Rauchen wie von Opium versucht man, diese präsystemische

Elimination zu umgehen. Keinem nennenswerten first pass-effect unterliegt Methadon, welches sich somit für orale Verabreichung eignet, ein im Rahmen der Substitutionstherapie bemerkenswerter Vorteil (s. 3.7).

Rohopium wird nach Aufbereitung zumeist in Pfeifen, zuweilen auch in Zigaretten geraucht, seltener nach Kochen oder Gärung gegessen. Heroin wird bekanntlich zumeist intravenös injiziert, wobei die Gefahr von Begleitinfektionen bei Mißachtung von Hygieneregeln sehr hoch ist. Weiter kann Heroin geraucht oder – wie Kokain – geschnupft werden. Letztere beiden Techniken scheinen eher Einsteigerpraktiken zu sein (im wesentlichen nach Geschwinde 1996, S. 200 ff.; dort auch Genaueres zu den einzelnen Praktiken und ihren Gefahren).

Das im Rahmen der Substitutionstherapie verabreichte Methadon wird als Saft gegeben; bei Dosierungsangaben ist erwähntermaßen darauf zu achten, ob sie sich auf Levomethadon oder das schwächere Racemat beziehen (s. dazu Benkert u. Hippius 1998, S. 301 ff.). L-Polamidon® als starkes Analgetikum der Opiatreihe mit dem Wirkstoff Levomethadon liegt auch als Tropflösung zur oralen Einnahme vor; Tropflösung ist u.a. auch eine Darreichungsform von Pethidin.

Die analgetisch wirksamen Opioide werden großteils parenteral appliziert. Morphin liegt zudem auch in Tablettenform vor; ebenfalls oral lassen sich u.a. auch Buprenorphin oder Pentazocin einnehmen. Einige Opioide können als Suppositorium, andere mittels eines Heftpflasters verabreicht werden.

Bekanntlich unterliegen die weitaus meisten Opioide dem Betäubungsmittelgesetz (BTMG). Die davon zur Verschreibung zugelassenen Substanzen können nur nach bestimmten Regeln verordnet werden, was wiederum in der Betäubungsmittelverschreibungsverordnung (BTMVV) festgelegt ist; u.a. hat die Verschreibung auf bestimmten Rezeptformularen zu erfolgen. Nicht dem Betäubungsmittelgesetz unterworfen sind (augenblicklich) codeinhaltige Hustensäfte, ebensowenig Tramadol (z.B. Tramal®) und Valoron® N (bzw. andere Präparate dieser Zusammensetzung).

Die meisten Opioide werden durch die *Leber* inaktiviert, die entstehenden Metaboliten durch Niere oder Galle ausgeschieden. Die *Halbwertszeit* der Opioide ist üblicherweise *kurz*, was für die Therapie von Schmerzzuständen erhebliche Bedeutung hat.

3.3 Opiatantagonisten

Darunter versteht man Stoffe, die *Opiatwirkungen ganz oder teilweise aufheben*, mutmaßlich durch kompetitive Verdrängung an Opioidrezeptoren (zur relativ komplizierten Wirkung auf einzelne Rezeptortypen s. Julien 1997, S. 272). Die wichtigsten hierzulande im Handel befindlichen Opiatantagonisten sind Naloxon und Naltrexon.

Naloxon (Narcanti®) wird parenteral, vorzugsweise intravenös, als *Antidot bei Opioidvergiftung* gegeben, etwa bei substanzbedingter

Atemdepression. Bei Opiatabhängigen führt Naloxon nach Opiatmißbrauch zum Entzugssyndrom; hingegen zeigen sich bei nicht Abhängigen nach Naloxon-Gabe wenig Wirkungen (Julien 1997, S.
272), wohl ein Hinweis darauf, daß die Rezeptoren im Normalfall nicht von
endogenen Opioiden besetzt sind (zu den Folgerungen s. 3.6). Naloxon wirkt nicht euphorisierend – bewirkt sogar eher das Gegenteil –,
so daß das Mißbrauchspotential als gering angesehen wird.

Die typische Indikation von Naltrexon (Nemexin®) – welches oral
verabreicht wird – ist nicht die akute Behandlung von Opiatüberdosie-
rungen, sondern die Entwöhnung (die Verhinderung des "Craving") in
Abstinenzphasen nach Opiatmißbrauch; es war bereits in 2.8.9 als
Anti-Craving-Mittel nach Alkoholentwöhnung erwähnt worden. Bei
Opiatabhängigen mit vorangegangenem Opiatmißbrauch führt die Gabe von Naltrexon zur Entzugssymptomatik; ähnlich wie bei Naloxon
ist Mißbrauch wohl nicht zu erwarten.

3.4   Unmittelbare Effekte der Opioide

Sie kommen im wesentlichen durch *Bindung an Opiatrezeptoren* zustande, wobei hier i.a. ähnliche Veränderungen wie bei Besetzung
durch endogene Opioide hervorgerufen werden (*Agonismus*); einige
(wie Buprenorphin) haben auch *partiell antagonistische* Effekte.

Daß sich die Opiumalkaloide und die synthetischen Opioide an Rezeptoren
für die strukturell andersartigen Peptidtransmitter anlagern können, ist nicht
unbedingt trivial. Die exogenen Opioide besitzen auch nicht gleiche Affini-
tät zu den verschiedenen Typen von Opiatrezeptoren. Wie in 3.1 erwähnt,
gibt es mindestens drei Varianten von Opiatrezeptoren. Die hauptsächlich
im Hirnstamm und Thalamus lokalisierten Rezeptoren des Typus μ werden
noch einmal in die Subtypen μ_1 und μ_2 unterteilt; Besetzung von μ_1-
Rezeptoren soll zu Analgesie und Euphorisierung führen, die von μ_2-
Bindungsstellen zur Atemdepression. κ-Rezeptoren befinden sich vornehmlich im Rückenmark und sollen Analgesie vermitteln; δ-Rezeptoren liegen
v.a. in Rückenmark und Hirnstamm und spielen mutmaßlich ebenfalls eine
Rolle bei der Schmerzdämpfung (verkürzt nach Soyka 1998, S. 42; s. dazu
auch Simon 1997 sowie Bonnet u. Gastpar 1999). Morphin, welches neben
seinem ausgeprägt analgetischen einen euphorisierenden und atemdepressorischen Effekt hat, wirkt auf alle drei Rezeptortypen. Mit zunehmender
Kenntnis von Lage, Funktion und Struktur der einzelnen Opiatrezeptoren ist
die Entwicklung spezifischerer Opioidpharmaka zu erwarten, etwa solchen,
die neben der analgetischen keine oder schwächer euphorisierende Wirkung
haben und deren Suchtpotential daher geringer ist.
Die Wirkungen der Opioide und ihre Wirkmechanismen sind im einzelnen:

Analgesie: Unter therapeutischen Aspekten ist dies die wichtigste Wirkung; sie kommt vermutlich auf verschiedenen Wegen zustande, zum einen durch Bindung an Rezeptoren in höher gelegenen Hirnarealen, die für Weiterleitung und Verarbeitung von Impulsen aus den afferenten Schmerzbahnen zuständig sind, etwa Thalamus und Teilen des limbischen Systems. Der wohl wichtigere Effekt dürfte aber eine *Hemmung der Übertragung vom ersten auf das zweite Neuron der Schmerzbahn im Rückenmark* sein.

Prä- und/oder postsynaptisch sitzen dort Opiatrezeptoren, bei deren Besetzung durch endogene Opioide die von den Nozizeptoren ("Schmerzrezeptoren") ausgehenden, im ersten Neuron laufenden Impulse nicht vollständig auf das zweite Neuron übertragen werden (prä- und/oder postsynaptische Hemmung); an diese Opioidrezeptoren im Rückenmark lagern sich die i.a. stärkeren bzw. zahlreicheren exogenen Opioidmoleküle an und führen dort zu sehr weitreichender Blockierung.

Die physiologischen Liganden, eben einige endogene Opioide, die an diesen Rückenmarksrezeptoren andocken, kommen mutmaßlich aus den Endknöpfchen absteigender Neurone, die vom Nucleus raphe in der Medulla oblongata ihren Ausgang nehmen und ihrerseits durch absteigende Neurone aus dem periaquäduktalen Grau des Mittelhirns aktiviert werden dürften. Aktivierung dieses absteigenden Schmerzsystems scheint v.a. in Situationen aufzutreten, bei denen Schmerz nicht vermieden werden kann, etwa bei Geburt oder im Kampf. Auch das periaquäduktale Grau ist reich an Opiatrezeptoren, so daß hier ein weiterer Angriffspunkt für Morphin und andere stark analgetische Opioide anzunehmen ist. Morphin könnte durch Anlagerung dort das absteigende Schmerzsystem aktivieren, welches wiederum durch Ausschüttung von endogenen Opioiden die Übertragung von Impulsen auf das zweite Neuron hemmen würde.

Die sehr komplizierten und in Einzelheiten keineswegs geklärten Sachverhalte wurden hier in gewisser Vereinfachung wiedergegeben (s. dazu etwas ausführlicher Köhler 1999a, S. 43 f. und die dort referierte Literatur). Insbesondere müßte man genauer zwischen einem "langsamen" und einem "schnellen" Schmerz unterscheiden. Ersterer entsteht vornehmlich aufgrund von Gewebsschädigungen und wird als eher dumpf empfunden; die zugehörigen Impulse werden in marklosen Nervenfasern geleitet. Adäquate Reize für die Nozizeptoren bei schnellem Schmerz sind eher große Druck- und Temperaturveränderungen; die Weiterleitung erfolgt in myelinisierten Fasern; es ist umstritten, ob die Opioide auch dämpfend bei schnellem Schmerz wirken (s. etwa Snyder 1994, S. 55).

Euphorisierung: Es handelt sich um die für die Suchtentwicklung wichtigste Opioidwirkung. Sie stellt sich üblicherweise nicht bei einmaliger analgetischer Behandlung ein – manche Personen reagieren hierbei eher dysphorisch –, kann aber im Laufe wiederholter Injektionen bei disponierten Personen in stärkerem Maße auftreten. Dabei wirkt die Bindung an Opiatrezeptoren offenbar nicht direkt euphorisierend; vielmehr scheint es nach Besetzung zu *verstärkter Ausschüttung von Dopamin* aus Bahnen zu kommen, die vom *ventralen Tegmentum* des Mittelhirns ausgehen und an verschiedenen telencephalen Strukturen, insbesondere dem *Nucleus accumbens*, enden (Matthews u. German 1984). Nach Zerstörung des Nucleus accumbens hat Heroin oder Morphin bei Versuchstieren keine verstärkende Wirkung mehr (Zito et al. 1985; Kelsey et al. 1989; s. dazu auch die bei Köhler 1999a, S. 45 angeführte Literatur). Der Mechanismus der Euphorisierung durch Opiate entspricht also offenbar weitgehend dem der alkoholbedingten Euphorisierung (s. 2.4.2). Gut mit dieser Theorie stimmt überein, daß das Mittelhirn reich an Opiatrezeptoren ist. Neben dieser über die dopaminergen Bahnen vermittelten euphorisierenden Wirkung wird zusätzlich noch eine direkte Form diskutiert, nämlich durch Bindung in den an Opiatrezeptoren reichen Strukturen Amygdala, Hypothalamus und Nucleus accumbens (Snyder 1994, S. 58; Julien 1997, S. 261 f.; s. auch Koob 1992; Schultheis u. Koob 1994; Bonnet u. Gastpar 1999).

Eine besondere Form der Euphorisierung stellt das kurz nach intravenöser Heroininjektion eintretende, i.a. einige Minuten anhaltende Hochgefühl ("flash", "rush" oder "kick") dar; die im Vergleich zu Morphin hohe Lipidlöslichkeit aufgrund der beiden Acetylgruppen und die daraus resultierende gute Liquorgängigkeit des Heroins wird zur Erklärung dieses Effektes herangezogen.

Sedierung und Anxiolyse: Sie sind weitere wichtige Effekte; zuweilen werden die Opioide deshalb auch zur großen Gruppe der Narkotika, der sedierenden und betäubend wirkenden Stoffe gerechnet (zur Terminologie s. Geschwinde 1996, S. 197). Der Mechanismus ist augenblicklich nur unzureichend verstanden. Vermutet wird Besetzung von Opiatrezeptoren in der Formatio reticularis, ohne daß dies anscheinend mit letzter Sicherheit nachgewiesen ist (s. dazu Carlson 1994, S. 585; zu den Mechanismen im einzelnen s. Geschwinde 1996, S. 249); inwieweit auch die Reduktion der Feuerungsrate im Locus coeruleus durch Besetzung von Opiatrezeptoren eine Rolle spielt (s. etwa Simonato 1996), wäre zu diskutieren. Offenbar tritt bei manchen Morphinkonsumenten eine besondere Wachheit auf (Geschwinde 1996, S. 240), wobei dies auf einer dem Alkoholeffekt ähnlichen Disinhibition (Hemmung hemmender Bahnen) basieren könnte.

Hemmende Wirkung auf Husten- und Atemzentrum: Diese beiden Zentren liegen zwar im Hirnstamm eng benachbart, sind jedoch funktionell zu unterscheiden. Die meisten Opioide haben eine stark dämpfende Wirkung auf das Hustenzentrum, was zur Unterdrückung des Hustenreizes in Medikamenten benutzt wird; von besonderer Bedeutung sind hier die nicht dem Betäubungsmittelgesetz unterliegenden codeinhaltigen Präparate. Bei schwerer Intoxikation, beispielsweise bei

therapeutisch überhöhten Opioiddosen oder bei illegalem Mißbrauch, kommt es nicht selten zur *Dämpfung* des an *Opiatrezeptoren reichen Atemzentrums* mit der Folge oft tödlicher *Atemdepression.*
Weitere Effekte: Nach Opioidkonsum findet sich *Verkleinerung der Pupillen* auch in der Dunkelheit *(Miosis)*, die diagnostisch oft hilfreich ist und durch Anlagerung an die parasympathischen Anteile der Augenmuskelkerne im Hirnstamm bedingt sein dürfte (Snyder 1994, S. 53).

Tabelle 3.2 Wirkungen von Opioiden und ihre Mechanismen (nach Köhler 1999a, S. 46)

Effekt	Wirkmechanismen
Analgesie	Dämpfung der Überleitung vom 1. zum 2. Neuron der Schmerzbahn durch Besetzung von Opiatrezeptoren im Hinterhorn und/oder im Mittelhirn; möglicherweise auch Wirkung in Thalamuskernen
Euphorisierung	Aktivierung dopaminerger Bahnen zum Nucleus accumbens (über Besetzung von O.rezeptoren im Mittelhirn?); evtl. weitere direkte Effekte im limbischen System
Sedierung (Anxiolyse)	unklar; evtl. Besetzung von O.rezeptoren in der Formatio reticularis
hustenstillender Effekt	Dämpfung des Hustenzentrums (Besetzung von O.rezeptoren)
atemdepressorische Wirkung	Dämpfung über Besetzung von O.rezeptoren im Atemzentrum
Übelkeit	Besetzung von O.rezeptoren in der Area postrema
Miosis	Besetzung von O.rezeptoren an Hirnnervenkernen
Wirkungen am Darm (verminderte Peristaltik)	Besetzung von O.rezeptoren an Vaguskernen und/oder an der Darmmuskulatur

Weiter wirken Opioide tonussteigernd auf die glatte Muskulatur im Magen-Darm-Trakt, was etwa bei der Behandlung schmerzhafter Koliken bedacht werden muß. Die Wirksamkeit von Tinctura opii gegen Durchfallerkrankungen dürfte v.a. auf einer spastischen Obstipation beruhen.

Zu erwähnen ist auch, daß Opioide anfangs durch Besetzung von Rezeptoren in der Area postrema *Übelkeit und Erbrechen* hervorrufen können; dieser Effekt scheint sich aber nach häufigerem Gebrauch zu verlieren (Bonnet u. Gastpar 1999).

3.5 Die akute Opioidintoxikation

Klinisches Bild: Sieht man von dem bei intravenöser Heroininjektion sich kurzzeitig einstellenden extremen Hochgefühl ab, so ist das Bild im wesentlichen für die verschiedenen Opioide nicht sehr verschieden. Es hängt u.a. von der Vorerfahrung der Konsumenten ab – wie erwähnt, wirken erste Morphininjektionen im Rahmen analgetischer Behandlung keineswegs immer euphorisierend. Auch gibt es offenbar reine Opioidkonsumenten, entsprechend den früher häufigen Morphinsüchtigen aus den Heilberufen, nur noch selten; viele der Opioidabhängigen konsumieren neben Heroin *andere Stoffe*, so daß sich sehr unterschiedliche Bilder ergeben können. Zudem scheinen in einem Spätstadium des Konsums die Opioide oft nicht mehr Euphorisierung hervorzurufen; die Abhängigen konsumieren die Substanz dann hauptsächlich zur Verhinderung von Entzugserscheinungen.

Mit diesen Einschränkungen läßt sich die *akute Intoxikation* etwa wie folgt charakterisieren: *gehobene euphorische Stimmung* bei Entspanntheit, *Nachlassen von Angst und Anspannung*, zusätzlich gewisse den Halluzinogenwirkungen ähnliche Effekte wie scheinbar *leichteres Fließen von Gedanken und intensivere Wahrnehmungen*, eventuell auch sexuell gefärbte Visionen und Phantasien; dabei soll die Verstandestätigkeit erhalten bleiben, der "Morphinist" hellwach sein (verkürzt nach Geschwinde 1996, S. 239 ff.; s. dort für Einzelheiten zur Wahrnehmungsfähigkeit, die gleichzeitig in gewissem Sinne herabgesetzt sein kann). Eine etwas andere Schilderung findet sich bei Soyka (1998, S. 47): Im Anschluß an die heroininduzierte Euphorie findet sich demnach ein mehrstündiger Zustand von "Antriebsverminderung, Lethargie, Somnolenz und affektiven Auffälligkeiten".

Als weiteres Symptom ist – oft für den Außenstehenden einziges erkennbares Zeichen – die *Pupillenverengung (Miosis)* zu nennen; wesentliche Effekte auf das Atemzentrum scheinen bei üblicher, dem

Gebrauch angepaßter Dosierung nicht zu erkennen. In höheren Dosen kann es hingegen zu deutlicher *Atemdepression* kommen, die in schweren Fällen zum Tode führt; zudem findet sich dann starke Sedierung bis hin zum Koma, eventuell Zyanose und pulmonale Störungen. Diese *Überdosierung* kann u.a. bei *Unerfahrenen* auftreten, bei *Verlust der Toleranz nach Entzugstherapie* – so daß die früher vertragenen Dosen nun tödlich wirken können –, bei ungewöhnlich *hohem Reinheitsgrad* der verwendeten Substanzen; auch bei zu *hastiger Injektion* und nicht sachgemäßer Lösung der Staubinde kann es durch extrem rasche Anflutung ins Atemzentrum zum Atemstillstand kommen ("Spritzenschock; s. dazu Geschwinde 1996, S. 269); begünstigt wird die schwere Intoxikationssymptomatik durch diverse körperliche Erkrankungen.

Hinzu kommen bisweilen neurologische Symptome, die meist weniger Folgen der Opioide selbst als diverser Beimengungen sind (s. dazu Soyka 1998, S. 47). Auch ist möglicherweise mit zusätzlicher Symptomatik aufgrund des Konsums weiterer Substanzen zu rechnen.

Diagnostik: Im Gegensatz zum Alkoholrausch mit dem charakteristischen Geruch und den typischen Verhaltensauffälligkeiten ist die akute Opioidintoxikation insbesondere für Außenstehende *nicht unbedingt einfach* zu diagnostizieren. Erwähntermaßen können die Betroffenen weitgehend klar erscheinen, wirken nicht unbedingt sediert. Diagnostische Hinweise ergeben zuweilen die verkleinerten, im Extremfall nur stecknadelkopfgroßen Pupillen sowie Einstichstellen v.a. an den Armen.

Mittels verschiedener Verfahren können die Opioide bzw. ihre Metaboliten sowohl im Blut als auch noch für längere Zeit nach Konsum im Urin nachgewiesen werden; mittlerweile lassen sie sich auch in den Haaren nachweisen (für Genaueres s. Soyka 1998, S. 46 f. sowie insbesondere Geschwinde 1996, S. 265 ff., wo auch die Spezifität des Nachweises eingehender diskutiert wird; s. dazu auch Verebey u. Buchan 1997 sowie Heinz 1998a).

Therapie: Sie wird üblicherweise v.a. bei schweren Intoxikationen durchgeführt; Einzelheiten können hier nicht dargestellt werden; hierfür sei beispielsweise auf Benkert u. Hippius (1996, S. 411), Soyka (1998, S. 47 f.) sowie Bonnet u. Gastpar (1999) verwiesen. Neben intensivmedizinischer Versorgung besteht die Behandlung zumeist in der intravenösen Zufuhr des *Opiatantagonisten* Naloxon (Narcanti®); dadurch läßt sich in der Regel eine rasche Beseitigung von Intoxikationssymptomen, insbesondere der Atemdepression, erreichen. Zu beachten ist, daß damit *Entzugsymptome* hervorgerufen werden können.

Es war bereits erwähnt worden, daß die Opioidintoxikation durch Einnahme weiterer psychotroper Substanzen wie Alkohol, Sedativa, Kokain oder Psychostimulantien kompliziert sein kann und somit erhebliches diagnostisches und therapeutisches Geschick erfordert. Als Diagnostikum bei unklaren Intoxikationen schlägt Soyka (1998, S. 48) ebenfalls Gabe von Naloxon vor.

3.6 Opioidtoleranz und -entzugserscheinungen

3.6.1 Opioidtoleranz

Die *Toleranzentwicklung* gegenüber Opioiden ist *sehr ausgeprägt*; so muß nach wenigen Tagen regelmäßigen Konsums bereits die Dosis von Morphin oder Heroin verdoppelt werden, um die gleichen euphorisierenden Effekte zu erzielen (s. dazu Snyder 1994, S. 58). Dauerkonsumenten benötigen oft eine Dosis, die um mehr als das Fünf- bis Zehnfache höher ist als die beim nicht Gewöhnten letale Menge (Geschwinde 1996, S. 258 f.). Hinsichtlich einiger Wirkungen, etwa Miosis oder Obstipation, ist die Toleranzentwicklung möglicherweise schwächer (Benkert u. Hippius 1996, S. 411).

Anders als etwa bei Alkohol oder Barbituraten scheint es sich bei der Opioidtoleranz weniger um eine metabolische als eine weitgehend *funktionelle (zelluläre)* zu handeln. Naheliegend zur Erklärung wäre eine Verminderung von Opiatrezeptoren, die jedoch noch nicht eindeutig nachgewiesen ist (Simonato 1996; Simon 1997). Anzunehmen ist daher auch Reduktion der Rezeptorempfindlichkeit oder Veränderungen in der nachgeschalteten Signaltransduktion (s. dazu etwa Zastrow et al. 1993; Smart u. Lambert 1996; Simon 1997).

Konditionierte Toleranz: Es handelt sich um eine interessante (wenn auch noch kontrovers diskutierte) Annahme, mit der sich einige bisher schwer verständliche Phänomene erklären ließen (s. auch 1.5). Auf die Einnahme einer psychotropen Substanz (unkonditionierter Stimulus = UCS) folgt nach diesem Modell nicht nur eine (unkonditionierte) körperliche Antwort UCR$_1$, eben die Drogenwirkung, sondern auch eine (ebenfalls unkonditionierte) Gegenreaktion UCR$_2$, die die Effekte von UCR$_1$ partiell aufhebt (kompensatorische Gegenreaktion). Letztere soll *klassisch konditionierbar* sein: Unter Auftreten von Bedingungen, die mit der Substanzeinnahme mehr oder weniger regelmäßig verknüpft sind (CS, beispielsweise die Lokalität, in der Heroin üblicherweise gespritzt wird), kann zusätzlich eine konditionierte Gegenreaktion CR$_2$ auftreten, die UCR$_2$ gleicht und wie diese die Wirkung von UCR$_1$ vermindert (konditionierte Kompensationsreaktion). Demnach wäre bei Konsum im bekannten Rahmen die Wirkung einer psychotropen Substanz vermindert.

Dies könnte verständlich machen, warum oft im gewohnten Setting die Gier nach Drogen wächst: Die aversiv empfundene konditionierte Gegenreaktion würde eine Beendigung mittels Konsums der psychotropen Substanz erfordern. Gleichzeitig ließe sich damit erklären, warum, wie zuweilen beobachtet, bei Konsum im nicht vertrauten Rahmen die Wirkungen psychotroper Substanzen stärker sind: In diesem Fall würde die kompensierende Wirkung der konditionierten Gegenreaktion entfallen.

Zur Hypothese situationsspezifischer Toleranz gibt es mehrere tierexperimentelle Untersuchungen: So konnten etwa Siegel et al. (1982) zeigen, daß fast sämtliche Tiere einer herointoleranten Gruppe von Ratten starben, wenn man ihnen eine hohe Heroindosis in ungewohnter Umgebung verabreichte; hingegen waren es deutlich weniger in einer Gruppe, die diese Überdosis in jenem Setting erhielten, in dem sie auch sonst Heroin konsumiert hatten (s. dazu auch Siegel 1978).

Diese Theorie ist ausgesprochen anregend und erklärt einige sonst rätselhafte Phänomene, insbesondere das der situationsspezifischen Toleranz. Doch gibt es auch einige Schwierigkeiten: Zunächst würde man nämlich nicht nur eine Konditionierung der Gegenreaktion, sondern auch der angenehmen Drogenreaktion selbst erwarten. Tatsächlich scheinen diese Fälle vorzukommen. Es wird berichtet, daß entwöhnte Drogenabhängige sich gerne die Stimuli der Applikation verschaffen: So sollen manche entgifteten Heroinsüchtigen dabei Vergnügen empfinden, sich mit einer Injektionsnadel zu stechen (Pinel 1997, S. 357; s. zur konditionierten Entzugsreaktion auch 3.6.2).

3.6.2 Opioidentzugssyndrom

Symptomatik: Es handelt sich um ein eindrucksvolles klinisches Bild, für die Betroffenen ein sehr unangenehmer Zustand, welcher jedoch im Gegensatz zum Alkoholentzugssyndrom i.a. nicht lebensgefährlich ist. Man teilt das Opioidsyndrom zweckmäßigerweise in Stadien ein. In einer ersten Phase (Stadium 0), die etwa sechs Stunden nach der letzten Einnahme von Morphin auftritt, kommt es zum *Verlangen nach Opioiden* und *Angstsymptomatik*, etwa weitere 6-8 Stunden später zu *körperlichen Reaktionen* wie Gähnen, Schwitzen, Tränenfluß, "Laufen" der Nase (Stadium I); im Stadium II findet sich zusätzlich *Erweiterung der Pupillen, Zittern und Muskelzucken*, zudem *grippeähnliche Symptome* (Knochen- und Muskelschmerzen, Gänsehaut,

Hitze- und Kältegefühle); im Stadium III, etwa 24 bis 36 Stunden seit letzter Morphindosis, intensivieren sich diese Symptome und treten zahlreiche weitere *vegetative* hinzu (Blutdruck- und Pulserhöhung, Steigerung von Atemfrequenz und -tiefe, Anstieg der Körpertemperatur, Schlaflosigkeit, Übelkeit). Im Stadium IV (36-48 Stunden nach letztem Konsum) kommen zu den *verstärkten Symptomen von Stadium III noch weitere*: u.a. Fieber, Erbrechen, kolikartige Bauchbeschwerden, Durchfälle, Spontanejakulationen und Spontanorgasmen, Muskelkrämpfe, Veränderungen im Blutbild (für Genaueres s. etwa Benkert u. Hippius 1996, S. 412; Soyka 1998, S. 49 f.). Bei Heroin mit kürzerer Halbwertszeit treten die einzelnen Stadien schon eher ein, bei Methadon verzögert sich ihr Eintritt, soll das Vollbild oft erst nach 2-3 Tagen auftreten; man geht davon aus, daß der Heroinentzug etwa 2-3 Tage, eventuell länger, dauert, in der Regel aber spätestens nach 10 Tagen beendet ist. Generell gibt es hier erhebliche Variabilität im Verlauf, so daß die oben angegebenen Symptome und die Eintrittszeiten nur als grober Anhalt zu sehen sind, zumal auch in der Literatur die Angaben nicht ganz übereinstimmend sind.

Typischerweise finden sich im Opiatentzug weder Delir noch epileptische Anfälle. Zwar gibt es schwere Verläufe mit Kreislaufkollaps und tödlichem Ausgang, jedoch dürfte Entzug von Opioiden deutlich weniger bedrohlich als der nicht therapierte Alkoholentzug sein.

Pathogenese: Sie ist nur bedingt geklärt. Generell läßt sich konstatieren, daß die dabei zu beobachtenden Symptome in der Regel den *Opioidwirkungen entgegengesetzt* sind (beispielsweise Pupillenerweiterung im Gegensatz zur verengten Pupille nach Opioidkonsum, Aktivierung des Atemzentrums im Gegensatz zu den atemdepressorischen Opioideffekten). Weitgehend Übereinstimmung besteht darin, daß Aktivität im Locus coeruleus des Hirnstamms für zumindest einige der Entzugssymptome verantwortlich ist; jedoch ist davon auszugehen, daß auch andere Strukturen beteiligt sind (Christie et al. 1997); u.a. wird hier dem Nucleus accumbens gewisse Bedeutung zugeschrieben (Harris u. Aston-Jones 1994; Schultheis u. Koob 1994).

Uneinig ist man sich nach wie vor über den *Entstehungsmechanismus*, also die Erklärung, warum die genannten Strukturen bei Opioidmangel aktiviert werden. Die naheliegende Annahme, daß die Symptome aus einer reduzierten Aktivität des endogenen Opioidsystems bei Verminderung der Opiatrezeptoren und Unterdrückung der endogenen Opioidproduktion resultieren, ist insofern wenig plausibel als – wie in 3.3 ausgeführt – die Gabe von Opiatantagonisten und die daraus resultierende Blockade der Opiatrezeptoren bei Gesunden weitgehend folgenlos bleibt, somit das endogene Opioidsystem, außer in Ausnahmesituationen, offenbar nicht wesentlich aktiviert ist.

Plausibler erscheint daher die Hypothese, daß der Körper zur Kompensierung der Opioideffekte kompensatorische Gegenreaktionen entwickelt hat, deren Effekt bei Fehlen von Opioiden das klinische Bild bestimmt. Wie diese Gegenreaktionen aussehen und auf welche Weise sie zustande kommen, ist noch weitgehend im vagen; unklar ist auch, ob diese Gegenreaktionen in nennenswertem Maße klassisch konditionierbar sind (s. auch 3.6.1).

Behandlung: Durch Gabe von Opioiden läßt sich ein Opioidentzugssyndrom rasch beenden, wovon viele Abhängige Gebrauch machen. Als ärztliche Notfallsituation relevanter dürfte die Situation des kontrollierten Entzugs im Rahmen der Behandlung der Drogenabhängigkeit sein. Auch hier wird zuweilen zunächst ein Opioid verabreicht, wobei das dabei üblicherweise substituierte Methadon anschließend langsam ausgeschlichen wird ("warmer Entzug"); dieses in den USA häufig praktizierte Verfahren scheint in Deutschland nur gelegentlich zur Anwendung zu kommen (Benkert u. Hippius 1996, S. 413).

Andere zur Behandlung des Entzugssyndroms verwandte Medikamente sind Clonidin (Catapresan®), das besonders gegen die vegetative Übererregbarkeit, etwa Blutdruckerhöhung, gerichtet ist, sowie sedierende Antidepressiva, wobei sich v.a. Doxepin (z.B. Aponal®) bewährt hat. Über den Einsatz von Benzodiazepinen und speziell Neuroleptika scheinen die Ansichten in der Literatur auseinanderzugehen (zum GABA$_B$-Agonisten Baclofen s. Bonnet u. Gastpar 1999).

Für diese Behandlung, die oft durch die Tatsache anderen Substanzmißbrauchs kompliziert wird, muß nachdrücklich auf speziellere Darstellungen verwiesen werden (etwa Kosten 1990; Benkert u. Hippius 1996; Soyka 1998). Insbesondere die Fragen, ob stationäre Aufnahme notwendig ist, ob zunächst mit Methadon substituiert werden soll, ob und welche der genannten Medikamente bei Beachtung ihres Suchtpotentials und ihrer Kontraindikationen den Entzug unterstützen sollen, in welcher Form eine Nachsorge, auch psychotherapeutischer Natur, durchgeführt werden sollte, sollten von Fachleuten geklärt werden.

Eine interessante und zuweilen nachdrücklich propagierte Form des kontrollierten Entzugs ist die sogenannte "Ultrakurzentgiftung" durch Opiatantagonisten in der Narkose (forcierter Narkoseentzug, "Turboentzug"). Das Verfahren ist aufwendig und muß auf einer Intensivstation durchgeführt werden. An Nachteilen sind etwa die hohen Kosten zu nennen sowie das Risiko, letztlich nicht zur echten Abstinenz bereiten Abhängigen die Möglichkeit zu verschaffen, den erneuten Konsum wieder mit niedrigeren Dosen beginnen zu können; dem stehen gewisse Vorteile gegenüber, etwa die Möglichkeit, bisher wenig zugängliche Gruppen zu erreichen (s. dazu Soyka 1998, S. 51; Dettling u. Tretter 1996 sowie Scherbaum et al. 1999).

3.7 Opioidmißbrauch und Opioidabhängigkeit

Allgemeines: Wie bei Alkohol ist es bei Opioiden sinnvoll, *Mißbrauch* einerseits und regelrechte *Abhängigkeit* andererseits klar zu trennen (zu den Definitionen s. 1.3). Offensichtlich gibt es auch hier Konsumenten, die zwar Mißbrauch betreiben, aber nicht die strengen Abhängigkeitskriterien erfüllen (s. unten). Sehr interessant wäre es anzugeben, worin sich die eine Gruppe von der anderen unterscheidet, wo also möglicherweise ein protektiver Faktor gegen die Suchtentwicklung liegt; dies ist aber noch weniger als beim Alkoholmißbrauch bekannt (s. Ätiologie).

Epidemiologie: Angaben zur Häufigkeit von Opioidmißbrauch und -abhängigkeit stellen nur mehr oder weniger stark fehlerhaftete Schätzungen dar; sie differieren teilweise erheblich (für eine kurze Zusammenstellung s. Köhler 1998, S. 46 und die dort angeführte Literatur). Die Punktprävalenz, also der Anteil derer an der Bevölkerung, die im Augenblick als opiatsüchtig zu bezeichnen sind, dürfte sich in Deutschland in der Größenordnung von 0,5% bewegen, vielleicht sogar deutlich niedriger (s. dazu Perkonigg et al. 1997; Kraus u. Bauernfeind 1998); allerdings ist zu bedenken, daß in gewissen Subpopulationen dieser Prozentsatz erheblich höher liegt. Nach bei Bigelow u. Preston (1995) genannten Zahlen schätzt man den Prozentsatz von Opiatkonsumenten in den Vereinigten Staaten auf etwa 1% der Gesamtbevölkerung, den der regelrecht Abhängigen auf 0,3%. Möglicherweise findet sich in den USA ein gewisser Rückgang des Opiatkonsums; eventuell sind aber auch nur die intravenös Applizierenden, speziell die Heroinfixer, seltener geworden, während die Zahl jener, die Opiate in anderer Form zu sich nehmen, vielleicht sogar gestiegen ist (s. dazu Krausz u. Dittmann 1996). Erwähntermaßen gibt es den reinen Heroinfixer nur noch selten; typisch ist vielmehr Konsum verschiedener psychotroper Substanzen.

Familiäre Häufung und Vererbung: Die einschlägigen Studien sind hier sehr viel seltener als zu Alkoholismus. Zwar konnte gezeigt werden, daß unter Angehörigen Opioidsüchtiger die Sucht nach diesen Stoffen deutlich verbreiteter ist als in der Normalbevölkerung (Rounsaville et al. 1991a); Adoptions- und Zwillingsstudien zum Ausschluß eines Effekts des gemeinsamen Milieus stehen aber aus.

Tierexperimentelle Studien zur Vererbung: Selektive Züchtungen v.a. an Mäusen zeigen, daß es eine deutliche *genetische Determinierung* der Opioidabhängigkeit gibt. Offenbar sind mehrere Gene für die Ausprägung des Merkmals verantwortlich. Eines dieser Gene könnte (bei Mäusen) auf Chromosom 8 sitzen; seine biologische Bedeutung ist nach unklar (s. dazu George et al. 1991; Uhl et al. 1995).

Ätiologie: Ähnlich wie bei der Alkoholabhängigkeit haben "Verstärkertheorien" hier *wenig Erklärungswert*, da sie nicht beantworten können, warum die positiv verstärkenden Eigenschaften der Opioide bei den einen zur Abhängigkeit führen, bei anderen nicht. Außerdem war bereits darauf hingewiesen worden, daß Konsum psychotroper Substanzen *keineswegs immer Euphorie* erzeugt, in späteren Stadien häufig sogar dysphorische Zustände, abgesehen davon, daß mit der Einnahme oft stark aversive Reize verbunden sind (Scham, Geldverlust u.ä.). Auch der Versuch, Aufrechterhaltung des Konsums durch *negative Verstärkung* (Vermeidung von Entzugssymptomatik) zu erklären, greift insofern zu kurz, als viele Drogenabhängige zuweilen freiwillig Entzugssymptome in Kauf nehmen, um dann wieder mit niedrigeren Dosen den Konsum fortsetzen zu können (s. dazu etwa Robinson u. Berridge 1993; Pinel 1997, S. 356 ff.). Die Erklärung der *Gier nach der Substanz*, die beim Entwöhnten noch Jahre anhält und nicht mehr dazu dienen kann, akute Entzugserscheinungen zu mildern, entzieht sich nach wie vor weitgehend der Erklärung (s. auch 2.8.6 sowie Halikas 1997).

Wie ausgeführt ist *familiäre Häufung* von Opioidmißbrauch unumstritten; Tierexperimente legen eine gewisse *genetische Bedingtheit* für die Entwicklung von Opioidabhängigkeit nahe. Unklar ist aber, wodurch sich zu Abhängigkeit disponierte Personen (oder Tiere) im einzelnen auszeichnen. Eine *typische Persönlichkeit des Opiatkonsumenten* scheint es *nicht* zu geben; in der Literatur wird von vier verschiedenen "sozialen Typen" berichtet, bei denen die Drogeneinnahme möglicherweise auch verschiedene Motive hat (s. dazu Bonnet u. Gastpar 1999 und die dort angeführte Literatur).

Folgen von Opioidmißbrauch: Direkte *körperliche Schädigungen* durch die Substanz sind relativ gering – vergleicht man sie etwa mit den multiplen schweren Organveränderungen nach langjährigem Alkoholabusus. Beschrieben werden Appetitlosigkeit, chronische Obstipation, Gewichtsabnahme und Anfälligkeit für Infektionen, eventuell auch erhöhtes Krebsrisiko (s. dazu Falek et al. 1991). *Psychische Folgen* sind häufig Veränderungen der Stimmung, Leistungsabfall sowie Vernachlässigung anderer Interessen; hingegen scheinen weder psychotische Symptome noch ein amnestisches Syndrom in nennenswerter Häufigkeit aufzutreten (s. dazu Möller 1997, S. 354).

Viele psychische und körperliche Probleme entwickeln sich jedoch im Rahmen der illegalen Beschaffung und Applikation der Substanzen; an letzteren sind insbesondere Spritzenabszesse, *Infektion mit Hepatitis B- und C-Viren* oder *HIV-Infektion* zu nennen; Kinder schwangerer Heroinabhängiger können diese Infektionen ebenfalls aufweisen. Schwere Dauerschäden analog der Alkoholembryopathie scheinen sich, wenn überhaupt, nur selten auszubilden; möglicherweise entwickeln sich später gehäuft Aufmerksamkeitsstörungen (s. dazu Hutchings 1991). In der Regel sind die Neugeborenen jedoch *opiatabhängig*, so daß an ihnen zunächst eine Substitutionstherapie mit langsamem Ausschleichen durchgeführt werden muß.

Die schlechte Prognose nicht therapierter Opiatabhängiger wird neben den genannten Infektionen v.a. durch die hohe Zahl von tödlichen Überdosierungen sowie durch Suizide und Gewaltanwendung bestimmt (Bühringer u. Küfner 1997).

Therapie: Entschließt man sich nicht zu einer Substitutionstherapie (s. unten), so ist häufig die erste Aufgabe die Durchführung des Entzugs, die in 3.6.2 kurz beschrieben wurde. Die anschließende Aufrechterhaltung der Abstinenz ist bekanntlich keineswegs einfach und die zu diesem Zwecke eingesetzten, oft kontrovers diskutierten psychotherapeutischen und sozialtherapeutischen Maßnahmen können hier nicht genauer dargestellt werden (s. dazu kurz unten sowie beispielsweise Bühringer u. Küfner 1997; Bonnet u. Gastpar 1999). An *medikamentösen Maßnahmen* sei lediglich die Gabe des *Opiatantagonisten Naltrexon* (Nemexin®) genannt; aufgrund der Blockade von Opiatrezeptoren sollen dann appliziertes Heroin oder andere Opioide keine euphorisierende, verstärkende Wirkung mehr haben. Es gibt gute, wenn auch aufgrund der Fallzahlen noch nicht restlos überzeugende Hinweise, daß durch diese "Nüchternheitshilfe", verbunden mit psychotherapeutischen Maßnahmen, das Verlangen nach Opioiden reduziert wird und die Betroffenen länger in Therapie bleiben.

Keine Nüchternheitshilfe, sondern eine *Substitutionstherapie* ist die Behandlung mit Methadon, die etwa bei Benkert u. Hippius (1996, S. 415 f.), Finkbeiner et al. (1996), Finkbeiner u. Gastpar (1997) sowie Soyka (1998, S. 51 ff.) ausführlich dargestellt ist, auf die auch bezüglich Einzelheiten verwiesen werden soll. Die Substanz liegt in einer links- und einer rechtsdrehenden Form vor, wobei das linksdrehende L-Methadon (Levomethadon) sehr viel wirksamer ist und lange ausschließlich eingesetzt wurde. Mittlerweile steht auch das Racemat, die Mischung aus links- und rechtsdrehendem Methadon, als kostengünstigere Alternative zur Verfügung; unbedingt für die Dosierung muß beachtet werden, daß Levomethadon wesentlich wirksamer als die Racematform ist. Methadon hat den Vorteil gegenüber vielen Opioiden, daß es *keine* oder eine nur *schwache präsystemische Elimination* erfährt und so ohne wesentlichen Wirkverlust oral verabreicht werden kann. Damit entfallen die Probleme der parenteralen Applikation; daher ist die Gefahr einer spritzenbedingten Infektion nicht gegeben. Weiter ist die Inhaltsmenge von Methadonlösung als pharmazeutisch hergestellter Substanz genau bekannt, während das auf dem illegalen Drogenmarkt angebotene Heroin in Reinheitsgrad und damit Stärke erheblich schwankt. Hinzu kommt noch die *lange Halbwertszeit* von Methadon, so daß i.a., wenigstens in späteren Stadien der Behandlung, eine einmalige tägliche Einnahme genügt.

Die Verabreichung von Methadon bzw. Levomethadon ist rechtlich keineswegs unkompliziert. Auch medizinisch gilt es, mehrere Punkte zu beachten, etwa diverse Kontraindikationen, Interaktion mit Pharmaka und anderen psychotropen Substanzen, erforderliche Kontrollen während der Therapie, korrekte Verschreibung und Verabreichung; Methadonsubstitution darf daher nur von Ärzten mit bestimmten, von den Ärztekammern festgelegten Qualifikationen durchgeführt werden. Die Substanz wird in Form einer Trinklösung angeboten, die in den ersten Monaten der Therapie in der Regel einmal täglich unter Aufsicht eingenommen wird. Wird die Behandlung beendet, ist auf ein ausschleichendes Absetzen zu achten, dabei das Auftreten von Entzugssymptomatik in Rechnung zu setzen. Der Methadonentzug wird i.a. als unangenehmer und langwieriger als der Heroinentzug beschrieben; die Abbruchrate soll dabei sehr hoch sein.

Hier kann nicht das Pro und Contra der Methadonsubstitution behandelt werden. Dieser Diskurs wird vergleichsweise kontrovers geführt. Verbesserter Integration der Betroffenen und Verringerung der Infektionsgefahr stehen als Argumente u.a. gegenüber, daß Methadon verstärkt auf den Schwarzmarkt gelangen kann, zudem daß die Motivation für eine Entwöhnungstherapie sinkt (für diese und weitere Argumente s. die Diskussion bei Finkbeiner u. Gastpar 1997). Daneben ist zu berücksichtigen, daß die Abhängigen trotz Methadonsubstitution nicht unbedingt vom Konsum anderer psychotroper Substanzen lassen und es damit zu bedenklichen Intoxikationen kommen kann; anzumerken ist, daß bei Methadoneinnahme zwar Entzugssymptome ausbleiben, jedoch gleichzeitig nicht das erwähnte kurzfristige Hochgefühl wie nach Heroininjektion auftritt.

Auf einige weitere Probleme der Methadonsubstitution sei nur kurz hingewiesen. Obwohl die Substanz i.a. in Form einer nicht für die Injektion geeigneten Trinklösung verabreicht wird, soll ein hoher Prozentsatz der in Substitutionstherapie Befindlichen die intravenöse Injektion versucht haben, was neben Komplikationen wie Spritzenabszessen, Venenverödungen und venösen Thrombosen die Gefahr der Überdosierung birgt (s. dazu Servais 1999). Zudem wird in letzter Zeit vermehrt auf nicht selten tödliche Intoxikationen im Umfeld der Substituierten hingewiesen, etwa dann, wenn Rationen mit nach Hause genommen werden und so beispielsweise Kindern zugänglich sind (Schmoldt et al. 1999).

Substitution mit anderen Substanzen: In seltenen Fällen (etwa Methadonunverträglichkeit) kann die Substitutionstherapie legal mit anderen Substanzen durchgeführt werden, etwa mit Codein oder Dihydrocodein; auf die Gefahr einer solchen Behandlung und ihre nur selten gegebene Indikation wird nachdrücklich hingewiesen; sie wird aus verschiedenen Gründen nicht empfohlen, beispielsweise aufgrund der Notwendigkeit häufiger Einnahme codeinhaltiger Medikamente (s. etwa Bonnet u. Gastpar 1999). Gleichwohl scheinen viele Ärzte eine Substitutionstherapie mit codein- oder dihydrocodeinhaltigen Medikamenten vorzunehmen, so daß die Zahl der so substituierten Abhängigen die der in Methadonbehandlung Befindlichen übertreffen dürfte; damit wird versucht, die rechtlichen Einschränkungen zu umgehen, welche sich bei der Therapie mit Methadon ergeben (Soyka 1998, S. 57). Diskutiert wird auch, ob Buprenorphin, welches in Deutschland unter dem Namen Temgesic® als starkes Analgetikum im Handel ist, sich zur Substitutionstherapie bei Opioidabhängigen eignet. Augenblicklich sind in Deutschland lediglich Levomethadon und Methadon mit dieser Indikation zugelassene Betäubungsmittel (nach Finkbeiner u. Gastpar 1997 sowie Soyka 1998, S. 57; dort auch Genaueres zu Buprenorphin sowie dem in den USA verfügbaren LAAM = Levo-alpha-acetyl-methadol; zu letzterer Substanz s. ausführlich Jaffe et al. 1997 sowie Salloum u. Cornelius 1999).

Die *psychotherapeutische* Behandlung der Opiatabhängigkeit unterscheidet sich nicht wesentlich von der bei Alkoholabhängigen: *Stärkung des Selbstwertgefühls*, Entwicklung von *Vermeidungsstrategien*, *Unterdrückung des Craving*; neben diesen (kognitiv-)verhaltenstherapeutischen Verfahren werden, insbesondere für leichtere Fälle, auch psychodynamische und interpersonelle Psychotherapie empfohlen. Mittlerweile kommt man mehr und mehr dazu, eine differentielle Therapieindikation zu stellen, etwa bestimmte Typen von Opiatabhängigen mit Psychotherapie und Naltrexon zu behandeln, während für den klassischen "Junkie" eher die reine Methadonsubstitution geeignet scheint (s. dazu Bonnet u. Gastpar 1999).

4. Sedativa und Hypnotika

4.1 Definitionen; Begriffsklärungen; Überblick

Definitionen und Begriffsklärungen: Unter der Bezeichnung *Sedativa (Beruhigungsmittel)* faßt man meist Stoffe zusammen, die vornehmlich *beruhigend* im Sinne von *erregungsdämpfend* wirken; im wesentlichen synonym wird die Bezeichnung *Tranquilizer* verwendet. Diese Substanzen haben i.a. dabei einen *angstlösenden* Effekt, weshalb sie häufig auch als *Anxiolytika* bezeichnet werden; eine seltenere, mittlerweile eher antiquierte Bezeichnung ist Ataraktika.

Hypnotika (Schlafmittel) sind Stoffe mit *schlafanstoßender* Wirkung; da die meisten Sedativa wenigstens initial müde machen, werden viele von ihnen (oft in höherer Dosierung) als Hypnotika eingesetzt.

Die Terminologie ist nicht ganz einheitlich und teilweise unscharf. Der Begriff Sedierung wird m.E. in der Literatur in doppeltem Sinne gebraucht, umfaßt teils Anxiolyse und zentralnervöse Dämpfung (mit Müdigkeit, Einschränkung psychomotorischer Fertigkeiten), teils nur letztere Effekte. Prinzipiell wäre es sinnvoll, die rein angstlösenden Mittel ohne sedierende und schlafanstoßende Wirkung als Anxiolytika zu bezeichnen, die sedierenden (ohne hypnotischen Effekt) als Sedativa oder Tranquilizer, die reinen Schlafmittel als Hypnotika. Augenblicklich überschneiden sich diese Wirkungen üblicherweise beträchtlich. Zunehmend kommt man aber dem Ziel näher, rein anxiolytische Substanzen ohne wesentlich sedierende Wirkung zu entwickeln.

Der Sprachgebrauch unterscheidet sich insofern zwischen den USA und Deutschland, als dort die Neuroleptika ebenfalls zuweilen als Tranquilizer bezeichnet werden (major tranquilizers im Unterschied zu den minor tranquilizers, den Sedativa); allerdings wird diese Bezeichnungsweise nicht durchgängig beibehalten: Einige hochpotente Neuroleptika werden mittlerweile als "Minor-Tranquilizer" von den Herstellern angeboten (Benkert u. Hippius 1996, S. 337).

Nicht zu den Sedativa zählen hierzulande i.a. die Neuroleptika, obwohl sie erregungsdämpfend wirken und zuweilen zur Sedierung auch außerhalb psychotischer Zustände eingesetzt werden. Als Unterschied zwischen Neuroleptika und Sedativa (v a der Benzodiazepingruppe) sah man lange, daß erstere antipsychotisch wirken, also Wahn und Halluzinationen beseitigen, letztere nicht; nachdem mittlerweile entdeckt wurde, daß das Benzodiazepin Lorazepam offenbar die katatone Symptomatik der Schizophrenie wie Stupor und Mutismus günstig beeinflußt (s. dazu Benkert u. Hippius 1996, S. 186 f.), ist auch dieses Unterscheidungskriterium aufgeweicht worden.

Trotz ihrer sedierenden Wirkung werden Alkohol und Opioide i.a. nicht zu den Sedativa gerechnet.

Tabelle 4.1 Sedativa (Anxiolytika) und Hypnotika (Auswahl)

Gegenwärtig therapeutisch häufiger verwendete Substanzgruppen		
Stoffgruppe	**Indikationen (Auswahl)**	**Bemerkungen**
Benzodiazepine	Sedierung, Anxiolyse Schlafinduktion	Hier bevorzugt B. mit längerer Halbwertszeit Hier bevorzugt B. mit kürzerer Halbwertszeit
Chloralhydrat	Schlafinduktion	V.a. in Kliniken
Clomethiazol	Sedierung Schlafinduktion	Hierbei selten eingesetzt; cave: Suchtpotential
Nicht-Benzodiazepin-hypnotika	Schlafinduktion	Sollen physiologischen Schlaf weniger stören
Buspiron	Anxiolyse	Partieller Serotoninagonist; wohl angstlösend, ohne müde zu machen
Pflanzliche Präparate	Sedierung Schlafinduktion	Möglicherweise starker Placeboeffekt

Gegenwärtig nicht (oder vornehmlich mit anderer Indikation) eingesetzte Sedativa und Hypnotika	
Stoffgruppe	**Bemerkungen**
Barbiturate	Als Sedativa obsolet; hohes Abhängigkeitspotential; unterliegen Betäubungsmittelgesetz; bedeutsam als illegale Drogen
Meprobamat	Früher als Miltaun, heute noch als Visano® im Handel; hohes Abhängigkeitspotential
Methaqualon	Früher z.B. als Mandrax, Revonal, Staurodorm im Handel; hohes Abhängigkeitspotential
L-Tryptophan	Aminpräkursor

Andere, zur Sedierung und Anxiolyse eingesetzte Substanzen, die üblicherweise nicht zu den Sedativa oder Hypnotika gerechnet werden	
Stoffgruppe	**Bemerkungen**
Neuroleptika	Zuweilen zur Sedierung eingesetzt; fehlendes Abhängigkeitspotential kann von Vorteil sein; evtl. extrapyramidale Nebenwirkungen
Antidepressiva	V.a. bei Panik- und generalisierter Angststörung
Betarezeptorenblocker	Wirken v.a. auf vegetative Symptome

Überblick: Um den Sachverhalt nicht noch weiter zu komplizieren, sei festgehalten, daß in diesem Kapitel hauptsächlich die *Benzodiazepine* dargestellt werden, weiter knapp einige Neuentwicklungen in Form der *Nicht-Benzodiazepinhypnotika* Zopiclon und Zolpidem. Kurz zur Sprache kommen auch die, wenn überhaupt, so v.a. im Kliniksetting als Schlafmittel eingesetzten Substanzen *Chloralhydrat* und *Clomethiazol*, schließlich *Buspiron*, welches angstlösend wirken soll, ohne dabei müde zu machen. Auch das mittlerweile als Antidepressivum und Schlafmittel wieder im Handel befindliche *L-Tryptophan* sei der Vollständigkeit halber kurz erwähnt.

Einige andere Sedativa oder Hypnotika werden kaum mehr therapeutisch verwendet, zumindest in der Regel nicht als Sedativa oder Hypnotika, haben aber zum einen gewisses pharmakologisches Interesse, zum anderen spielen sie als Mißbrauchsmittel auf dem illegalen Markt weiter eine gewisse Rolle. Es handelt sich um die *Barbiturate* sowie um *Meprobamat* und *Methaqualon*, die hier ausführlicher behandelt werden, als es ihrer therapeutischen Bedeutung entspricht; als psychotrope Substanzen, die erhebliches Mißbrauchspotential besitzen, ist eine etwas eingehendere Darstellung zu rechtfertigen.

Festgehalten sei weiter, daß auch andere Substanzen zuweilen zur Sedierung und Anxiolyse eingesetzt werden, wobei neben den schon genannten Neuroleptika nur Betarezeptorenblocker und Antidepressiva angeführt seien.

Historisches: *Barbitursäurederivate (Barbiturate)* waren bereits zu Beginn des Jahrhunderts auf den Markt gekommen und wurden lange großzügig zur Sedierung und als Schlafmittel eingesetzt; großes Problem war, daß mit ihnen nicht selten Suizide vorgenommen wurden und zudem ein erhebliches *Abhängigkeitspotential* gegeben war. In den 50er Jahren war mit *Meprobamat* ein weiteres Sedativum und Anxiolytikum entwickelt worden, welches sich ebenfalls anfangs großer therapeutischer Beliebtheit erfreute, mittlerweile aber so gut wie gar nicht verwendet wird. Ähnliches gilt für *Methaqualon*, welches bis vor kurzem zwar noch im Handel war, aber unter das Betäubungsmittelgesetz fiel; mittlerweile sind methaqualonhaltige Präparate (wenigstens in Deutschland) nicht mehr in Apotheken erhältlich. Relativ lange, v.a. in Kliniken, wurde *Chloralhydrat* als Schlafmittel eingesetzt, das jedoch erheblich lebertoxisch sein kann und anscheinend zunehmend außer Gebrauch kommt. Das v.a. zur Behandlung der Alkoholentzugssymptomatik verwendete *Clomethiazol* hat zwar ebenfalls schlafanstoßende Wirkung, wird aber wegen des zunehmend erkannten erheblichen Abhängigkeitspotentials als Schlafmittel verlassen.

Die therapeutische Situation änderte sich grundsätzlich durch die Einführung der *Benzodiazepine* in den frühen 60er Jahren: Den ersten beiden als Medikament in den Handel gekommenen Substanzen Diazepam (z.b. Valium®) und Chlordiazepoxid (Librium®) folgten zahlreiche weitere Benzodiazepine, von denen die mit kürzerer Halbwertszeit v.a. als Hypnotika eingesetzt wurden. Aufgrund ihrer *geringen Toxizität* haben sie für lange Zeit alle anderen Sedativa und Hypnotika verdrängt. Erst in den letzten Jahren bemüht man sich verstärkt um Neuentwicklungen, wozu das mehr und mehr beachtete Abhängigkeitspotential der Benzodiazepine einen wesentlichen Anstoß gegeben haben dürfte. Ergebnis waren u.a. die *Nicht-Benzodiazepinhypnotika* Zopiclon (Ximovan) und Zolpidem (z.B. Stilnox®), die gegenüber den Benzodiazepinen den physiologischen Schlaf weniger verändern sollen. Im Bemühen, ein nicht Müdigkeit hervorrufendes Anxiolytikum zu finden, wurde schließlich der *partielle Serotoninagonist Buspiron* (Bespar®) entwickelt.

Die lange Zeit rezeptfrei erhältlichen Bromharnstoffderivate (Bromide) kommen zunehmend außer Gebrauch wegen erst jetzt in ihrem Ausmaß erkannter Nebenwirkungen ("Bromismus" mit Kopfschmerz, Benommenheit, neurologischen Störungen, Magendarmbeschwerden); weiterhin gewisser Beliebtheit erfreuen sich hingegen pflanzliche Sedativa wie Baldrian, deren Wirkmechanismus in letzter Zeit genauer zu klären versucht wird (s. zu den historischen Aspekten auch Benkert 1995, S. 104 ff.).

4.2   Benzodiazepine

4.2.1   *Struktur; Herstellung; Aufnahme und Verstoffwechselung*

Benzodiazepine sind vollsynthetische Pharmaka, von denen über 10 vorliegen, die wiederum in weit mehr als 50 Medikamenten erhältlich sind. Sie haben die vergleichsweise ähnliche Grundstruktur eines bizyklischen Kerns, unterscheiden sich aber mehr oder weniger stark in den Seitengruppen, die u.a. Geschwindigkeit der Aufnahme und der Verstoffwechselung bestimmen (s. unten). Die meisten Benzodiazepine liegen in Tablettenform vor; einige können, etwa um eine rasche Sedierung zu erreichen oder einen epileptischen Anfall zu kupieren, auch parenteral, häufig intravenös, verabreicht werden.

Der *Metabolismus* ist vergleichsweise kompliziert: In einer ersten (oxidativen) Phase werden die meisten der Benzodiazepine demethyliert und hydroxyliert. Dies führt in manchen Fällen überhaupt erst zu psychoaktiven Metaboliten, so daß die aufgenommenen Substanzen lediglich "prodrugs" darstellen. Auch direkt psychoaktive Benzodiazepine werden durch die beschriebenen Prozesse nicht unmittelbar desaktiviert, sondern in weiter wirksame Metaboliten verwandelt. In der zweiten Phase geschieht eine Konjugation mit Glukuronsäure, und erst danach kann das Konjugat in der Niere ausgeschieden werden. Die Konjugation setzt das Vorhandensein einer Hydroxylgruppe voraus. Daher kann Oxazepam, welches bereits eine Hydroxylgruppe besitzt, vergleichsweise rasch den Organismus wieder verlassen. Diazepam muß erst in zwei Schritten in die weiter aktiven Metaboliten Nordazepam und Oxazepam verwandelt werden, wobei letztere Substanz überhaupt erst mit Glukuronsäure konjugiert und ausgeschieden werden kann. Daher zählt Oxazepam (z.B. Adumbran®) zu den Benzodiazepinen mit *mittlerer bis kurzer Halbwertszeit* (ohne aktive Metaboliten); auch diese beträgt aber immerhin noch 4-15 Stunden. Diazepam (z.B. Valium®, Diazepam ratiopharm®) oder Chlordiazepoxid (z.B. Librium®) haben u.a. aufgrund ihrer aktiven, teils langsam sich abbauenden Metaboliten hingegen deutlich längere Halbwertszeit (für Genaueres s. Benkert u. Hippius 1996, S. 291 ff.). Zu beachten ist, daß bei älteren Personen häufig die Metabolisierung langsamer verläuft, so daß mit *erheblicher Kumulation* gerechnet werden muß.

Erwähnt sei weiter, daß nicht nur die Verstoffwechselung über die Dauer der Wirksamkeit eines Benzodiazepins entscheidet, sondern auch die Aufnahmegeschwindigkeit und Verteilung im Körper; für Einzelheiten muß auf Benkert u. Hippius (1996, S. 295 ff.) verwiesen werden.

In der Regel bevorzugt man als Hypnotika (Schlafmittel) Benzodiazepine mit kurzer Halbwertszeit, manche wegen ihrer extrem kurzen Halbwertszeit sogar nur als Ein-, nicht als Durchschlafmittel, etwa Triazolam (Halcion®). Andere Benzodiazepine, die als "Prodrugs" verzögerten Wirkungseintritt haben und aktive Metaboliten bilden, sind hingegen eher für die Behandlung von Unruhe- und Angstzuständen, also als Sedativa oder Anxiolytika geeignet; auch im letzten Fall muß man wieder entscheiden, ob unmittelbare oder verzögert eintretende Sedierung gewünscht wird und danach die Präparate auswählen (s. dazu Benkert u. Hippius 1996, S. 298; Benkert u. Hippius 1998, S. 197 ff.). Im übrigen werden auch Benzodiazepine mit längerer Halbwertszeit, etwa Flurazepam (beispielsweise Dalmadorm®) als Hypnotika eingesetzt.

Bei langsam verstoffwechselten Benzodiazepinen besteht naturgemäß die Gefahr der Kumulation. Andererseits scheint sich bei kurzwirksamen Substanzen dieser Stoffklasse abrupter und stärker *Entzugssym-*

ptomatik zu entwickeln. Insgesamt gilt es also auch bei der (an sich vergleichsweisen einfachen) Verordnung der Benzodiazepine, nicht ausgesprochen undifferenziert vorzugehen.

—

4.2.2 Unmittelbare Wirkungen; verzögerte Wirkungen

Unmittelbare Wirkungen: Wichtigste unmittelbare Wirkung der Benzodiazepine ist die *sedierend-anxiolytische*, bei Unerfahrenen oder in höheren Dosierungen auch die *schlafanstoßende*. Als Mechanismus wird *Verstärkung der GABAergen Hemmung* angenommen. Dabei lagern sich die Benzodiazepine vermutlich an spezifische Rezeptoren ("Benzodiazepinrezeptoren") an, die in Nähe der Bindungsstellen für den hemmenden Transmitter gamma-Aminobuttersäure (GABA) liegen. Der GABA-Rezeptor wird auf diese Weise *sensibilisiert*, die durch Andockung von GABA erfolgende Öffnung des Chloridionenkanals und die resultierende Hyperpolarisation verstärkt.

Dabei muß man mindestens zwei Typen von Bindungsstellen für GABA unterscheiden, wobei die Benzodiazepine wohl ausschließlich auf den GABA$_A$-Rezeptor wirken. Dieser sitzt einem Proteinkomplex mit fünf Untereinheiten auf, der wiederum einen Chloridionenkanal umgibt und seine Öffnung steuert (GABA$_A$/Benzodiazepin-Proteinkomplex oder einfacher GABA$_A$-Benzodiazepinkomplex). An zwei dieser Proteineinheiten sitzt der GABA-Rezeptor (oder ist mit ihnen identisch), an zwei weiteren die Benzodiazepinrezeptoren (für Genaueres s. Sigel u. Buhr 1997). Werden diese durch Benzodiazepine bzw. endogene Liganden besetzt, so wird die GABA-induzierte Leitfähigkeit für Chloridionen erhöht; dies setzt allerdings die Anwesenheit von genügend GABA voraus. Benzodiazepine wirken dabei nicht selbst auf den Chloridkanal, sondern nur durch Effektivierung der GABA-Besetzung; dies hat zur Folge, daß ein gewisser Maximaleffekt der Benzodiazepinandockung existiert (s. unten zur geringen Toxizität der Benzodiazepine). Am Proteinkomplex sitzt mindestens eine weitere Rezeptorart, an die sich u.a. Barbiturate, vielleicht auch Meprobamat und Alkohol, anlagern und agonistisch wirken. Besetzung dieses Rezeptors führt möglicherweise direkt – nicht vermittelt über GABA – zur Öffnung des Chloridkanals, womit sich eine deutliche höhere Toxizität dieser Substanzen ergibt. Die für die Anxiolyse und Sedierung verantwortlichen GABA$_A$-Benzodiazepinkomplexe sitzen offenbar v.a. im Cortex und einigen Teilen des limbischen Systems, insbesondere der Amygdala (zur Verteilung der Benzodiazepinrezeptoren s. genauer Snyder 1994, S. 174 f.). Dabei kann GABA (und entsprechend die Benzodiazepine) sowohl eine präsynaptische Hemmung ausüben (also in der Nähe der Endknöpfchen des präsynaptischen Neurons ansetzen und dessen Transmitterausschüttung bremsen) als auch erst am postsynaptischen Neuron (durch Neutralisierung der Effekte erregender Transmitter) wirken (postsynaptische Hemmung).

Die Existenz von Benzodiazepinrezeptoren legt die Vermutung nahe, daß es – entsprechend den endogenen Opioiden – auch endogene Liganden für die Benzodiazepinrezeptoren gibt. Die Suche nach ihnen ist bis jetzt nur bedingt erfolgreich verlaufen; jedoch gibt es erste Hinweise, daß man einen physiologischen Liganden gefunden haben könnte.

Neben der *affektiv-distanzierenden* Wirkung kommt es bei Benzodiazepinen zumindest in den ersten Tagen der Einnahme zu *stärkerer Sedierung* mit verlangsamten Reaktionen, was im Straßenverkehr beachtet werden muß. In höheren Dosen tritt fast immer deutliche Müdigkeit auf, zuweilen auch diverse *neurologische Beeinträchtigungen* (verwaschene Sprache, Koordinationsstörungen mit Unfallgefahr, Schwindel); auch *anterograde Amnesien* wurden nach Einnahme einiger Benzodiazepine beschrieben. Theoretisch und durchaus auch praktisch von Bedeutung sind die insbesondere bei älteren Patienten nicht seltenen *paradoxen Reaktionen* mit gesteigerter Aktivität und teilweise ausgesprochen aggressivem Verhalten.

Üblicherweise gelten – von den genannten paradoxen Reaktionen abgesehen – die Benzodiazepine als antiaggressiv wirkende Substanzen. Eine Enthemmung analog der alkoholischen Disinhibition (s. 2.4.4) wird eher selten beschrieben und stellt dann vermutlich ebenfalls einen paradoxen Effekt dar.

Wie ausgeführt kommt es, zumindest in höheren Dosen, zu starker Müdigkeit, weshalb einige Benzodiazepine v.a. zur Schlafinduktion eingesetzt werden ("Benzodiazepinhypnotika"). Die Beeinflussung des Schlafes ist gut untersucht: Neben der (meist erwünschten) Verkürzung der Einschlafdauer und Verlängerung der Gesamtschlafzeit tritt Abnahme der Schlafstadien 3 und 4 auf (die tieferem bzw. Tiefschlaf entsprechen); gleichzeitig werden die REM-Phasen verkürzt, so daß insgesamt ein wenig modulierter Schlaf mittlerer Tiefe resultiert.

In *höheren Dosen* tritt so gut wie immer *anhaltender Schlaf* ein. Interessanterweise führen auch weit überhöhte Mengen von Benzodiazepinen, wenigstens wenn sie isoliert genommen werden, *nicht* oder bestenfalls äußerst selten zum *Tod*; nach oft mehrtägigem Schlaf wachen die Betroffenen meist ohne größere Nachwirkungen auf (s. etwa Benkert 1995, S. 101). Auch in Tierversuchen ließ sich mit tausendfach überhöhten Dosen der Tod nicht herbeiführen. Als Erklärung nimmt man an, daß die Benzodiazepine nur GABAerge Effekte optimieren können, nicht aber unmittelbar den Ionenkanal öffnen, somit ihre Wirkung nicht unbegrenzt gesteigert werden kann (s. auch oben).

Dies gilt wohlgemerkt nur für die Benzodiazepinhypnotika. Die nach wie vor im illegalen Handel zu findenden Barbiturate haben beispielsweise geringe therapeutische Breite und wurden nicht selten als Suizidmittel verwandt. Die Situation ist auch eine andere, wenn Benzodiazepine mit weiteren Substanzen, beispielsweise Alkohol, eingenommen werden. Sie können die Wirkungen des letzteren, etwa die atemdepressorischen, so verstärken, daß sonst i.a. tolerierte Dosen zum Tode führen (Snyder 1994, S. 165). Im übrigen können sich bei rascher intravenöser Applikation von Benzodiazepinen Komplikationen einstellen wie Atemdepression, Blutdruckabfall, evt. kann sogar Herzstillstand eintreten (s. Benkert u. Hippius 1996, S. 302).

Eine weitere, therapeutisch genutzte Benzodiazepinwirkung ist die *antikonvulsive* (zerebrale Krämpfe unterdrückende), die wohl durch Bindung an GABA$_A$-Rezeptoren in Neocortex und v.a. Hippocampus zustande kommt. Benzodiazepine werden daher zur Kupierung *epileptischer Anfälle* benutzt. Umgekehrt ist zu beachten, daß bei Benzodiazepinentzug Anfälle auch bei Personen ohne zuvor erhöhte Krampfbereitschaft auftreten können. Schließlich ist die *muskelrelaxierende* Wirkung zu nennen, die durch Beeinflussung GABAerger Übertragung an Motoneuronen erklärt wird (s. dazu Malcangio u. Bowery 1996).

Üblicherweise geht man davon aus, daß die Benzodiazepine (anders als Alkohol und eventuell auch die Barbiturate) keinen direkt euphorisierenden Effekt haben. Eine Hebung der Stimmung kann aber mittelbar über Reduktion von Angst und Anspannung erfolgen.

Die *akute Benzodiazepinintoxikation* zeigt sich in starker Müdigkeit bis hin zum Schlaf, diversen neurologischen Störungen wie Gangunsicherheit, Sehstörungen oder verwaschener Sprache; zusätzlich ist durch die extreme Muskelrelaxation die Gefahr von Stürzen erhöht.

Diagnostik und Behandlung der akuten Intoxikation: Die Diagnose stützt sich im wesentlichen auf die oben beschriebene Symptomatik, eventuell auch auf die Ergebnisse laborchemischer Analysen aus Blut oder Urin (Genaueres zu den dafür verwendeten Verfahren EMIT und RIA in Geschwinde 1996, S. 432). Richtungsweisende körperliche Zeichen für gerade erfolgte Benzodiazepineinnahme (analog etwa den stecknadelkopfgroßen Pupillen nach Opiatkonsum) gibt es nicht.

Trotz der geringen Toxizität der Benzodiazepine ist eine Vergiftung durchaus ernst zu nehmen, zum einen wegen diverser Komplikationen (beispielsweise Stürze, Aspiration), zum anderen weil oft gleichzeitiger Konsum anderer Substanzen vorliegt. So kann Einnahme von Benzodiazepinen die Wirkung von Alkohol in gefährlichem Maße steigern. Diese Benzodiazepinintoxikation erfordert deswegen häufig sorgfältige intensivmedizinische Maßnahmen in Form von Überwachung der Kreislauffunktionen und der Atmung; zudem kann Magenspülung notwendig sein, v.a. zur Elimination weiterer toxischer Substanzen. Mit dem Benzodiazepinantagonisten Flumazenil (Anexate®) steht ein spezifisches Antidot gegen Benzodiazepinvergiftung zur Verfügung.

Verzögerte Wirkungen: Die wohl häufigste verzögerte Wirkung ist der "Hangover", Müdigkeit und Verlangsamung lange nach Einnahme der Substanz (z.B. am Morgen nach abendlicher Einnahme eines Schlafmittels). Sie ist v.a. bei Benzodiazepinen mit langer Halbwertszeit und psychoaktiven Metaboliten zu erwarten.

Weiter werden teilweise Gedächtnisstörungen, ähnlich dem manchmal nach Alkoholkonsum auftretenden "Filmriß" beschrieben. Ebenfalls als verzögerte Wirkung muß man die insbesondere bei älteren Leuten als Folge von Kumulation entstehende *Dauersedierung* ansehen; sie kann zu deutlichen kognitiven Einschränkungen führen ("arzneimittelinduzierte Demenz" nach Julien 1997, S. 86).

4.2.3 Benzodiazepintoleranz und -entzugssymptomatik

Toleranzentwicklung bei Benzodiazepinen ist gut nachgewiesen; allerdings nimmt sie in der Regel keineswegs so ausgeprägte Formen wie etwa die Opioid- oder Barbiturattoleranz an. In vielen Fällen, etwa beim Gebrauch von Schlafmitteln, muß die Dosis auch über Jahre nicht wesentlich erhöht werden; andererseits werden von manchen Personen durchaus zum Schlaf führende Dosen ohne wesentlichen hypnotischen Effekt vertragen.

Nach Benkert u. Hippius (1998, S. 199) findet sich gegenüber der anxiolytischen Wirkung von Benzodiazepinen häufig keine Toleranzentwicklung, wohl aber gegenüber den sedierenden, muskelrelaxierenden und antikonvulsiven Eigenschaften. Der Mechanismus dieser wirkspezifischen Toleranz scheint nicht geklärt.

Anders als die Alkohol- und die unten zu besprechende Barbiturattoleranz ist die für Benzodiazepine wohl weitgehend eine *funktionelle*, wobei man *Abnahme von Benzodiazepinrezeptoren* für den wesentlichen Mechanismus hält; der Metabolismus der Benzodiazepine scheint sich durch den Dauerkonsum nicht wesentlich zu verändern.

Ein interessantes Phänomen ist das der *Kreuztoleranz*, die zwischen Benzodiazepinen, Meprobamat, Barbituraten und Alkohol zu beobachten ist: Ist der Organismus an eine dieser Substanzen gewöhnt, so muß von vornherein eine höhere Dosis einer der anderen Substanzen verabreicht werden, um ähnliche Effekte wie bei Unerfahrenen zu erzielen. Ein anderes, damit zusammenhängendes Phänomen ist das der *Kreuzabhängigkeit*: Entzugssyndrome aufgrund von Fehlen des einen Stoffes können (prinzipiell) durch Gabe eines der anderen beseitigt werden, etwa die Alkoholentzugssymptomatik durch Benzodiazepine; die Frage, ob dies klinisch auch ratsam ist, ist damit nicht berührt.

Kreuztoleranz und Kreuzabhängigkeit zeigen an, daß die Substanzen offensichtlich ähnliche Angriffspunkte haben. Allerdings hat es eher den Anschein, daß Alkohol, Meprobamat sowie Barbiturate an einer anderen Untereinheit des GABA$_A$-Protein-Komplexes ansetzen.

Mit Entzugssymptomatik ist nach Benkert u. Hippius (1996, S. 304) zu rechnen, wenn Benzodiazepine etwa über vier Monate eingenommen wurden (eventuell schon nach kürzeren Intervallen). Bei Absetzen von Benzodiazepinen mit kurzer Halbwertszeit scheinen i.a. Entzugssymptome abrupter aufzutreten und einen schwereren Verlauf zu nehmen (s. auch Woods u. Winger 1995). Zur Vorbeugung wird langsames *Ausschleichen* mit sukzessiver Dosisreduktion über mehrere Wochen empfohlen.

Die Entzugssymptomatik läßt sich im wesentlichen als eine *übermäßige zentralnervöse Erregung bei Wegfall der GABAergen Hemmung* begreifen: *Leichtere* Entzugssymptome sind Angst, Reizbarkeit, Unruhe und Schlaflosigkeit, weiter Kopfschmerzen, Muskelverspannungen sowie diverse vegetative Reaktionen (Übelkeit, Schwitzen, Tachykardie). *Schwere* und dabei keineswegs seltene Entzugserscheinungen sind u.a. *Verwirrtheitszustände, Delirien, paranoid-halluzinatorische Symptomatik, Depersonalisationsphänomene* sowie *diverse neurologische Symptome.* In diesem Zusammenhang sind u.a. motorische Beeinträchtigungen, Seh- und andere Wahrnehmungsstörungen sowie epileptische Anfälle (zumeist vom Grand mal-Typ) zu nennen (im wesentlichen nach Benkert u. Hippius 1996, S. 303 ff.).

Die *Behandlung* schwererer Benzodiazepinentzugssymptome, speziell der Delirien und der Epilepsie, ist im wesentlichen ähnlich der des Alkoholdelirs (für Einzelheiten s. Eikmeier u. Gastpar 1996); auch hier ist u.a. auf genaue Kontrolle der Herz-Kreislauffunktionen zu achten. Zur Milderung der Entzugssymptomatik wird vereinzelt auch die Gabe von Doxepin (Aponal®) oder von Betarezeptorenblockern empfohlen (s. dazu Benkert u. Hippius 1996, S. 307).

4.2.4 *Benzodiazepinmißbrauch und Benzodiazepinabhängigkeit*

Kriterien für *Benzodiazepinmißbrauch* sind schwer eindeutig anzugeben; bekanntermaßen werden diese Medikamente von Ärzten oft ununterbrochen für lange Zeiträume verordnet. *Abhängigkeitsentwicklungen* werden beschrieben, jedoch wird ihre zahlenmäßige Bedeutung angesichts der vielen Benzodiazepine einnehmenden Personen kontrovers diskutiert (s. Benkert u. Hippius 1996, S. 304). Andererseits tauchen immer wieder diagnostisch unklare Fälle auf, die sich schließlich durch Benzodiazepinabhängigkeit erklären lassen; genauere epidemiologische Angaben fehlen (s. unten). Als besonders gefährdet für die

Entwicklung einer Benzodiazepinabhängigkeit gelten u.a. Personen mit Suchtanamnese, mit chronischen Krankheiten und chronischen Schlafstörungen sowie solche mit Persönlichkeitsstörungen.

Man schätzt die Zahl der Medikamentenabhängigen in Deutschland auf weit über eine Million; im wesentlichen dürfte es sich dabei um Konsumenten von Beruhigungs-und Schlafmitteln handeln. Frauen scheinen etwa doppelt so häufig wie Männer betroffen zu sein. Häufig liegt offenbar eine low-dose dependence vor, also regelmäßiger Konsum vergleichsweise niedriger und im weiteren auch nicht wesentlich gesteigerter Dosen (Geschwinde 1996, S. 417).

Zweifellos spielen Benzodiazepine eine wichtige Rolle auf dem *illegalen Markt*, v.a. auch weil sie leicht erhältlich sind. In der Regel dürften sie aber nicht isoliert, sondern zusammen mit anderen Substanzen eingenommen werden, zuweilen auch als deren Substitut bei augenblicklichen Beschaffungsproblemen. Insbesondere das Schlafmittel Flunitrazepam (Rohypnol®) scheint für diesen "Beikonsum" eine wichtige Rolle zu spielen.

Die reine Benzodiazepinabhängigkeit ist in der Drogenszene gegenüber den Abhängigkeiten von mehreren Substanzen zahlenmäßig sicher unbedeutend. Hingegen dürfte sie unter sonst sozial integrierten Personen keine geringe Rolle spielen. Da Benzodiazepine nicht oder nur ausnahmsweise euphorisierend wirken, dient der Konsum vornehmlich der Vermeidung von Unlustzuständen wie Angst und Unruhe (negative Verstärkung) bzw. den nach Absetzen der Benzodiazepine auftretenden Rebound- und Entzugssymptomen.

Folgen langjährigen Benzodiazepinkonsums: Sie sind vornehmlich *psychischer* Art, u.a. dysphorische Verstimmungen, Gleichgültigkeit, Vergeßlichkeit und Leistungsminderung; psychotische und schwere amnestische Syndrome treten infolge langjähriger Einnahme wohl bestenfalls selten auf. Allerdings wird auf das Auftreten dementieller Symptomatik bei älteren Personen hingewiesen, die über gewisse Zeit Benzodiazepine eingenommen haben (Julien 1997, S. 88; zu benzodiazepinbedingten Gedächtnisstörungen s. Woods u. Winger 1995).

An *körperlichen* Veränderungen sind Muskelschwäche und Appetitlosigkeit zu nennen; Organschäden analog den alkoholbedingten werden i.a. nicht beschrieben.

Irreversible Schäden des Fötus bei Einnahme von Benzodiazepinen in der Schwangerschaft dürften sich nach bisherigen Erkenntnissen nicht oder nur selten einstellen; zuweilen beobachtete Mißbildungen im Gesicht könnten auch Folge gleichzeitigen Alkoholkonsums sein. Gleichwohl ist man mit der Verabreichung von Benzodiazepinen während der Schwangerschaft extrem zurückhaltend. Tritt die Schwangerschaft bei bestehendem Mißbrauch auf, ist die Gefahr von Entzugssymptomatik bei Absetzen zu bedenken (s. dazu die Diskussion in Benkert u. Hippius 1996, S. 453).

Gut beschrieben ist das sogenannte "Floppy-infant-Syndrom" bei Neugeborenen von Müttern, die gegen Ende der Schwangerschaft oder während der Geburt Benzodiazepine erhielten. Es ist u.a. durch verringerten Muskeltonus, Hypothermie (erniedrigte Körpertemperatur), Atem- und Ernährungsstörungen gekennzeichnet. Weiter ist an die Möglichkeit eines *Entzugssyndroms* beim Neugeborenen zu denken.

Interessant ist in diesem Zusammenhang ein tierexperimenteller Befund, auch wenn seine Bedeutung für den Humanbereich noch unklar ist: Junge von Katzen, denen während der Tragzeit ein Benzodiazepinpräparat länger verabreicht wurde, zeigten verstärkte Furchtsamkeit; zudem ließ sich bei ihnen verminderte Dichte von Benzodiazepinrezeptoren in verschiedenen Hirnregionen nachweisen, Folge wohl von Gegenregulationen bei erhöhtem Angebot von Benzodiazepinen (Marczynski u. Urbancic 1988).

Therapie der Benzodiazepinabhängigkeit: Diese ist im wesentlichen psychologischer Art und hat zu berücksichtigen, daß die Substanzen vornehmlich zur Spannungsreduktion, weniger zur direkten Euphorisierung eingenommen werden; insofern würden sich diese Interventionen von denen bei der teilweise anders begründeten Alkohol- und Opioidabhängigkeit unterscheiden. Behandlung mit Anti-Craving-Substanzen geschieht nicht; ebensowenig üblich ist Substitutionstherapie mit ähnlichen Substanzen (wie etwa die Methadonsubstitution der Opioidabhängigkeit); hingegen ist zu überlegen, ob eine dem Benzodiazepinkonsum zugrunde liegende Angstsymptomatik nicht anders medikamentös behandelt werden könnte, etwa mit Antidepressiva. Erwähnt worden war bereits, daß der Benzodiazepinentzug schleichend vorgenommen werden soll und durch gewisse Antidepressiva sowie Betarezeptorenblocker unterstützt werden kann.

4.3   Barbiturate

Sie wurden früher sehr häufig als *Schlafmittel* eingesetzt, solche mit langer Wirkungsdauer u.a. auch zur Behandlung von *Angstzuständen*. In Deutschland sind sie für psychiatrische Indikationen (beispielsweise Schlafstörungen) schon lange obsolet, werden, wenn überhaupt, v.a. zur Epilepsiebehandlung eingesetzt. Die wenigen weiter zugelassenen Substanzen unterstehen dem Betäubungsmittelgesetz (beispielsweise Phenobarbital). Gründe für die Abkehr von Barbituraten sind das *hohe Abhängigkeitspotential*, die Gefahr *schwerer Entzugssymptomatik* sowie die *niedrige therapeutische Breite*; Barbiturate waren über viele Jahrzehnte ein äußerst beliebtes Suizidmittel.

105

Studiert man amerikanische Literatur, beispielsweise Snyder (1994) oder Davison u. Neale (1998), so hat man den Eindruck, daß in den USA Barbiturate, wenigstens noch vor einigen Jahren, leicht erhältlich waren. Die Produktion scheint in jedem Fall immer noch sehr groß zu sein; ein Großteil der Präparate soll dort auf dem Umweg über das Ausland zu den Konsumenten gelangen (Davison u. Neale 1998, S. 342).

Barbiturate, die auf dem illegalen Markt offenbar nach wie vor eine gewisse Rolle spielen, insbesondere im Rahmen multiplen Substanzkonsums (Polytoxikomanie), werden meist oral genommen.

Die Wirkung gleicht in verschiedener Hinsicht der der Benzodiazepine, ist also *anxiolytisch, sedierend* und *schlafanstoßend,* daneben *antikonvulsiv* und *muskelrelaxierend.* Insbesondere bei älteren Patienten pflegen nicht selten die bei den Benzodiazepinen beschriebenen *paradoxen Effekte* im Sinne von Enthemmung und Aggressivität aufzutreten. Möglicherweise wirken Barbiturate zudem direkt *euphorisierend,* würden also hierin in gewisser Weise Alkohol ähneln; überhaupt scheint akute Barbituratintoxikation nicht leicht von einem Alkoholrausch unterscheidbar zu sein (Julien 1997, S. 64; s. dazu auch Geschwinde 1996, S. 427 ff. sowie Poser u. Poser 1996, S. 89 ff.).

Der Angriffspunkt liegt vermutlich ebenfalls am *GABA$_A$-Rezeptor-Komplex*; allerdings dürften die Barbiturate nicht den Benzodiazepinrezeptor besetzen, sondern sich an eine andere Proteinuntereinheit anlagern und dabei (eventuell dosisabhängig) *direkt* den Ionenkanal öffnen. Dies würde die hohe Toxizität der Barbiturate erklären – im Gegensatz zur großen therapeutischen Breite der Benzodiazepine, die ihre Wirkung nur vermittelt über GABA ausüben.

Bei Barbituraten tritt rasch *Toleranz* ein, die nicht zuletzt eine metabolische ist (Enzyminduktion in der Leber); zudem scheinen adaptive Veränderungen an Neuronen vorzukommen. Dabei soll sich Toleranz v.a. bezüglich der sedierenden, weniger der atemdepressorischen Effekte einstellen (Julien 1997, S. 65). Die *Entzugserscheinungen* ähneln denen der Benzodiazepine und sind häufig sehr ausgeprägt, etwa schwere *epileptische Anfälle* und *delirante Zustände.*

Mißbrauch und *Abhängigkeit* von Barbituraten sind in ihrer Häufigkeit nicht anzugeben. Während früher dies offenbar nicht zuletzt auch bei sozial gut integrierten Personen zu beobachten war – Folge der großzügigen Verschreibungspraktiken –, dürften heute, wenigstens hierzulande, eher Personen mit multiplen Abhängigkeiten und intensiven Kontakten zur illegalen Drogenszene betroffen sein.

Längerfristige Folgen von chronischem Barbituratkonsum entsprechen hinsichtlich der *Wesensveränderung* etwa denen bei Benzodiazepinabusus; weiter werden *neurologische Störungen* wie Ataxien und verwaschene Sprache beschrieben; diskutiert wird auch Entwicklung eines *Korsakowsyndroms* sowie *psychotischer Zustände* (im wesentlichen nach Snyder 1994, S. 155 ff.; Benkert u. Hippius 1996, S. 369 f.; Möller 1997, S. 353 ff.).

4.4. Methaqualon und Meprobamat

Methaqualon war früher unter den Präparatenamen Mandrax, Revonal oder Staurodorm im Handel und ein verbreitetes Hypnotikum. Danach mußten die wenigen methaqualonhaltigen Präparate (Normi Nox, Rebuso) nach der Betäubungsmittelverschreibungsverordnung rezeptiert werden; mittlerweile sind sie überhaupt nicht mehr in deutschen Apotheken erhältlich. (Das Medikament Staurodorm® Neu, welches heute auf dem Markt ist, enthält das Benzodiazepin Flurazepam).

Methaqualon hat eine *sedierende* und *hypnotische*, zuweilen *euphorisierende* Wirkung, die in gewissem Sinne mit der von Cannabisprodukten vergleichbar ist: u.a. angenehme Gleichgültigkeit, Gefühl geselliger Vertrautheit mit den anderen Konsumenten (s. dazu genauer Geschwinde 1996, S. 436; zu weiteren Wirkungen und Nebenwirkungen s. Poser u. Poser 1996, S. 102 f.). Die Substanz besitzt ein ausgesprochen *hohes Suchtpotential*; *Toleranz* stellt sich bald v.a. hinsichtlich der euphorisierenden und sedierenden Wirkung ein; die *Entzugserscheinungen* (teilweise mit Delir und epileptischen Anfällen) ähneln denen des Alkoholentzugssyndroms. Die *therapeutische Breite* ist vergleichsweise gering.

Auf dem illegalen Markt spielt die Substanz noch eine gewisse, schwer in ihrer Bedeutung abzuschätzende Rolle, wohl in Verbindung mit anderen Substanzen. Methaqualonhaltige Präparate, etwa das zusätzlich ein Anticholinergikum enthaltende Mandrax, werden gerne zusammen mit Cannabis oder Alkohol konsumiert; gelegentlich kommt mit Methaqualon versetztes Heroin auf den Drogenmarkt.

In den USA hatte der Methaqualonkonsum in den 70er und 80er Jahren beträchtliche Ausmaße angenommen; zeitweise lag die Zahl der durch Methaqualon bedingten Todesfälle ähnlich hoch wie der der Herointoten. Ein Teil des auf dem Drogenmarkt dort gehandelten Methaqualons wird illegal produziert oder kommt als Reimport legal ausgeführter Zubereitungen wieder aus Lateinamerika zurück. Auch in Deutschland scheint die Beschaffung von Methaqualon nach wie vor kein echtes Problem darzustellen (nach Geschwinde 1996, S. 437 f.).

Der *Wirkmechanismus* ist nicht genau bekannt; anzunehmen ist, daß Methaqualon gleichfalls am *GABA_A-Rezeptor-Komplex* ansetzt, möglicherweise an ähnlicher Bindungsstelle wie die Barbiturate.

Das Carbaminsäurederivat *Meprobamat* wurde Mitte der 50er Jahre entwickelt und kann in gewissem Sinne als der erste Tranquilizer bezeichnet werden; es wirkt *affektiv distanzierend* und *anxiolytisch*, ohne einen ausgeprägt müdemachenden Effekt zu besitzen. In den USA als Miltown, in Deutschland u.a. als Miltaun anfangs euphorisch verordnet, kamen bald kritische Stimmen auf, wobei insbesondere auf Toleranzentwicklung und Auftreten von Entzugssymptomatik (beispielsweise Krampfanfälle) hingewiesen wurde. Heute ist Meprobamat zwar in Deutschland noch im Handel, etwa als Visano®, sein Einsatz für psychiatrische Indikationen gilt jedoch als obsolet (s. dazu Benkert u. Hippius 1996, S. 281). Bemerkenswert ist das mittlerweile in seiner Bedeutung erkannte *Abhängigkeitspotential*.

Als *Wirkmechanismus* nimmt man Besetzung jener Untereinheit am GABA$_A$-Rezeptorkomplex an, an die auch Barbiturate binden könnten; Effekt ist möglicherweise eine direkte (nicht über GABA vermittelte) Öffnung des Chloridkanals. Insofern ist die Substanz viel *toxischer* als Benzodiazepine, denen deshalb der Vorzug gegeben wird.

Schwer anzugeben ist, wieweit Meprobomat Bedeutung in der Drogenszene hat (wenn, so sicher vornehmlich im Rahmen von Beikonsum oder als Ersatz bei mangelnder Zugänglichkeit anderer psychotroper Substanzen).

4.5   Weitere Sedativa und Hypnotika

Sie werden hier relativ knapp besprochen, da sie (mit Ausnahme von Clomethiazol und Chloralhydrat) kein allzu ausgeprägtes Abhängigkeitspotential besitzen dürften. Als mögliche alternative Therapien zu den Benzodiazepinen seien sie jedoch kurz dargestellt; für Einzelheiten und hier nicht genannte anxiolytisch-sedierend wirkende Stoffgruppen (etwa die Antihistaminika oder manche Betarezeptorenblocker) sei auf Benkert u. Hippius (1996, S. 278 ff.) verwiesen.

Nicht-Benzodiazepinhypnotika: Zu dieser Gruppe zählen die erst vor wenigen Jahren entwickelten Substanzen Zopiclon (Ximovan) und Zolpidem (Bikalm®, Stilnox®). Sie sind strukturchemisch zwar von den Benzodiazepinen verschieden, greifen aber offensichtlich ebenfalls am Benzodiazepinrezeptor an. Sie werden rasch resorbiert und haben eine *kurze* oder sogar *ultrakurze Halbwertszeit*, so daß sie als Hypnotika eingesetzt werden. Ihre Wirkung auf den Ablauf des Schlafes ist nicht eindeutig geklärt; es gibt Hinweise, daß die Unterdrückung des REM-Schlafes weniger ausgeprägt ist als bei Benzodiazepinen (s. dazu Benkert u. Hippius 1996, S. 349).

Nach gegenwärtigen Erkenntnissen dürfte das Abhängigkeitspotential dieser Stoffe geringer als bei den Benzodiazepinen sein; in einzelnen Fällen konnten jedoch bereits Toleranzentwicklung und Entzugssymptomatik dokumentiert werden; die Diskussion dazu ist noch nicht abgeschlossen (s. dazu Benkert u. Hippius 1996, S. 349 sowie Thome et al. 1997).

Clomethiazol: Diese v.a. zur Behandlung von Alkoholentzugssymptomatik herangezogene Substanz hat auch eine gute hypnotische Wirkung. Wegen des hohen *Abhängigkeitspotentials* wird aber hinsichtlich ihres Einsatzes als Hypnotikum zu großer Zurückhaltung geraten (für eventuelle Ausnahmen s. Benkert u. Hippius 1996, S. 344 und S. 427). Als Wirkmechanismus dieses dem Vitamin B_1 strukturchemisch ähnlichen Pharmakons nimmt man in noch recht vager Form eine direkte Öffnung des Chloridionenkanals in räumlicher Nähe zum $GABA_A$-Proteinkomplex an; auch Verstärkung der inhibitorischen Eigenschaften des Aminosäuretransmitters Glycin wird diskutiert.

Chloralhydrat: Dieser zuweilen durchaus als Einschlafmittel empfohlene Stoff wird, wenn überhaupt, vornehmlich in Kliniken eingesetzt; es handelt sich um das erste synthetische Hypnotikum überhaupt (in der ersten Hälfte des vergangenen Jahrhunderts von dem berühmten Chemiker Justus von Liebig synthetisiert). Die Schlafinduktion geschieht rasch, die Hemmung des REM-Schlafes soll – anders als etwa bei den Benzodiazepinen – gering sein. *Toleranzentwicklung* (v.a. wohl metabolisch durch Enzyminduktion) tritt bei regelmäßiger Anwendung typischerweise ein; zuweilen sehr ausgeprägte *Entzugssymptomatik* bei abruptem Absetzen ist beschrieben worden. Zu bedenken beim Einsatz ist auch die *geringe therapeutische Breite*; weiter darf Chloralhydrat als halogenhaltiger Kohlenwasserstoff bei Patienten mit verschiedenen inneren Krankheiten nicht gegeben werden (im wesentlichen nach Benkert u. Hippius 1996, S. 367).

Buspiron: Diese Substanz aus der Stoffgruppe der Azapirone hat die Eigenschaft, *anxiolytisch* zu wirken, *ohne* gleichzeitig zu *sedieren*. Insofern soll es, wenigstens nach gegenwärtigem Erkenntnisstand, nach Einnahme nicht zur Herabsetzung der psychomotorischen Leistungsfähigkeit und Einschränkung der Fahrtüchtigkeit kommen. Abhängigkeitsentwicklung, Toleranz und Entzugssymptomatik wurden bis jetzt nicht beschrieben.

Anders als die Benzodiazepine greift Buspiron offenbar nicht am $GABA_A$-Proteinkomplex an, sondern wirkt als *partieller Agonist* an den *Serotoninrezeptoren* vom Typ 5-HT$_{1A}$ (nach Benkert u. Hippius 1996, S. 333 f.; dort auch Einzelheiten zu Indikationen, Nebenwirkungen und Kontraindikationen).

Der Sachverhalt ist insofern reichlich kompliziert, als 5-HT$_{1A}$-Rezeptoren sowohl prä- wie postsynaptisch lokalisiert sind. Agonistisch an diesen Bindungsstellen wirksame Substanzen drosseln damit die präsynaptische Transmitterausschüttung und wirken so serotoninantagonistisch. Aufgrund der unterschiedlichen Lokalisation prä- und postsynaptischer 5-HT$_{1A}$-Rezeptoren ergibt sich ein kompliziertes Wechselspiel als Grundlage der anxiolytischen Buspironwirkung (Julien 1997, S. 95).

L-Tryptophan: Es handelt sich dabei um eine *Vorstufe* des Transmitters *Serotonin*, die u.a. auch als Schlafmittel eingesetzt wird. Nachdem L-Tryptophan wegen (wahrscheinlich durch die frühere Art der Herstellung bedingter) Nebenwirkungen für einige Zeit aus dem Handel genommen war, steht es nach Änderung des Produktionsverfahrens mittlerweile wieder zur Verfügung. Über seine Eignung als Hypnotikum scheinen noch nicht allzu viele Erfahrungen vorzuliegen.

Melatonin: Dieses v.a. in den USA sehr verbreitete Mittel u.a. zur Überwindung des jet-lag entspricht dem von der Zirbeldrüse (Epiphyse, Pinealdrüse) sezernierten Hormon. Es wohl hat eine gewisse hypnotische Wirkung, deren Mechanismus noch nicht geklärt ist. Ob es sich um ein weitgehend physiologisches Schlafmittel ohne Nebenwirkungen (etwa Störung der "Schlafarchitektur") handelt, kann augenblicklich nicht entschieden werden. Die anderen Melatonin bisweilen zugeschriebenen Effekte, insbesondere Hemmung von Tumorwachstum, sind bis jetzt keineswegs ausreichend belegt; auch Nebenwirkungen lassen sich nach gegenwärtigem Erkenntnisstand nicht ausschließen (s. dazu Lippert et al. 1998 und die dort angeführte Literatur).

Neuroleptika und Antidepressiva: Zahlreiche *Neuroleptika* haben eine sedierende und schlafinduzierende Wirkung. Bei der Verordnung als Beruhigungs- und Schlafmittel für nicht-psychotische Patienten sind die keineswegs seltenen Nebenwirkungen (u.a. extrapyramidale Störungen) in jedem Fall zu berücksichtigen. Ihre Verordnung ist insbesondere bei abhängigkeitsgefährdeten Patienten zu überlegen.

Ebenso eignen sich manche *Antidepressiva* als Schlafmittel, etwa bei Personen mit Abhängigkeitsgefährdung; hier ist v.a. auf vegetative Nebenwirkungen zu achten. Auch zur *Angstbehandlung* lassen sich gewisse Antidepressiva einsetzen; sie sind bei einzelnen Angstformen ähnlich wirksam, vielleicht sogar wirksamer als Benzodiazepine.

Pflanzliche Präparate: Obwohl ihre Wirksamkeit kaum eindeutig nachgewiesen ist, erfreuen sie sich in gewissen Kreisen großer Beliebtheit als Sedativa und Schlafmittel, so etwa die verschiedenen *Baldrian-* und *Hopfenpräparate*. Möglicherweise handelt es sich eher um einen Placeboeffekt, der aber bei der Therapie leichterer Schlafstörungen durchaus nicht zu verachten ist (zu Kavain s. 11.2).

5. Kokain

5.1 Definitionen; Botanik der Coca-Pflanze; Historisches

Als Kokain (in seiner Eigenschaft als Pharmakon strenggenommen
Cocain zu schreiben) bezeichnet man das *Hauptalkaloid der Coca-
Pflanze*. Es ist in den *Blättern* enthalten, die bei der landesüblichen
Art des Konsums *gekaut* oder aufgebrüht werden. Nach mechanischer
und chemischer Behandlung läßt sich über die Zwischenstufe *Coca-
Paste* aus den Blättern das *Kokainhydrochlorid* isolieren, welches als
weißes Pulver vorliegt und – etwas unscharf – als Kokain bezeichnet
wird. Durch weitere chemische Vorgänge kann aus dem Kokainhydro-
chloridpulver die *nicht-hydrochlorierte ("freie") Base* Kokain gewonnen werden, z.B. durch Erhitzen mit diversen Lösungsmitteln oder
durch Mischen mit Natriumbikarbonat. Das so gewonnene Alkaloid
wird dann entweder als *"Freebase"* bezeichnet, wenn es nach Erhitzen
inhalierfähig ist, oder als *"Crack"*, wenn es in Form einer bräunlichen
rauchbaren Masse vorliegt; strenggenommen ist aber auch Crack
nichts anderes als eine Zubereitung der freien Base.
Die *Cocasträucher* gehören zur Gattung Erythroxylum, von der zahlreiche Arten und Unterarten existieren, die teilweise nur wenig oder
gar kein Kokain enthalten. Die für die Kokaingewinnung bedeutsam-
ste ist Erythroxylum coca, die v.a. an den Osthängen der Anden in
Bolivien und Peru angebaut wird; die Pflanze gedeiht am besten in
feucht-warmen Höhenlagen von etwa 600-1000 m. Der Cocastrauch
hat durch Zurückstutzen eine Höhe von ungefähr 1 m; die circa 5 cm
langen, dunkelgrünen Blätter lassen sich mehrmals pro Jahr ernten.
Der Anbau des Cocastrauches geht weit in die präkolumbianische Zeit
zurück; im Inkareich war der Konsum vornehmlich Adligen und Prie-
stern anläßlich bestimmter Feste vorbehalten. Bereits zur Zeit der Er-
oberung durch die Spanier scheint die Droge jedoch als Genußmittel
im gesamten Volk Perus verbreitet gewesen zu sein.
Mitte des 18. Jahrhunderts gelangten Cocablätter nach Europa; etwa
ein Jahrhundert später konnte das Hauptalkaloid isoliert werden und
wurde in Anlehnung an den Pflanzennamen als Kokain bezeichnet. In
der zweiten Hälfte des vergangenen Jahrhunderts stand Kokain in diversen Zubereitungen für den *Konsum* zur Verfügung, u.a. als Coca-
Cola. Die heutige Coca-Cola enthält kein Kokain mehr; zur Herstellung soll nun eine Unterart der Cocapflanze verwendet werden, deren

Blättern zwar das Kokain entzogen ist, die aber nach wie vor gewisse Aromastoffe liefern.

Das bereits 1862 kommerziell hergestellte Kokain erfreute sich lange großer Beliebtheit und wurde u.a. als Lokal- und Leitungsanästhetikum eingesetzt, zudem als psychotrope Substanz.

Bekanntlich hatte auch Sigmund Freud Kokain konsumiert und Martha Bernays, seiner späteren Frau, ebenfalls die Einnahme empfohlen. In zwei sehr lesenswerten Artikeln ("Über Coca", 1884 und "Beitrag zur Kenntnis der Cocawirkung", 1885) beschrieb er die anregenden, euphorisierenden und depressionslösenden Eigenschaften der Droge sowie ihre positive Wirkung beim Morphinentzug; einem Kollegen, der aufgrund einer Amputation eines Daumens mit schweren Folgeschmerzen morphinsüchtig geworden war, empfahl er Kokain zum Morphinentzug – zunächst mit guter Wirkung, später aber mit verheerenden Folgen. Freud selbst äußerte sich später in der "Traumdeutung" sehr kritisch über diese Episode. Obwohl Freud offensichtlich Kokain nur für kurze Zeit und nie in hohen regelmäßigen Dosen einnahm, glauben freudkritische Autoren noch heute, ihn hiermit wirkungsvoll zu disqualifizieren und die ganze Psychoanalyse als Ausgeburt eines drogengeschädigten Gehirnes erklären zu können (s. dazu ausführlich Köhler 1990, S. 19 f. u. S. 77).

1914 wurde die Einnahme von Kokain unter Strafe gestellt, wodurch sich der Konsumentenkreis verkleinerte und der nun wesentlich teurere Stoff zur Luxusdroge wurde, die sich in Künstlerkreisen und unter reichen Nichtstuern ausgesprochener Beliebtheit erfreute. Zeitweise durch Amphetamine und andere psychotrope Substanzen in seiner Bedeutung zurückgedrängt, wurde Kokain ab Mitte der 70er Jahre in den USA, einige Jahre später auch in Westeuropa – nicht zuletzt aufgrund gewissen Preisverfalls – wieder verstärkt konsumiert. Als neue Konsumform kam immer mehr die *Inhalation der freien Base* in Dampfform ("Freebase") oder das *Rauchen von Crack* in Pfeifen hinzu; der psychotrope Effekt ist im Vergleich zu den Kosten hier wesentlich höher, so daß der Kokainkonsum sich nun deutlich in den ärmeren Bevölkerungsschichten verbreitet (dargestellt im wesentlichen nach Geschwinde 1996, S. 303 ff.; zur Geschichte des Kokainkonsums s. auch ausführlich Snyder 1994, S. 125 ff.).

5.2 Cocablätter, Cocapaste, Kokainhydrochlorid und freie Base; Herstellung und Arten des Konsums

In den Ursprungsländern werden die *Cocablätter* von breiten Schichten der Bevölkerung *gekaut* (genauer: in eine Backe geschoben und durch den Speichel ausgelaugt, wobei zuweilen noch Kalk oder Pflanzenasche beigemischt wird, um den bitteren Geschmack zu neutralisieren). Diese Form des Konsums, die man sinnvollerweise als Cocaismus vom Kokainismus (Einnahme des isolierten Alkaloids) unterscheidet, führt offenbar zu weniger ausgeprägten körperlichen Schäden, insbesondere nicht zu akuten schweren Intoxikationserscheinungen, ist aber keineswegs harmlos. Neben einer gewissen *Euphorisierung* tritt *Unterdrückung des Hungergefühls* auf und wird die *Leistungsfähigkeit gesteigert*; die Konsumenten ("coqueros") stammen vornehmlich aus den unteren sozialen Schichten und nehmen im wesentlichen die Droge, um ihr hartes Leben, etwa in Bergwerken, ertragen zu können. Häufig wird nebenbei auch Alkohol in hohen Dosen konsumiert; entsprechend ist die Lebenserwartung dieser Personen gering.

Cocablätter werden auch als Sud aufgegossen und sollen gegen zahlreiche Krankheiten wirksam sein: Ähnliches gilt für den Cocatee (mate de coca), welcher als Heilmittel (u.a. auch gegen Höhenkrankheit) und nicht seiner psychotropen Eigenschaften wegen konsumiert wird. In den hochgelegenen Städten der Andenregion erhält man auch in Luxushotels zur Begrüßung Cocatee, um mit der großen Höhe besser zurechtzukommen.

Die rechtliche Situation des Cocaanbaus und -verkaufs in den Herkunftsländern ist ziemlich unbestimmt. In Peru sind Cocablätter frei verkäuflich; in Bolivien, Ecuador und Brasilien sind sie zwar legal nicht erhältlich, werden aber offen konsumiert.

Ein Großteil der für den illegalen Markt bestimmten Cocablätter wird mittels chemischer und physikalischer Prozesse zu *Cocapaste* verarbeitet, die *geraucht* werden kann und ziemlich starke psychotrope Effekte erzeugt; ihr Konsum scheint v.a. in den ärmeren Kreisen Südamerikas, etwa bei Straßenkindern, eine nicht unwesentliche Rolle zu spielen. In einem weiteren komplizierten Prozeß, dessen letzter Schritt die Zugabe von Salzsäure ist, wird *Kokainhydrochlorid* ausgefällt und schließlich zu der bekannten kristallinen weißen Substanz ("Schnee") verarbeitet; sie besteht zu fast 100% aus reinem Kokainhydrochlorid. Aus 500 kg Cocablättern werden dabei etwa 2 kg Coca-Paste gewonnen, aus dieser schließlich ungefähr 1 kg reinen Kokains (genauer: Kokainhydrochlorids). Dieser Kokainschnee gelangt dann auf hier nicht darzustellenden, sich auch zuweilen ändernden Wegen auf die Drogenmärkte Nordamerikas und Europas (zu Einzelheiten s. Geschwinde 1996, S. 307 ff.). Kokainhydrochlorid wird meist *geschnupft*, also durch die Nasenschleimhaut aufgenommen, kann aber ebenso *oral* konsumiert, schließlich auch *intravenös* appliziert werden (für Genaueres s. 5.3). Es eignet sich nicht zum Rauchen, da es durch Hitze zerfällt.

Durch weitere Behandlung, diesmal üblicherweise von den Konsumenten selbst, wird deshalb das Kokainhydrochlorid in die rauchbare *Kokainbase* überführt. Lange Zeit bestand die Haupttechnik dabei in der Erhitzung zusammen mit Ether, so daß schließlich Dämpfe der freien Base ("Freebase") eingesogen werden können (zu den verschiedenen Techniken mit ihren gesundheitlichen Folgen s. Geschwinde 1996, S. 344). Dieses nicht zuletzt sehr feuergefährliche Verfahren wurde weitgehend zugunsten eines anderen, weniger riskanten, verlassen: Durch Verbindung des Kokainschnees mit alkalischen Chemikalien wird dabei der Hydrochloridanteil entfernt. Eine sehr gängige Technik ist die Vermischung mit Backpulver, welches u.a. Natriumbicarbonat enthält. Dabei entsteht eine *Trockensubstanz* mit sehr hohem Anteil von *freier Kokainbase ("Crack")*. Dieser Stoff wird meist in Pfeifen geraucht; das dabei zu hörende charakteristische Knistern (to crack = krachen, knistern) hat dabei den Namen gegeben (für Genaueres s. Hähnchen u. Gastpar 1999).

5.3   Applikationen; Aufnahme; Verstoffwechselung

Die Applikationsformen waren bereits genannt worden; hier soll noch ergänzt werden, wie und in welchen Mengen Kokain dabei an seine Wirkungsorte gelangt.

Beim Kauen der Cocablätter, der in den Herkunftsregionen weitgehend üblichen Konsumform, finden offenbar bereits im Mund zahlreiche Umbauprozesse statt; in der Literatur wird deshalb zuweilen die These vertreten, der aufgenommene Stoff sei kaum oder gar nicht mehr Kokain, sondern das schwächere Ecgonin, welches nicht abhängig machen soll (s. dazu etwa Schmidbauer u. vom Scheidt 1998, S. 198 oder Geschwinde 1996, S. 332). Es gibt jedoch gute Hinweise, daß auch hier in nicht unbeträchtlichem Maße Kokain in die Blutbahn gelangt (Julien 1997, S. 139). Auf jeden Fall kommt es beim Kauen bestenfalls sehr selten zu dem kurzfristigen Hochgefühl, welches sich sonst häufig nach Kokainkonsum einstellt.

Bei *oraler* Aufnahme des *Kokainhydrochlorids* unterliegt ein Großteil der aufgenommenen Menge einem "first-pass-Effekt", wird also bereits nach dem Übertritt ins Blut von der Leber abgefangen und metabolisiert; bevor die erste Wirkung eintritt, kann es durch die langsame Resorption bis zu 30 Minuten dauern; die bei anderen Applikationsformen, insbesondere bei intravenöser Verabreichung oder beim Rauchen, sich einstellende Rauschüberflutung fehlt hier.

114

Rascher treten die Effekte bei *intranasaler* Aufnahme ("Schnupfen") ein, nämlich binnen weniger Minuten. Auch hier wird letztlich nur etwa ein Viertel der aufgenommenen Menge tatsächlich resorbiert, u.a. weil sich bei Kontakt mit Kokain die Gefäße der Nasenschleimhaut verengen und so die Resorption verschlechtert wird.

Vollständig und schnell (nämlich in weniger als einer Minute) gelangt Kokainhydrochlorid bei *intravenöser* Applikation an seinen Wirkungsort; das entstehende Rauschgefühl ist stärker, hält aber dafür auch kürzer an.

Nicht-hydrochloriertes Kokain kann als Cocapaste, "Freebase" und Crack *geraucht* werden und erzeugt binnen weniger Sekunden, noch schneller als bei intravenöser Injektion, einen Effekt; allerdings dauert das Rauschgefühl nur wenige Minuten. Zudem wird ein Großteil der freien Base (wenn auch weniger als bei Kokainhydrochlorid) durch Hitze zerstört, so daß bestenfalls ein Drittel des Ausgangsprodukts das Blut und anschließend die Synapsen erreicht.

Kokain überwindet problemlos die Blut-Hirnschranke, durchdringt auch die Plazentarschranke (zu den Folgen für den Embryo s. 5.6).

Es wird relativ *rasch* in Leber und Plasma *metabolisiert* (Halbwertszeit in der Größenordnung von einer Stunde), wobei der Hauptmetabolit (Benzoylecgonin) inaktiv ist und wie andere Kokainabbauprodukte im Urin ausgeschieden wird. Möglicherweise bleibt jedoch (wenigstens bei Dauerkonsumenten) Kokain länger im Körper, als es die angegebenen Halbwertszeiten ausdrücken: Die Substanz scheint sich in Gewebe einzulagern, aus denen sie nur langsam resorbiert wird; Späteffekte lange nach letzter Aufnahme dürften sich somit nicht ausschließen lassen (im wesentlichen nach Julien 1997, S. 138 f.).

Tabelle 5.1 Darreichungsformen von Kokain

Produkt	Inhaltsstoff	Art des Konsums
Cocablätter	Kokain(base)	Oral (Kauen oder Trinken als Aufguß)
Cocapaste	Kokain(base)	Rauchen
Kokainpulver ("Schnee")	Kokainhydrochlorid	Oral, nasal (Schnupfen), intravenös
Freebase und Crack	Kokain(base)	Rauchen

5.4 Unmittelbare Wirkungen; akute Intoxikation; verzögerte Wirkungen

Euphorisierung: Eine wesentliche und für den häufigen Konsum wohl maßgeblich verantwortliche Wirkung ist die euphorisierende, die bei raschem Anfluten in Form eines kurzfristigen Glücks- oder Wohlgefühls auftritt, vergleichbar in gewisser Weise dem "flash" bei Heroininjektion. Bei den langsamer wirkenden Applikationsformen, also Kauen der Cocablätter oder oraler Aufnahme der Hydrochloridverbindung, stellt sich eher ein schwächeres, dafür *anhaltenderes Wohlgefühl* ein.

Der Mechanismus dieser Euphorisierung ist nach allen gegenwärtigen Erkenntnissen die *Aktivierung dopaminerger Bahnen vom ventralen Tegmentum ins Endhirn*, insbesondere zu dem bereits mehrfach erwähnten Nucleus accumbens.

Die Einzelheiten dieser verstärkten Anregung des Nucleus accumbens sind noch nicht geklärt. Kokain wirkt zum einen als *Reuptake-Hemmer* an dopaminergen und noradrenergen (vielleicht auch serotonergen) Synapsen, so daß die Transmitter länger im synaptischen Spalt ihre Wirkung entfalten können. Man geht davon aus, daß der Stoff die Bindung der Monoaminmoleküle an die *Transporterproteine* erschwert, welche die Transmitter in die präsynaptische Nervenzelle zurückschleußen sollen (s. dazu ausführlich Johanson u. Schuster 1995; Gold u. Miller 1997 sowie Julien 1997, S. 143). Weiter könnte – dies ist jedoch weniger gut nachgewiesen – Kokain die *Dopaminausschüttung* aus dem präsynaptischen Neuron verstärken. In jedem Fall würde eine vermehrte Anregung von Dopaminrezeptoren im Nucleus accumbens resultieren, was den gleichen Effekt wie eine Aktivierung dopaminerger Neurone im ventralen Tegmentum hätte (ein für Alkohol und Opioide vermuteter Mechanismus; s. dazu 2.4.2 und 3.4).

Antriebssteigerung; Aktivitätserhöhung: Dieser Kokaineffekt ist typischer und bekannter als die Euphorisierung und fällt insbesondere bei den Konsumenten der Cocablätter auf, die danach deutlich weniger müde und leistungsfähiger sind. Kokain wird auch von vielen Autoren zu den Psychostimulantien gerechnet (etwa Snyder 1994); Kokaineffekte und die der psychostimulatorischen Amphetamine lassen sich kaum unterscheiden. Es resultieren *erhöhte Wachheit, Reduktion des Schlafbedürfnisses*; ob eine tatsächliche Steigerung der psychomotorischen Leistungsfähigkeit (etwa Verkürzung der Reaktionszeit) vorliegt, oder ob die Konsumenten nur selbst diesen Eindruck haben, scheint nicht eindeutig geklärt (s. dazu auch Gold 1997). Insgesamt fühlen sich die Konsumenten ausgesprochen leistungsfähig, sind dabei häufig höchst aktiv (wirken teilweise geradezu "manisch") und überschätzen nicht selten extrem die augenblicklichen Fähigkeiten (was insbesondere beim Autofahren nach Kokaineinnahme sehr problematisch ist). Als Mechanismus dieser Aktivierung wäre wohl am ehesten eine *Verstärkung der Übertragung an noradrenergen Synapsen* anzunehmen, an denen Kokain ähnlich wie an dopaminergen wirkt (also Reuptake-Hemmung und möglicherweise zusätzlich Erhöhung der Transmitterausschüttung).

Kardiovaskuläre und andere vegetative Effekte: Kokain bewirkt im typischen Fall *Blutdrucksteigerung* und *Erhöhung der Pulsfrequenz*, weiter *schnellere* (und eventuell tiefere) *Atmung* (auch gegenteilige Effekte, etwa Bradykardie, werden beschrieben; s. Gold 1997); hinzu kommt *Weitstellung der Pupillen*. Die Wirkungen lassen sich in der Regel auf eine *Anregung des sympathischen Nervensystems* zurückführen, insbesondere wohl durch Verstärkung der noradrenergen Übertragung vom postganglionären Neuron auf die Effektororgane.

Lokalanästhesie: Kokain hat eine deutlich lokalanästhetische Wirkung und wurde sogar einige Zeit mit dieser Indikation eingesetzt, bis man statt dessen andere, dem Kokain verwandte, synthetisch herstellbare Substanzen entwickelte (etwa Procain, Lidocain). Die lokalanästhetische Wirkung macht sich bei oralem Kokainkonsum durch ein Taubheitsgefühl der Zunge bemerkbar; ähnliche Effekte hat Aufnahme durch die Nasenschleimhaut, so daß eventuelle Schädigungen durch die Vasokonstriktion häufig nicht bemerkt werden. Der Mechanismus scheint nicht geklärt; mit gewisser Sicherheit ist er nicht indirekt über die vasokonstriktorischen Effekte der Substanz zu erklären.

Unterdrückung des Hungergefühls: Diese Wirkung, die Kokain mit den (zeitweise als Appetitzügler gehandelten) Amphetaminderivaten teilt, ist häufig nicht unerwünscht und mutmaßlich über Angriff an *Sättigungszentren im Hypothalamus* zu erklären (eventuell Serotoninagonismus?).

Wirkung auf die Sexualität: Diese wird nicht ganz einheitlich beurteilt: In den ersten Zeiten des Konsums soll es zumeist zur *Steigerung der Libido* kommen; nach längeren Phasen der Einnahme scheint vielfach das sexuelle Interesse zu erlöschen und auch durch Zufuhr der Substanz nicht wesentlich zu erhöhen zu sein; zudem sind aufgrund der vasokonstriktorischen Effekte eventuell negative Effekte auf die Sexualfunktion zu erwarten. Die Angaben sind aber hier nicht einheitlich (s. dazu Gold 1997).

Induktion psychotischer Symptomatik: Insbesondere in höheren Dosen können nach Kokainkonsum *Wahn* und *Halluzinationen verschiedener*

Modalitäten auftreten; als Mechanismus nimmt man eine Überaktivität dopaminerger Bahnen an (s. zur Dopaminhypothese der Schizophrenie auch Köhler 1999a, S. 85 ff.).

Klinisches Bild der akuten Intoxikation: In niedrigeren Dosen treten, abhängig von der Art der Applikation, typischerweise die genannten Symptome wie *Euphorie*, häufig *Libidosteigerung, psychomotorische Überaktivität, extreme Wachheit* und *mangelndes Schlafbedürfnis* auf, daneben meist diverse *sympathische Reaktionen* (Blutdruckerhöhung, Pulsbeschleunigung, Pupillenerweiterung). Bei disponierten Personen sowie bei höheren Dosen kann es zu den erwähnten *paranoiden Reaktionen* und *Halluzinationen* kommen; durch die verstärkte kardiovaskuläre Aktivierung mit *Vasokonstriktion* können u.a. *Hirninfarkte, zerebrale Blutungen, koronare Durchblutungsstörungen* sowie *Arrhythmien* auftreten, so daß *Todesfälle* nach Kokaineinnahme keine Seltenheit darstellen; beschrieben wurden auch epileptische Anfälle sowie weitere neurologische Störungen. Tod infolge von *Unfällen* oder *Gewalt* dürfte in diesen Zuständen ebenfalls nicht selten sein.

Häufig wird Kokain in Gesellschaft eingenommen (Kokssessions), wobei der Konsum meist erst dann beendet wird, wenn keine psychotrope Substanz mehr verfügbar ist. Anschließend tritt oft Erschöpfung und Schlaf ein.

Wie beim Konsum anderer psychotroper Substanzen, ist die geschilderte typische Symptomatik zwar häufig, aber nicht obligatorisch; es muß mit allen möglichen atypischen Reaktionen gerechnet werden. Hinzu kommt, daß Kokain oft nicht einzige konsumierte psychotrope Substanz ist (etwa Kokain und Heroin als "speedball" gemeinsam injiziert werden); solche Mischintoxikationen können erhebliche diagnostische und therapeutische Probleme stellen. Erwänt sei, daß die *Kombination mit Alkohol* möglicherweise die *Nebenwirkungen* von Kokain deutlich erhöht; angenommen wird als Mechanismus die Bildung des stark toxischen Cocainethylens (s. dazu Johanson u. Schuster 1995; Geschwinde 1996, S. 355; Gold u. Miller 1997).

Diagnostik der akuten Intoxikation: Sie erfolgt häufig aufgrund der Fremdanamnese und der oben geschilderten Störungen. Bei Mischintoxikationen, beispielsweise mit Opioiden, können die typischen Kokainzeichen kaschiert sein, etwa die Pupillenerweiterung fehlen. Sicherer Nachweis geschieht mit laborchemischen Methoden im Urin (s. dazu Geschwinde 1996, S. 350; Parnefjord 2000, S. 87), wobei nach dem Gesagten gleichzeitig auf Konsum mehrerer Substanzen getestet werden sollte.

Therapie der akuten Intoxikation: Die Notwendigkeit stellt sich v.a. im Rahmen *körperlicher Komplikationen*, etwa im *kardiovaskulären System*. Da es kein spezifisches Antidot gibt, ist die Behandlung vornehmlich symptomatisch, u.a. mit Herz-Kreislaufmitteln (Antihypertensiva, Antiarrhythmika, gefäßerweiternden Mitteln); zur Sedierung bzw. antipsychotischen Medikation wird von einigen Seiten Haloperidol empfohlen, wobei eine mögliche Herabsetzung der Krampfschwelle zu beachten ist; daher wird adjuvante Therapie mit Benzodiazepinen angeraten (zu den Einzelheiten s. Benkert u. Hippius 1998, S. 352 f.; dort auch zur Therapie des sogenannten "Kokainschocks"; zu einer etwas anderen Empfehlung, insbesondere hinsichtlich der Sedierung s. Freye 1997).

Verzögerte Wirkungen: Nach Beendigung des Konsums kommt es häufig zu ausgeprägter *Müdigkeit* und *Schlafbedürfnis*, was nach den langen und anstrengenden Wachphasen nicht weiter überrascht. Auch werden Dysphorie und Depression beschrieben, welche die Konsumenten nicht selten durch erneute Stoffzufuhr zu bekämpfen versuchen.

5.5 Kokaintoleranz und -entzugssymptomatik; Sensitivierung

Toleranz: Ihre Entwicklung bei häufigem Kokainkonsum wird beschrieben; sie scheint aber im Gegensatz etwa zur Opioidtoleranz nicht allzu ausgeprägt zu sein. Der Mechanismus ist alles andere als eindeutig geklärt: Vermutet wird Veränderung der Zahl oder Empfindlichkeit post- und präsynaptischer Rezeptoren als Reaktion auf das Überangebot an Transmittern, Veränderung der nachgeschalteten Signaltransduktion, weiter Vermehrung der Carrierproteine zur Verstärkung des Reuptakes und damit zur Beschleunigung der Transmitterinaktivierung (s. dazu Gawin 1991; Dingeon et al. 1991; Woolverton u. Johnson 1992; Julien 1997, S. 144; Hähnchen u. Gastpar 1999; vgl jedoch Hitri et al. 1994).

Die *Entzugserscheinungen* bei Kokain galten lange als wenig spektakulär (Miller et al. 1993). Beobachtet werden neben Dysphorie und Gier nach neuer Substanz Schlaflosigkeit und Erregtheit, daneben aber auch gegenteilige Reaktionen im Sinne von Schlafbedürfnis und psychomotorischer Hemmung. Hier ist zu diskutieren, ob es sich tatsächlich immer um regelrechte Entzugssymptome oder um physiologische Reaktionen des Körpers auf die mit der Einnahme verbundene übergroße Aktivität (also Rebound-Symptome) handelt (zu Entzugssyndromen bei Kokainabstinenz s. ausführlich Gawin 1993; Gold u. Miller 1997). Tierexperimentelle Untersuchungen zeigen jedoch, daß bei Abstinenz nach längerem Kokainkonsum charakteristische Veränderungen an mesolimbischen Bahnen auftreten (Kuhar u. Pilotte 1996); dies würde für tiefergreifende Gegenregulationen sprechen, die Grundlage *echter Entzugssymptomatik* sein könnten. Ausgeprägtere Veränderungen der Neurotransmission im Zustand der Kokainabstinenz wurden auch in Studien mit Abhängigen beobachtet (Gawin 1993; Javaid et al. 1994; McDougle et al. 1994).

Die oben geschilderte Charakteristik eines vergleichsweise harmlosen Entzugssyndroms gilt offenbar *nicht bei Crackrauchern*: Hier soll sich nach einigen Wochen Dauerkonsums ein physischer Abhängigkeitszustand mit schweren Entzugssymptomen (u.a. Muskelschmerzen, Herzrasen, Depression und Angstzuständen) einstellen (s. dazu Geschwinde 1996, S. 346; zu schwereren Entzugssymptomen auch bei anderer Applikation s. Gold u. Miller 1997).

Behandlung der Entzugssymptomatik: Diese scheint oft nicht notwendig (für die Symptomatik beim abrupten Aufhören von Crackkonsum könnten andere Verhältnisse gelten). Zum Einsatz kommen zuweilen gewisse Antidepressiva, deren diesbezügliche Wirksamkeit noch nicht eindeutig zu beurteilen ist. Bei Angst- und Erregungszuständen werden unter Umständen Benzodiazepine eingesetzt (nach Benkert u. Hippius 1998, S. 290).

Ein interessantes und klinisch relevantes Phänomen ist das der *Sensitivierung* (oder Sensibilisierung; engl.: sensitization), welches das Gegenteil der Toleranzentwicklung darstellt: Bei häufigerem Gebrauch sollen *gleiche Dosen größere Effekte* hervorrufen, was bei Kokain speziell einige der neurologischen Wirkungen zu betreffen scheint (Robinson u. Berridge 1993); der Wirkmechanismus ist komplex und konnte bis jetzt keineswegs geklärt werden; möglicherweise spielen Konditionierungsvorgänge dabei eine Rolle (s. dazu White u. Wolf 1991; Kalivas et al. 1993; Robinson 1993; Johanson u. Schuster 1995 sowie Roberts u. Koob 1997).

5.6 Kokainmißbrauch und -abhängigkeit

Epidemiologie: Kokainmißbrauch ist keineswegs selten: Es ist davon auszugehen, daß etwa 10% der US-Bevölkerung bereits Erfahrungen mit Kokain gemacht haben; etwa 4 Millionen, also 2%, sollen die Substanz mit gewisser Häufigkeit konsumieren, auf etwa 1% wurde wenigstens zeitweise der Bevölkerungsanteil der Dauerkonsumenten geschätzt. Diese Zahlen lagen Mitte der 80er Jahre noch deutlich höher; inzwischen haben offenbar Aufklärungskampagnen zur Schädlichkeit des Konsums Erfolge gezeigt. Nicht wesentlich verändert scheint sich die *Zahl der Crackkonsumenten* zu haben; ihr Anteil dürfte ungefähr 0,3% der weißen jüngeren amerikanischen Bevölkerung betragen, bei Afroamerikanern dieser Altersgruppe sogar in der Größenordnung von 1% liegen (Zahlen im wesentlichen nach Davison u. Neale 1998, S. 344).

Die Entwicklung in Deutschland hat *verzögert* eingesetzt und noch zu Beginn der 90er Jahre war steigender Konsum zu beobachten; insgesamt scheint der Anteil der Kokainkonsumenten in der Bevölkerung jedoch niedriger als in den USA zu liegen. Insbesondere dürfte auch das gefährliche Rauchen von Crack hierzulande noch zahlenmäßig eine vergleichsweise geringe Rolle spielen; Kraus u. Bauernfeind (1998) geben eine 30-Tage-Prävalenz von ungefähr 0,1% an.

Wieviele dieser Konsumenten wiederum regelrecht *abhängig* im Sinne der ICD-10-Kriterien sind, ist schwer anzugeben. Lange Zeit wurde von verschiedenen Seiten bezweifelt, daß es eine richtige Abhängigkeit gäbe; bei ausschließlichen Kokain-Sniffern scheint sie eher selten vorzukommen; mittlerweile neigt man jedoch stark zu der Auffassung, daß Abhängigkeit (u.a. auch mit Entzugssymptomatik) tatsächlich auftreten kann, v.a. wenn die Substanz intravenös gespritzt oder geraucht wird. So gaben beispielsweise in einer jüngst erschienenen Studie von Schuckit et al. (1999) über 85% einer Stichprobe von Kokainabhängigen Entzugssymptome (mit oder ohne Toleranz) an; nur 5% zeigen keine physiologischen Abhängigkeitserscheinungen. Kein Dissens besteht darüber, daß es "Craving" gibt, eine unwiderstehliche Gier nach Kokain, und somit ein wichtiges Kriterium der Abhängigkeit nach ICD-10 vielfach erfüllt ist.

Allerdings handelt es sich dabei offenbar in den meisten Fällen *nicht* um eine *ausschließliche Abhängigkeit* von Kokain, sondern von mehreren Substanzen gleichzeitig; die Betroffenen in den USA sind meist jüngeren Alters (zwischen 12 und 40 Jahren) und überwiegend männlichen Geschlechts.

Ursachen und biologische Grundlagen der Kokainabhängigkeit: Bei welchen Personen und unter welchen Umständen es nach häufigerem Kokainkonsum zur regelrechten Abhängigkeit kommt, ist kaum geklärt; erwähntermaßen ist die Gefahr einer solchen Entwicklung bei intravenöser Applikation und wohl v.a. beim Rauchen größer. Ob genetische Faktoren dabei eine wesentliche Rolle spielen, läßt sich anhand des Datenmaterials schlecht entscheiden.

Immerhin beginnt man, einige Vorgänge bei der Abhängigkeitsbildung besser zu verstehen. Vergleichsweise gut gesichert ist, daß die Gier nach Kokain (eben das Craving) häufig in Gegenwart von *Stimuli* einsetzt, die mit dem *Substanzkonsum assoziiert* sind (Gegenwart von

Mitkonsumenten, die üblichen Orte der Einnahme, der Anblick von Instrumenten für die Zubereitung). Messungen der Hirndurchblutung zeigen, daß durch diese Stimuli limbische Strukturen wie Amygdala und anteriorer Gyrus cinguli aktiviert werden, die wiederum mit dem mesotelencephalen Belohnungssystem in Verbindung stehen (Childress et al. 1999). Ein weiterer Befund, der möglicherweise die Kokaingier nach häufigem Konsum erklären könnte, ist die Tatsache, daß sich dadurch die *Zahl der Dopaminrezeptoren* vom Typ D_2 in gewissen Hirnstrukturen *vermindert*, somit nun verstärkte Anregung dieser Bindungsstellen gesucht wird (s. dazu etwa Volkow et al. 1999; zur Rolle der D_2-Rezeptoren beim Craving nach Kokain s. auch Self et al. 1996).

Folgen häufigeren Kokainkonsums: Sie sind teilweise recht *gravierend*, dürften etwa die Folgen langjährigen Opioidkonsums (von eventuellen Schäden durch verunreinigte Spritzen abgesehen) deutlich übertreffen. An körperlichen Veränderungen sind v.a. solche im *Herz-Kreislauf-System* zu nennen (*Herzinfarkte, Arrhythmien, Gehirninfarkte* und *intrazerebrale Blutungen*, weiter Schäden durch die *kokaininduzierte Hypertonie*; s. dazu ausführlich Virmani 1991 und Karch 1991); nicht selten sind zudem offenbar *Suizide, Unfälle* und *Folgen von Gewaltanwendung*. Bei Kokainschnupfern werden häufig *Schädigungen der Nasenschleimhaut* beobachtet, bei Crackrauchern *bronchopulmonale Erkrankungen*, bei Personen, die Kokain intravenös applizieren, diverse *systemische Infektionen* (HIV, Hepatitis) und Schäden an den Injektionsstellen (etwa Spritzenabszesse).

Psychische Störungen bei Kokainkonsumenten sind ausgesprochen häufig, wobei diese vielfach bereits vor Beginn des Mißbrauches vorgelegen haben dürften. So wird etwa häufig über Hyperaktivitäts-Aufmerksamkeits-Störungen in der Kindheit der Konsumenten berichtet (Rounsaville et al. 1991b). Hingegen dürften sich *wahnhafte Psychosen* eher als *Folge des Konsums* einstellen (s. dazu ausführlich O'Brien u. Woody 1991); auch entwickeln sich möglicherweise amnestische Syndrome (Möller 1997, S. 353 ff.).

Deutliche Hinweise gibt es auf *Schädigungen des Fetus*, wenn Schwangere Kokain konsumieren: Nicht nur sind Spontanaborte bei diesen Frauen wesentlich häufiger (Ness et al. 1999), Lebendgeborene zeigen vielfach die schwere *Kokainembryopathie* mit Beeinträchtigung des endokrinen und des Immunsystems und psychischen Störungen, beispielsweise Lerndefiziten (s. auch Finster u. Pedersen 1991; Volpe 1992 sowie Gold 1997 für eine Diskussion der Befunde). Als Pathogenese nimmt man v.a. *Sauerstoffunterversorgung* des Fetus aufgrund der *vasokonstriktorischen* Eigenschaften des Kokains an;

diese ist wiederum teils Folge verminderter Plazentardurchblutung, teils resultiert sie aus dem Übertritt des Kokains durch die Plazentarschranke in den fetalen Organismus.

Therapie: Spezifische Behandlungen von Kokainmißbrauch, etwa mit Anti-Craving-Substanzen (wie bei Alkohol- oder Opioidabhängigkeit) scheinen nicht zu existieren (zu Dopaminagonisten s. unten). Therapie mittels des trizyklischen Antidepressivums Desipramin wird versucht und hat auch in einzelnen Studien Erfolge gezeitigt (etwa Gawin et al. 1989), ist aber bis jetzt nicht eindeutig in ihrer Wirksamkeit belegt (s. dazu Meyer 1992; Carroll et al. 1994); auch die Wirksamkeit des Serotonin-Wiederaufnahmehemmers Fluoxetin ist umstritten. Erste Hinweise gibt es hingegen darauf, daß das zuweilen zur Alkoholentwöhnung eingesetzte, aversiv wirkende Disulfiram (Antabus®) auch in der Behandlung der Kokainabhängigkeit bei gleichzeitigem Alkoholmißbrauch gewisse Effekte zeigt; allerdings ist an eine mögliche Interaktion von Kokain mit Disulfiramnebenwirkungen zu denken (McCance-Katz et al. 1998). Daneben wurde versuchsweise eine Anzahl weiterer Medikamente eingesetzt (Antidepressiva, Neuroleptika, Carbamazepin, Lithium, Dopaminagonisten wie Bromocriptin und Amantadin), ohne daß hier offenbar replizierbare Erfolge dokumentiert werden können; auch der Versuch einer Substitutionstherapie mit dem Psychostimulans Methylphenidat hat wenig erfolgversprechende Resultate gezeitigt (zur Literatur s. etwa Meyer 1992 oder Gold 1997; zu weiteren, auch psychotherapeutischen Verfahren s. Gawin 1993; Carroll et al. 1994; Woody et al. 1996; Julien 1997, S. 151 f. sowie den Überblicksartikel von Cornish u. O'Brien 1998).

Die psychotherapeutischen Techniken scheinen sich nicht wesentlich von denen in der Rückfallprophylaxe bei Alkoholikern zu unterscheiden: Identifikation und Vermeidung der mit der Drogeneinnahme assoziierten Stimuli, später schrittweise Exposition gegenüber den Auslösesituationen zugleich mit Einübung die Gier reduzierender Verfahren (etwa Entspannung oder kognitive Techniken). Auch Verstärkungspläne wurden entwickelt, indem die (durch Urinanalysen nachgewiesene) Abstinenz finanziell belohnt wird (s. dazu Gold u. Miller 1997).

Die Therapie des Entzugssyndroms, welches oft am Beginn einer Abstinenzphase steht, war bereits in 5.5 kurz erwähnt worden.

6. Psychostimulantien

6.1 Definition und Einteilung

Als *Psychostimulantien* (früher auch als Psychoanaleptika) bezeichnet man Substanzen, die vornehmlich oder ausschließlich psychisch *aktivierend* wirken. Nicht dazu gerechnet werden üblicherweise diverse Halluzinogene, die neben einer psychostimulierenden Wirkung auch eine psychedelische entfalten (s. 8.2 u. 8.3); Kokain mit stark psychostimulierenden Eigenschaften bildet nach der Klassifikation von ICD-10 eine eigene Gruppe.

Damit zählen zu den Psychostimulantien als wichtigste Gruppe eine Reihe von Stoffen, die dem Amphetamin verwandt sind und deshalb als *Amphetamine* zusammengefaßt werden (besser wäre wohl die Bezeichnung Amphetaminderivate); v.a. in der älteren Literatur findet sich weitgehend als Synonym "Weckamine", im Szenejargon die Bezeichnung "uppers" (im Gegensatz zu den sedierenden "downers"), zuweilen auch "speed". Weiter wird üblicherweise *Koffein* zu den Psychostimulantien gezählt, schließlich das insbesondere im Jemen und im nördlichen Ostafrika konsumierte *Khat*.

Nicht zu den Psychostimulantien wird üblicherweise trotz gewisser aktivierender Effekte das von Methamphetamin abgeleitete 3,4-Methylendioxymethamphetamin (MDMA, Ecstasy) und gewisse dazu verwandte Stoffe gezählt; die meisten Autoren ordnen es den Halluzinogenen zu, aufgrund gewisser eigenständiger Effekte wird es mittlerweile von einigen zur Gruppe der Entaktogene gerechnet (s. 8.3).

6.2 Amphetamine

6.2.1 Charakterisierung und Einteilung

Amphetamin ist ein dem *Adrenalin* und *Noradrenalin* verwandter Stoff, der von dem Sympathomimetikum Ephedrin abgeleitet ist (aus Ephedra vulgaris, einer in der chinesischen Medizin gegen Atembeschwerden eingesetzten Pflanze). Das synthetisch hergestellte, dem Ephedrin strukturmäßig ähnliche, ebenfalls bronchodilatorisch wirkende Amphetamin kam in den 30er Jahren als Asthmamittel unter dem Namen Benzedrin in den Handel. Sehr bald entdeckte man die *aufputschende* Wirkung von Benzedrin, so daß der Stoff zunehmend ohne medizinische Verschreibung zur Bekämpfung von Müdigkeit (etwa bei Examensvorbereitungen) eingenommen wurde; im Zweiten Weltkrieg wurden Soldaten auf beiden Seiten großzügig mit Amphetamin oder seinen Derivaten als *Durchhaltemittel* versorgt. Nicht zu übersehen war dabei eine zusätzliche *Euphorisierung*. Weiter stellte sich rasch heraus, daß Amphetamin und davon abgeleitete Stoffe das *Hungergefühl unterdrückten* und sich als wirkungsvolle *Appetitzügler* einsetzen ließen. Ab den 50er Jahren war eine ganze Reihe von Amphetaminderivaten im Handel, die teils als Aufputschmittel, teils als Appetitzügler eingenommen wurden und leicht zugänglich waren. Neben der linksdrehenden Form von Amphetamin wären hier beispielsweise das stärkere rechtsdrehende Dextramphetamin oder das noch stärkere Methamphetamin (Pervitin) zu nennen, weiter Phenmetrazin (Preludin) oder Methylphenidat (Ritalin®). Als reiner Appetitzügler wurde Fenfluramin (Ponderax) eingesetzt, welches offenbar keine zentralnervös stimulierende und euphorisierende Wirkung hat.

Amphetamin liegt in einer rechts- und einer linksdrehenden Form (Enantiomer) vor, wobei die rechtsdrehende deutlich stärker ist – zumindest was die zentralnervösen Effekte betrifft; hinsichtlich vegetativer Wirkungen sind hier die Verhältnisse wohl anders. Als Amphetamin wird teils in der Literatur offenbar das linksdrehende Enantiomer bezeichnet, manchmal das d-Amphetamin, zuweilen versteht man unter Amphetamin auch das Racemat (Gemisch) aus rechts- und linksdrehender Form, welches in der Wirkstärke zwischen beiden liegt. Bei Dosierungsangaben ist darauf zu achten, auf welches Amphetaminenantiomer sie sich beziehen.

Mittlerweile sind die Amphetamine nicht mehr frei zugänglich und dem *Betäubungsmittelgesetz* unterworfen. Als Medikament mit geschütztem Namen im Handel ist in Deutschland u.a. noch Methylphenidat (Ritalin®), welches für die Behandlung von (kindlicher) Hyperaktivität und Narkolepsie zugelassen ist (s. dazu Köhler 1999a, S. 170 u. S. 217 ff.); auch das gleichfalls auf Betäubungsmittelrezept zu verschreibende Fenetyllin (Captagon®) ist als Medikament mit geschütztem Namen erhältlich (für weitere Medikamente auf Amphetaminbasis s. Poser u. Poser 1996, S. 154).

Ebenfalls im Handel (und nicht der Betäubungsmittelverschreibungsverordnung unterworfen) war das von Amphetamin abgeleitete, aber nicht wesentlich psychostimulierend wirkende Fenfluramin (Ponderax), welches lange als Appetitzügler zum Einsatz kam, vor einiger Zeit aber vom Markt genommen wurde. Andere Amphetaminderivate sind noch auf dem illegalen Markt zu erhalten und spielen dort teilweise offenbar nach wie vor eine große Rolle. Zu beachten ist, daß psychostimulatorisch wirksame Substanzen sich teilweise noch in Abmagerungs- und Erkältungsmitteln befinden, so daß Fälle von

Suchtentwicklung nicht sicher auszuschließen sind (s. dazu genauer Poser u. Poser 1996, S. 154 ff.).

6.2.2 Aufnahme und Verstoffwechselung

Amphetaminderivate werden zumeist *oral* in Tablettenform eingenommen; einige Substanzen lassen sich *injizieren*, wobei der Effekt dann schneller eintritt und intensiver ist (vergleichbar dem sogenannten "flash" oder "rush" bei intravenöser Heroininjektion). Methamphetamin ("speed" im Userjargon) kann über die *Nasenschleimhaut* aufgenommen werden, läßt sich in besonders reiner kristalliner Form ("ice" oder "freebase-speed") auch *rauchen*; der Wirkungseintritt erfolgt ähnlich wie bei Crack sehr rasch (zu "ice" s. Cho 1990).
Die *Ausscheidung* geschieht teils direkt durch die Niere, teils nach Inaktivierung in der Leber. Einige Amphetaminderivate, etwa Methylphenidat, werden teilweise zu Amphetaminen (also aktiven Metaboliten) umgewandelt und erst als solche weiter abgebaut. Die Halbwertszeiten sind sehr unterschiedlich, mit teilweise 12-24 Stunden aber eher *lang* (im Gegensatz zur kurzen Halbwertszeit von Kokain).

6.2.3 Unmittelbare Wirkungen und ihre Mechanismen; akute Intoxikation

Körperliche Effekte: Die unmittelbaren Wirkungen dieser *indirekten Sympathomimetika* sind *Blutdruckanstieg, Pulsbeschleunigung, Erhöhung der Atemfrequenz* sowie *Bronchodilatation*, daneben *Pupillenerweiterung* und *Erhöhung der Körpertemperatur*. Sie lassen sich im wesentlichen durch die Stimulierung betaadrenerger Rezeptoren erklären, die nicht – wie man angesichts der strukturellen Ähnlichkeit zwischen Katecholaminen und Amphetaminen erwarten würde – direkt geschieht. Vielmehr wird die *dopaminerge und noradrenerge synaptische Übertragung* verstärkt, hauptsächlich wohl durch vermehrte *Ausschüttung* aus dem präsynaptischen Neuron (zu Einzelheiten s. Kuczenski u. Segal 1994; Rommelspacher 1999d sowie King u. Ellinwood 1997 und die zitierte Literatur; dort auch Diskussion weiterer Wirkmechanismen, so etwa eventueller Reuptake-Hemmung und Hemmung der Monoaminoxidase). Die Effekte (und teils vielleicht auch die Wirkmechanismen) der Amphetaminderivate gleichen somit mehr oder weniger denen des Kokain; eine direkte lokalanästhetische Wirkung wird jedoch nicht beobachtet.

126

Weiter finden sich im Rahmen der sympathischen Aktivierung *Verminderung der Darmtätigkeit* und *Nachlassen des Hungergefühls* (zu den Mechanismen s. King u. Ellinwood 1997). Wie erwähnt, wurden Amphetaminderivate zeitweise als Appetitzügler eingesetzt bzw. bietet die Verminderung des Appetits eine für viele Konsumenten nicht unerwünschte Nebenwirkung.

Antriebssteigerung: Diese zentrale Wirkung der Psychostimulantien äußert sich insbesondere in *verminderter Ermüdbarkeit, Unterdrückung des Schlafes*, wohl auch in objektiv *gesteigerter Leistungsfähigkeit*; motorisch findet sich oft vermehrter Bewegungsdrang, daneben ausgeprägter Rededrang (Logorrhö). Insbesondere bei Erwachsenen und in höheren Dosen ist nicht selten *gesteigerte Aggressivität* zu beobachten (s. dazu genauer King u. Ellinwood 1997). Der Mechanismus der Aktivitätssteigerung ist noch nicht eindeutig geklärt; vermutet wird v.a. *verstärkte Übertragung an dopaminergen Neuronen*.

Bekanntermaßen werden Amphetamine, in Deutschland im wesentlichen Methylphenidat (Ritalin®), zur Behandlung von Hyperaktivitätsstörungen im Kindesalter eingesetzt. Interessanterweise dämpfen diese bei gesunden Erwachsenen zur Aktivitätssteigerung führenden Substanzen bei hyperaktiven Kindern nachgewiesermaßen Unruhe und Impulsivität und verbessern die Aufmerksamkeit. Der Wirkmechanismus ist letztlich unklar. Offenbar sind die Nebenwirkungen bei sachgemäßer Dosierung vergleichsweise gering (man beachte allerdings eine mögliche Störung des Wachstums; s. dazu King u. Ellinwood 1997 und die dort zitierte Literatur); das Abhängigkeitspotential gilt bei dieser Indikation als niedrig (s. dazu Benkert u. Hippius 1996, S. 397; Poser u. Poser 1996, S.159 sowie Köhler 1999a, S. 220).

Die Wirkung auf das *Sexualverhalten* ist kompliziert: Kleine und mittelhohe Dosen wirken eher stimulierend, beim Mißbrauch hoher Dosen finden sich häufig Verminderung der Libido und Potenzstörungen (s. dazu Poser u. Poser 1996, S. 147 und die dort zitierte Literatur).

Euphorisierung: Ähnlich wie bei Kokain ist dieser Effekt meist sehr ausgeprägt; intravenöse Injektion löst dabei ein *Hochgefühl* aus ("rush" oder "flash"), welches dem bei intravenöser Heroinapplikation gleicht. Diese Euphorisierung führt oft zu Selbstüberschätzung, so daß zusammen mit der Aktivitätssteigerung und dem Rededrang sich das Bild eines *manischen Syndroms* bieten kann. Der Mechanismus scheint wieder in der bereits mehrfach erwähnten verstärkten *dopaminergen Übertragung* in Bahnen zu liegen, die vom ventralen Tegmentum in den Nucleus accumbens ziehen; wie diese Bahnen im einzelnen ihrerseits angeregt werden, ist unklar.

Psychotische Symptomatik: Insbesondere bei Einnahme höherer Dosen kann es zu *Wahnvorstellungen* und *Halluzinationen* kommen, die denen im Rahmen einer paranoiden Schizophrenie weitgehend gleichen

("Amphetaminpsychose"). Als Mechanismus nimmt man *Aktivierung dopaminerger mesolimbischer und mesocorticaler Bahnen* an.

Tatsächlich wurde das pathogenetische Modell der Schizophrenie (genauer: der Typ I-Schizophrenie mit vornehmlich produktiver Symptomatik) nicht zuletzt aus den Beobachtungen bei den Amphetaminpsychosen entwickelt (s. dazu Köhler 1999a, S. 85 ff.). Letztere sieht man erwähntermaßen v.a. als Folge der erhöhten Dopaminfreisetzung an. Ebenfalls Dopamineffekte dürften die sowohl im Tierversuch als auch bei Menschen nach höherer Dosierung zuweilen auftretenden Bewegungsstereotypien darstellen, die teilweise auch bei schizophrenen Patienten beobachtet werden.

Akute Amphetaminintoxikation: Diese bietet je nach Dosierung und Vorerfahrung der Konsumenten ein unterschiedliches Bild. In niedrigen (nach Toleranzentwicklung auch höheren) Dosen bietet sich das Bild einer *euphorischen Überaktivität* mit Bewegungs-, Unternehmungs- und Rededrang; Schlafbedürfnis wird nicht verspürt, ebensowenig Hunger. Die Verhaltensweisen erinnern zuweilen an die *hypomanischer* oder *manischer* Personen.

In höheren Dosen findet sich deutliche *Steigerung der Aktivität* bis hin zu *Erregungszuständen mit aggressiven Ausbrüchen*, die nicht selten zu Verletzung oder Tod führen. Die erwähnten *psychotischen Symptome* mit Wahn und Halluzinationen sind hier ebenfalls recht häufig. Die starke *sympathische Aktivierung* zeigt sich in *Tremor, verstärkten Kreislaufreaktionen* (zuweilen mit der Folge von *Herzrhythmusstörungen, Herzinfarkten* oder *Schlaganfällen*); auch hohes Fieber, Schüttelfrost, epileptische Anfälle werden zuweilen beobachtet und stellen unter Umständen einen lebensbedrohlichen Zustand dar.

Schwere Intoxikationen, insbesondere mit Herz-Kreislauf-Symptomatik, erfordern häufig *internistische Maßnahmen*. Oft ist mehr oder weniger starke Sedierung notwendig, beispielsweise wenn akute Panikreaktionen auftreten (s. dazu Soyka 1998, S. 70).

Diagnose der akuten Intoxikation: Der Verdacht ergibt sich zuweilen aus der ausgeprägt sympathischen Stoffwechsellage (erweiterte Pupillen). Der Nachweis der unmittelbaren Einnahme erfolgt in Schnelltests in Serum und Urin (s. dazu Heinz 1998a; Parnefjord 2000; S. 13). Er gelingt im Urin bis 48 Stunden nach Einnahme (Soyka 1998, S. 20).

Verzögerte Effekte: Im Anschluß an eine Amphetaminintoxikation werden oft starkes Schlafbedürfnis sowie depressive Zustände beobachtet; nicht zuletzt dies veranlaßt die Konsumenten, weitere Substanz zuzuführen. Diese Symptome lassen sich im wesentlichen als *Rebound-Effekte* interpretieren, also Gegenregulationen des Körpers zum Ausgleich des drogeninduzierten Zustandes.

128

6.2.4 Amphetamintoleranz und -entzugssymptomatik

Toleranzentwicklung: Diese ist bei Amphetaminen sehr *ausgeprägt* (wenn offenbar auch unterschiedlich gegenüber einzelnen Effekten). Der Mechanismus ist weitgehend unbekannt. Möglicherweise vermindert sich bei gleichbleibender Dosierung nicht die präsynaptische Ausschüttung der Katecholamine, sondern Zahl oder Empfindlichkeit postsynaptischer Rezeptoren (oder es erfolgt eine Gegenregulation auf Ebene der nachgeschalteten Signaltransduktion). Wie bei Kokain beobachtet man zuweilen auch bei Amphetaminen eine der Toleranzentwicklung entgegengesetzte Reaktion, die *Sensitivierung* (gesteigerte Empfindlichkeit nach häufigerem Gebrauch); der Mechanismus ist unklar (s. dazu ausführlich White u. Wolf 1991).

Entzugssymptomatik äußert sich weniger in Form von vegetativen Symptomen als v.a. in *psychischen Veränderungen*: Depressivität, dysphorische Stimmung, gesteigerter Appetit, erhöhtes ebenso wie erniedrigtes Schlafbedürfnis, Verlangsamung oder auch Agitiertheit (nach DSM-IV, S. 256 f.). Was davon als reines Reboundphänomen (s. 1.6) und was als regelrechte Entzugssymptomatik aufzufassen ist, läßt sich nicht sicher beantworten.

Therapie ist bei leichteren Formen häufig nicht erforderlich (wird im übrigen häufig genug durch die Betroffenen in Form erneuten Konsums versucht); zuweilen kann Sedierung notwendig sein, häufig auch antidepressive Behandlung; auf eventuelle Suizidalität ist zu achten.

6.2.5 Amphetaminmißbrauch und -abhängigkeit

Häufigkeit: Der Anteil der Bevölkerung, die im Jahr vor Erhebung mindestens einmal Aufputschmittel konsumiert haben, dürfte in Westdeutschland bei etwa 0,5% liegen, in den neuen Bundesländern deutlich niedriger (Kraus u. Bauernfeind 1998); diese Zahl wäre damit etwas höher als die der Opiatkonsumenten, geringfügig niedriger als der Kokainkonsumenten; es ist davon auszugehen, daß einige der Dauerkonsumenten die *Abhängigkeitskriterien* erfüllen. Ausschließlicher Stimulantienkonsum dürfte eher die Ausnahme darstellen; zusätzlich werden häufig Sedativa, Alkohol, Ecstasy oder auch Opioide eingenommen.

Spätfolgen: Sie sind keineswegs selten und zeigen sich nicht zuletzt als Schädigungen im *Herz-Kreislauf-System* (*Herzinfarkte, Herzrhythmusstörungen, Schlaganfälle* sowohl als direkte Folge der akuten Intoxikation als auch des Dauergebrauchs; s. dazu beispielsweise

Hong et al. 1991). Werden die Amphetamine intravenös appliziert, so ist u.a. das Risiko für Hepatitis B und C sowie HIV-Infektion erhöht. Dauerkonsumenten zeigen zudem vermehrt *psychische Auffälligkeiten*: Neben depressiven Verstimmungen (mit erhöhtem Suizidrisiko) sind die bereits erwähnten *Amphetaminpsychosen* zu nennen, die nicht selten Grund für stationäre Behandlung sind; hinzu kommen Fixierung des Interesses auf die Substanzbeschaffung, Vernachlässigung anderer Tätigkeiten und sozialer Rückzug. Weiter lassen sich bei Dauerkonsumenten die auch im Tierversuch nachweisbaren stereotypen Verhaltensweisen beobachten, zudem Ausbrüche von Aggressivität. Im Tierexperiment wurde Zerstörung dopaminerger und serotonerger Neuronen nach längerer Verabreichung von Amphetaminen, insbesondere von Methamphetamin, beobachtet (Julien 1997, S. 154; Rommelspacher 1999d), ein Effekt, der auch beim Menschen anzunehmen ist und eventuell einige der Spätfolgen erklären kann.

Bei Einnahme von Psychostimulantien während der Schwangerschaft muß mit Schäden des Fetus gerechnet werden (Poser u. Poser 1996, S. 148).

Therapie: Eine standardisierte Behandlung für Amphetaminmißbrauch und -abhängigkeit scheint nicht zu existieren. Ähnlich wie bei Kokain dürfte der Einsatz von Antidepressiva am effektivsten sein (s. dazu Poser u. Poser 1996, S. 151 f.; Ellinwood u. Lee 1996); auch psychotherapeutische Verfahren kommen zur Anwendung (s. dazu King u. Ellinwood 1997). Die Wirksamkeit von Anti-Craving-Substanzen (etwa Dopaminagonisten) ist offensichtlich noch nicht eindeutig nachgewiesen (s. dazu auch 5.6).

6.3 Koffein

6.3.1 Definition; Gewinnung; Aufnahme und Verstoffwechselung

Koffein (als Pharmakon eigentlich korrekter Coffein zu schreiben, als Inhaltsstoff der Teeblätter zuweilen Thein genannt) ist ein *psychostimulierendes Alkaloid*; es ist in zahlreichen Pflanzenspezies enthalten, so in den Früchten des Kaffeestrauches, in den Blättern des Teestrauches, den Früchten des Kakaobaumes oder in den in Westafrika und weiteren tropischen Regionen wachsenden Nüssen des Kolabaumes (s. dazu ausführlich Kotschenreuther 1976, S. 169). Entsprechend findet sich die Substanz in Nahrungsmitteln, die aus obigen Produkten hergestellt werden, beispielsweise in Colagetränken oder Schokolade, was bei der Verabreichung an Kinder zu bedenken ist.

Coca-Cola enthielt, wie in 5.1 erwähnt, früher Kokain, soll heute aber nur noch Extrakt aus einer Subspezies des Cocastrauches enthalten, dessen Blättern zuvor das Kokain entzogen wurde. Koffeinlieferant dürfte hauptsächlich die Kolanuß sein.

In Schokolade, welche aus Kakaobohnen hergestellt wird, findet sich somit ebenfalls Koffein, dessen psychostimulatorischer Effekt gegenüber den Wirkungen anderer Substanzen in Schokolade jedoch im allgemeinen nicht zum Tragen kommt. Nach bis jetzt nicht allzu verläßlichen Befunden (s. dazu Schmidbauer u. vom Scheidt 1998, S. 160) soll Schokolade u.a. Substanzen enthalten, die dem Hauptwirkstoff der Cannabispflanze, dem THC, ähnlich sind, vielleicht sogar den physiologischen Liganden für THC-Rezeptoren, das Anandamid (s. dazu 7.3.2).

Koffein wird üblicherweise binnen 90 Minuten vollständig resorbiert, ein nennenswerter, psychotrop wirksamer Plasmaspiegel ist jedoch schon nach 30 bis 45 Minuten nach Aufnahme erreicht. Es verteilt sich weitgehend gleichmäßig in allen Körpergeweben und passiert gut die Blut-Hirnschranke, um zu seinem Hauptwirkort an der Großhirnrinde zu gelangen. Zum großen Teil wird es in der Leber zu *inaktiven Abbauprodukten metabolisiert*; deren Ausscheidung geschieht im wesentlichen durch die Nieren. Die Halbwertszeit des Koffeins beträgt bei Erwachsenen meist 3,5-5 Stunden, bei Kindern und alten Personen soll sie verlängert, bei Rauchern verkürzt sein (dargestellt im wesentlichen nach Julien 1997, S. 169 f.; Busto et al. 1989 sowie Greden u. Walters 1997).

6.3.2 Unmittelbare Wirkungen und ihre Mechanismen

Die wichtigste psychotrope Wirkung des Koffeins ist (neben einer leichten und inkonstanten Euphorisierung) die *Aktivitätserhöhung*, welche sich subjektiv als Gefühl größerer Wachheit und gesteigerter Leistungsfähigkeit bemerkbar macht; (in sehr hohen Dosen tritt möglicherweise eine Verschlechterung der Lernleistung ein; s. dazu Poser u. Poser 1996, S. 166 f.). Man nimmt an, daß diese Koffeinwirkung v.a. an der Großhirnrinde zustande kommt, und zwar durch Blockade hemmender *Adenosinrezeptoren*.

Bindungsstellen für das in seiner Bedeutung und Herkunft noch nicht ausreichend erforschte Adenosin sitzen einerseits an der glatten Muskulatur von Gefäßen und Bronchien, andererseits an Neuronen. Besetzung dieser Rezeptoren führt an der glatten Gefäßmuskulatur zur Erweiterung, an den Bronchien zur Kontraktion (und damit zur Erhöhung des Atemwegswiderstands); an den Neuronen wird die Ausschüttung diverser Transmitter gehemmt. Blockiert das dem Adenosin strukturell ähnliche Koffein die an den Nervenzellen lokalisierten Rezeptoren, so wird damit die Transmitterausschüttung gesteigert. Insbesondere Verstärkung der Übertragung an dopaminergen Neuronen wird als Mechanismus der Aktivierung (und der mäßigen Euphorisierung) angesehen (nach Julien 1997, S. 171 ff.).

Carlson (1994, S. 55 f. u. S. 532) gibt einen anderen Wirkmechanismus an: Danach blockiert Koffein die Phosphodiesterase, ein Enzym, welches die Wirkung von Besetzung G-Proteingebundener Rezeptoren beendet (Eingriff in die nachgeschaltete Signaltransduktion); Koffein verlängert und erhöht somit die Wirkung von Rezeptorbesetzung. Wieweit sich diese beiden Modelle gegenseitig ausschließen oder problemlos ineinander überführen lassen, wäre zu diskutieren (für weitere Angriffspunkte des Koffeins s. Greden u. Walters 1997 sowie Baier u. Teusch 1999).

Die *körperlichen* Effekte des Koffeins und ihre Wirkmechanismen sind nicht in allen Einzelheiten verstanden und werden teilweise widersprüchlich dargestellt: An den Herzkranzgefäßen soll es zu einer Erweiterung, an den Hirnarterien hingegen zu einer Verengung kommen, am Herzen zu Frequenzerhöhung (eventuell auch Arrhythmien) sowie zu verstärkter Kontraktionsleistung, an den Bronchien zu Erweiterung. Weiter erhöht Koffein die Magensekretion und wirkt diuretisch (harntreibend).

Ein interessanter Befund, der möglicherweise auf die Pathogenese dieser Störung etwas Licht werfen könnte, ist die Auslösung von Panikattacken durch Koffein bei disponierten Personen (Charney et al. 1985). Als biologisches Äquivalent dieser Anfälle wird augenblicklich eine Überaktivität des Locus coeruleus im Hirnstamm angenommen; unklar ist es, bei welchen Personen und über welche Mechanismen es zu dieser Feuerung noradrenerger Neuronen kommt (s. dazu Köhler 1999a, S. 138 ff.).

Die *akute Koffeinintoxikation* bietet selten ein dramatisches Bild, da die Substanz insgesamt wenig toxisch ist und lebensbedrohliche Dosen kaum konsumiert werden können (die letale Dosis würde nach Julien 1997, S. 171 dem Inhalt von etwa 100 Tassen Kaffee entsprechen). Nach übermäßigem Genuß können *Unruhe, Schlaflosigkeit, Herzjagen, Herzrhythmusstörungen* und *Zittern* auftreten, Symptome, die sich nach Abstinenz zurückbilden und selten ärztliches Eingreifen erfordern. In sehr hohen Dosen wurden psychotische Reaktionen und Krampfanfälle beobachtet, was etwa bei großem Colagenuß bei Kindern beachtet werden sollte (s. dazu Poser u. Poser 1996, S. 166 f.).

6.3.3 Toleranz und Entzugserscheinungen

Gegenüber den Wirkungen des Koffeins bildet sich bei starken und regelmäßigen Kaffee- und Teetrinkern gewisse *Toleranz* aus, die jedoch nicht der Toleranzentwicklung bei Opioiden oder Amphetaminen vergleichbar ist. Als Mechanismus konnte man in Tierversuchen eine

132

Erhöhung der Zahl von Adenosinrezeptoren in der Großhirnrinde nachweisen. Wieweit dies auch beim Menschen der Fall ist und ob teilweise zusätzlich beschleunigte Metabolisierung eine Rolle spielt, ist nicht sicher bekannt. *Entzugserscheinungen* können bei gewohnheitsmäßigen Tee- oder Kaffeekonsumenten vorkommen, sind aber meist nicht allzu dramatisch: Gier nach koffeinhaltigen Getränken, Müdigkeit, Dysphorie, Nachlassen der Konzentration und Leistungsfähigkeit, Symptome, die sicher teilweise als Rebound-Effekte aufzufassen sind. Bemerkenswert ist das Phänomen des *Kopfschmerzes*, der nach Kaffeeabstinenz auch bei sonst nicht kopfschmerzbelasteten Personen auftreten kann und insofern ein *echtes Entzugssymptom* darstellt. Koffein wird wegen seiner vasoaktiven Eigenschaften gerne als Selbsttherapie gegen Kopfschmerzen benutzt; entsprechend können bei abruptem Absetzen Gegenreaktionen zum Tragen kommen. Interessant ist die Überlegung, daß die bei vielen Personen häufig zum Wochenende auftretenden Kopfschmerzen (z.B. "Wochenendmigränen", s. dazu Köhler 1995, S. 51) zuweilen einfach ein Koffeinentzugssymptom darstellen könnten (Couturier et al. 1992). Therapie des Koffeinentzugssyndroms ist selten notwendig oder wird von den Betroffenen selbst durch Zufuhr von Kaffee oder Tee versucht; gegen den Entzugskopfschmerz sind koffeinhaltige Schmerzmittel hilfreich (was der Ausgangspunkt für Medikamentenmißbrauch sein kann). Üblicherweise empfiehlt es sich, zur Vermeidung von Entzugssymptomatik die Gewöhnung an die Substanz nicht allzu groß werden zu lassen und eher *langsam auszuschleichen*.

6.3.4 Mißbrauch und Abhängigkeit; langfristige Folgen von Koffeinkonsum

Ab welcher Menge von Kaffee oder Tee von Mißbrauch gesprochen werden kann, ist schwer zu entscheiden, v.a. weil die Schädlichkeit des chronischen Konsums letztlich nicht sicher nachgewiesen ist (zum Koffeingenuß während der Schwangerschaft s. unten). *Abhängigkeit* von Koffein ist bei zahlreichen Personen zweifellos gegeben, wobei hier mehr die psychischen Komponenten der Abhängigkeit (das "Craving") in den Vordergrund treten; generell sind die Entzugserscheinungen – verglichen etwa jenen bei plötzlicher Unterbrechung der Trinkroutine von Alkoholikern – bei Koffein gering ist, und entsprechend ist das *Abhängigkeitspotential* letztlich eher niedrig.

Ob langjähriger regelmäßiger Konsum von Koffein zu *körperlichen Schädigungen* führt, wird kontrovers diskutiert. Lange stand zur Debatte, daß regelmäßiger und ausgiebiger Koffeinkonsum – möglicherweise v.a. in Form von Kaffee – das Risiko für Herzinfarkte und Schlaganfälle erhöht; es ist nicht bewiesen, kann aber auch nicht sicher ausgeschlossen werden; so wird empfohlen, daß Personen mit erhöhtem Risiko für Herzkrankheiten Koffein nur in Maßen konsumieren (s. dazu Julien 1997, S. 174 und die dort zitierte Literatur, speziell Franceschi 1993 sowie Heyden 1993).

Unklar und widersprüchlich in der Literatur beantwortet ist, ob bei starken Koffeinkonsumenten das Risiko für die Entwicklung *bösartiger Neubildungen* erhöht ist; bezüglich der meisten Krebsformen sprechen epidemiologische Daten wenig dafür (mit gewissen Unsicherheiten allerdings hinsichtlich des Pankreaskarzinoms und v.a. Tumoren der Harnblase); andererseits gibt es Hinweise, daß Kaffeekonsum das Risiko für Karzinome des Dick- und Enddarms reduziert (s. dazu ausführlich La Vecchia 1993).

Nicht auszuschließen ist, daß Koffeingenuß während der Schwangerschaft zur Schädigung des Fötus führt und das Risiko für Spontanaborte erhöht. Wie bei Alkohol ist der größte negative Einfluß vermutlich in den allerersten Schwangerschaftstagen zu erwarten, wenn die Frauen von ihrem Zustand noch nichts wissen und mit ihren Lebensgewohnheiten fortfahren.

6.4 Khat

Als *Khat* (auch Kath oder Qat geschrieben) bezeichnet man die Blätter und Triebe des Strauches *Catha edulis*, der v.a. im Jemen und in Äthiopien angebaut wird. Beim Kauen (bzw. seltener beim Aufbrühen) von Kath werden Wirkstoffe (u.a. Kathin und Kathinon) freigesetzt, die im wesentlichen *antriebssteigernde* und *euphorisierende* Wirkung haben, vergleichbar möglicherweise den beim Kauen von Cocablättern freigesetzten Alkaloiden (s. 5.1). Nicht selten tritt ein hypomanischer Zustand auf, und auch über psychotische Reaktionen ist wiederholt berichtet worden; das Bild des Khatrausches soll weitgehend der Amphetaminintoxikation gleichen (Kalix u. Braenden 1985). Die *körperlichen Symptome* entsprechen denen *sympathischer Aktivierung* (erhöhter Blutdruck, erweiterte Pupillen). Als Nebenwirkungen werden Appetitlosigkeit, Obstipation und andere Verdauungsbeschwerden angegeben (Schopen 1982). Am Tag nach dem Konsum soll sich häufig ein *Hangover* einstellen mit Dysphorie, Müdigkeit und gastrointestinalen Beschwerden (s. dazu Wiesbeck u. Schuckit 1996 und die dort zitierte Literatur).

Die mutmaßlichen *Hauptwirkstoffe* sind Kathin (Norpseudoephedrin) und Kathinon; letztere ist eine dem Amphetamin strukturell ähnliche Substanz, die wie dieses ihre Wirkung v.a. durch *Freisetzung von Dopamin* und *Noradrenalin* aus den Endknöpfchen entfalten dürfte (zu dieser noch nicht abgeschlossenen Diskussion s. Kennedy 1982; Kalix u. Braenden 1985 sowie Wiesbeck u. Schuckit 1996).

Die Inhaltsstoffe der Khatpflanze waren wenigstens bis vor kurzem noch nicht eindeutig identifiziert: Neben Kathin, welches man lange für den Hauptwirkstoff hielt und das wohl dem Norpseudoephedrin entspricht, hat man auch einen möglicherweise für die zentrale Wirkung bedeutsameren Stoff mit Namen Kathinon isoliert, der vielleicht eine Vorstufe des Kathin ist. Die Schwierigkeit der Analyse beruht u.a. darauf, daß man nicht leicht die Blätter in frischem Zustand in geeignete Labors transportieren kann (s. dazu ausführlich Kennedy 1982 sowie Kalix u. Braenden 1985).

Die *Toleranzentwicklung* scheint gering zu sein, wenigstens beim Menschen. Das *Abhängigkeitspotential* von Khat gilt jedoch als hoch; regelmäßiger Genuß ist bei großen Bevölkerungsteilen im Jemen zu beobachten, wobei oft keine Kosten gescheut werden, die vergleichsweise teuren Blätter höchster Qualität zu erhalten. Der Khatkonsum stellt insofern ein volkswirtschaftliches Problem dar, als große Nutzflächen für den Anbau dieses nur dem Inlandsbedarf dienenden Gewächses benötigt werden und zudem im Rausch die Arbeitskraft und Arbeitsmotivation nachläßt – anders etwa als beim Kauen der Cocablätter in Südamerika, wodurch gewöhnlich kurzfristig die Leistung steigt (Schmidbauer u. vom Scheidt 1998, S. 182 ff.).

Bei mäßigen Khatkonsumenten stellt sich nach Kennedy (1982) keine *Entzugssymptomatik* ein, bestenfalls eine gewisse, als Rebound-Effekt aufzufassende Müdigkeit; bei starken Khatkauern soll es hingegen zu *regelrechter Entzugssymptomatik* in Form von Alpträumen und Zittern kommen. Die Mehrzahl der Jemeniten scheint nicht zu den "starken Kauern" zu gehören, und bei ihnen kann man auch nicht von einer körperlichen Abhängigkeit sprechen.

Körperliche Folgen langjährigen Konsums sind u.a. kardiovaskuläre Veränderungen (etwa Hypertonie), sexuelle Störungen (nicht selten Impotenz), Läsionen des Zahnfleisches und der Mundschleimhaut, Entzündungen im oberen Gastrointestinaltrakt sowie möglicherweise ein erhöhtes Risiko für Tumoren der Speiseröhre (s. dazu genauer Kalix u. Braenden 1985). Auch Appetitlosigkeit, Obstipation und andere Verdauungsbeschwerden werden als Nebenwirkungen angegeben (Schopen 1982).

7. Cannabis (Cannabinoide)

7.1 Definition; Botanik der Hanfpflanze; Einteilung der Hanfprodukte

Als *Cannabis* (unmißverständlicher: *Cannabinoide*) bezeichnet man die *psychoaktiven Substanzen* der *Hanfpflanze Cannabis sativa*. Präziser wäre zu formulieren: ihrer Unterform Cannabis sativa var. indica bzw. einer eigenen, mit Cannabis sativa nur verwandten Spezies mit Namen Cannabis indica.

Die Einteilung der Gattung Cannabis (aus der Familie der Cannabinaceae) wird von Botanikern nicht einheitlich vorgenommen: Nach Auffassung einiger Autoren existieren in dieser Gattung drei verschiedene, mit Cannabis sativa, Cannabis indica und Cannabis ruderalis bezeichnete Arten. Nach Meinung anderer lassen sich überhaupt nur zwei Formen der Pflanze unterscheiden, die noch dazu nur Unterarten ein- und derselben Spezies Cannabis sativa sind; sie werden dementsprechend als Cannabis sativa sativa und Cannabis sativa indica (bzw. Cannabis sativa var. indica) bezeichnet. In jedem Fall ist der Gehalt des wichtigsten psychoaktiven Stoffes, des Delta-9-Tetrahydrocannabinols (THC), in Cannabis indica bzw. Cannabis sativa indica deutlich höher als in den anderen Arten oder Unterarten.

In der Hanfpflanze finden sich mehrere hundert verschiedene Inhaltsstoffe, darunter etwa 60, die der Klasse der Cannabinoide angehören und damit auch mehr oder weniger psychoaktiv wirken können. Mutmaßlicher *Hauptwirkstoff* und mit Abstand am besten untersucht ist das *Delta-9-Tetrahydrocannabinol (THC)*. Die Bedeutung der anderen Cannabinoide und ihre Verstoffwechselung sind nur bedingt geklärt (für Einzelheiten s. Kleiber u. Kovar 1998, S. 16 ff.).

Besonders *hohe Konzentrationen* von Cannabinoiden enthalten die *Blüten-* und *Fruchtstände* der Hanfpflanze, *niedrigere* die *Blätter*, während in *Stengeln* und *Wurzeln* der Gehalt an diesen Stoffen sehr *gering* ist. Nach Gewinnungsart unterscheidet man meist drei verschiedene Arten von Cannabisprodukten: Als *Marihuana* (im Jargon: Gras, Heu, Pot) werden die Spitzentriebe der Hanfpflanze bezeichnet, als *Haschisch* (Hasch, Shit) das Harz der weiblichen Pflanze, welches als bräunliches, gepreßtes Produkt in den Handel kommt, als *Haschischöl* schließlich ein durch Destillation von Marihuana oder Haschisch gewonnenes Öl (zur Haltbarmachung meist mit Speiseöl vermischt). Haschischöl ist deutlich THC-reicher als Haschisch und dieses wiederum etwa fünf- bis zehnmal wirkungsvoller als Marihuana (Zahlen nach Kleiber u. Kovar 1998, S. 16). Zu beachten ist, daß der

THC-Gehalt der Cannabisprodukte offenbar in den letzten Jahrzehnten deutlich angestiegen ist (Adams u. Martin 1996).

Zuweilen findet man auch die Bezeichnung Ganja in der Literatur, welches als Cannabisprodukt hinsichtlich des THC-Gehalts zwischen Marihuana und Haschisch liegt. Es soll ausschließlich aus den Spitzen der generell THC-reicheren weiblichen Pflanzen gewonnen werden (Soyka 1998, S. 28; für eine andere Definition s. Adams u. Martin 1996).

Man beachte weiter, daß in der amerikanischen Literatur nicht selten die Bezeichnungen Marihuana und Cannabis synonym verwendet werden, während im deutschen Sprachgebrauch Cannabis als Oberbegriff für verschiedene cannabinoidhaltige Zubereitungen wie Marihuana oder Haschisch dient. Generell wäre es wahrscheinlich sinnvoll, deutlicher Cannabinoide als Einzelsubstanzen (von denen Delta-9-Tetrahydrocannabinol medizinische Verwendung findet) von Cannabis als pflanzlichem Substanzgemisch zu unterscheiden; letzteres, etwa als Marihuana, ist nicht zur Behandlung zugelassen.

7.2   Aufnahme und Verstoffwechselung

Cannabisprodukte werden typischerweise, meist mit Tabak vermischt, *geraucht*, Marihuana vorwiegend in Zigaretten, Haschisch häufig auch in Pfeifen; Haschischöl wird üblicherweise auf eine Zigarette geträufelt. Die Zigarette ("Joint") raucht man zumeist durch die hohle Hand, um durch Beimischung von Sauerstoff die Decarboxylierung einiger unwirksamer Inhaltsstoffe in das potente THC zu fördern. Prinzipiell können Cannabisprodukte auch *oral* in festen Speisen (etwa Gebäck) oder Getränken konsumiert werden; die Resorption ist hier jedoch schlechter, und die Effekte sind weniger genau vorherzusagen; hoher Fettgehalt der mit den Cannabisprodukten konsumierten Nahrung soll die Resorption verbessern.

Inhalierte Cannabinoide werden *schnell, oral aufgenommene langsamer* resorbiert und gelangen aus dem Blut rasch in die aufnehmenden Organe (darunter das Gehirn), wobei *fettreiche Gewebe* die Substanzen besonders gut einlagern; von dort werden sie sehr *verzögert* freigegeben, so daß THC im Fettgewebe noch Wochen nach Marihuanakonsum nachgewiesen werden kann.

Die *Metabolisierungsprozesse* sind kompliziert und noch nicht in allen Einzelheiten verstanden; möglicherweise sind es erst einige Metabolite (etwa das THC-Abbauprodukt 11-OH-THC), welche die psychoaktive Wirkung entfalten. Ein Großteil der umgewandelten Cannabisprodukte wird mit dem Stuhl, ein geringerer im Urin ausgeschieden. Halbwertszeiten anzuführen, ist relativ problematisch, da die in der Literatur angegebenen Werte stark schwanken. Man wird davon ausgehen müssen, daß Cannabinoide in nicht unbeträchtlicher Konzentration noch *Tage* nach dem Konsum im Körper zu finden sind (s. dazu ausführlich Adams u. Martin 1996 sowie Kleiber u. Kovar 1998, S. 22 ff.).

7.3 Unmittelbare Effekte und ihre Wirkmechanismen

7.3.1 *Überblick*

Die Wirkungen treten beim Rauchen von Cannabisprodukten etwa nach 15-40 Minuten in maximaler Stärke auf und können *mehrere* Stunden anhalten, auch wenn der Plasmaspiegel von THC mittlerweile deutlich abgesunken ist. Bei oraler Aufnahme zeigen sich die stärksten psychotropen Wirkungen erst nach 2-3 Stunden (Zahlen nach Kleiber u. Kovar 1998, S. 38 ff.).

Als wesentliche, wenn auch nicht bei allen Konsumenten in gleicher Weise zu beobachtenden Effekte sind *Euphorisierung*, zumindest in höheren Dosen eine gewisse *Sedierung* mit Nachlassen von Konzentration und Reaktionsgeschwindigkeit sowie zuweilen eine inkonstante *psychedelische* ("bewußtseinserweiternde") Wirkung zu nennen; hinzu kommen *körperliche* Begleiterscheinungen.

Daneben kann es zu stärkeren, nicht *vorhersehbaren Reaktionen* in Form von Gewaltausbrüchen, Situationsverkennung oder selten Wahnsymptomatik kommen (zum Cannabiskonsum als Auslöser für schizophrene Episoden s. unten). Die Mechanismen der einzelnen Effekte werden verständlicher, wenn man zunächst einige Bemerkungen zu *Cannabisrezeptoren* vorausschickt.

7.3.2 *Cannabisrezeptoren*

Während lange davon ausgegangen wurde, daß Cannabinoide ihre Effekte *unspezifisch* an Zellmembranen ausübten, hat man mittlerweile die Existenz *spezifischer Cannabisrezeptoren (THC-Rezeptoren)* nachweisen und ihre Struktur und Lokalisation genauer bestimmen können.

Augenblicklich sind zwei Typen von *Cannabisbindungsstellen* bekannt, ein offenbar hauptsächlich *zentralnervös* lokalisierter (CB1-Rezeptor) sowie ein *peripher*, vornehmlich in lymphatischen Organen zu findender Typ CB2. Der CB1-Rezeptor läßt sich im wesentlichen in allen Strukturen des Zentralnervensystems nachweisen, auch im Rükkenmark, in besonderer Dichte im Vorderhirn (dort insbesondere in den Basalganglien), im Kleinhirn sowie der Substantia nigra des Mittelhirns, hingegen nur in geringer Häufigkeit in jenen tiefergelegenen Strukturen des Hirnstamms, die kardiovaskuläre Funktionen und Atmung kontrollieren (zur Verteilung s. ausführlich Howlett et al. 1990; Julien 1997, S. 358 sowie Adams u. Martin 1996). Besetzung dieses G-Proteingebundenen (also nur vermittelt auf Ionenkanäle wirkenden) Rezeptors führt nach augenblicklichen Erkenntnissen zu einer *Herabsetzung der Neurotransmitterausschüttung* aus den Endknöpfchen in diversen Bahnensystemen. Von Bedeutung für einige Cannabiseffekte könnte u.a. die Hemmung der Glutamatausschüttung aus Hippocampusneuronen sein.

Der CB2-Rezeptor ließ sich bis jetzt in Milz, Lymphknoten sowie in den Peyer-Plaques des Dünndarms nachweisen, also vorwiegend dem *Immunsystem* zuzuordnenden Strukturen. Es dürfte sich dabei ebenfalls um einen hemmenden Rezeptor handeln; die beobachtete immunsuppressive Wirkung von Cannabinoiden läßt sich möglicherweise so erklären.

Die Existenz spezifischer Rezeptoren legt das Vorhandensein *endogener Liganden* nahe; in Form des Anandamid wurde mittlerweile ein solcher physiologisch vorkommender, an Cannabinoidrezeptoren bindender Stoff nachgewiesen, dessen biologische Bedeutung aber noch weitgehend unklar ist (s. dazu ausführlich Devane et al. 1992). Es steht zu erwarten, daß in der nächsten Zeit weitere endogene Liganden für die Cannabinoidbindungsstellen entdeckt werden; auch bei der Suche nach Cannabinoidantagonisten ist man möglicherweise mittlerweile erfolgreich gewesen (s. Aceto et al. 1995).

Interessant ist die Feststellung, daß Cannabinoide und Glukokortikoide (Hormone der Nebennierenrinde) gewisse strukturelle Gemeinsamkeiten aufweisen und daß Cannabinoide sich möglicherweise auch an Glukokortikoidrezeptoren anlagern (wie umgekehrt eventuell Glukokortikoide an Cannabinoidrezeptoren); ob es sich um agonistische oder (zumindest teilweise auch) antagonistische Wirkungen handelt, bleibt genauer zu klären (im wesentlichen nach Kleiber u. Kovar 1998, S. 43 ff.; s. dazu auch Adams u. Martin 1996).

7.3.3 *Euphorisierung*

Sieht man von jenen eher seltenen "Horrortrips" mit Angst und Panikzuständen ab, so ist ein nicht unerheblicher Cannabinoideffekt eine *milde Euphorisierung*, die allerdings nicht jenem teilweise extremen

Glücksgefühl mit Selbstüberschätzung bei Amphetamin- oder Kokainkonsumenten entspricht; eher ließe sie sich wohl als *angenehmentspannte Zufriedenheit* charakterisieren; zuweilen scheint sie, v.a. bei Anfängern, die Gestalt ausgelassener Albernheit anzunehmen. Der Wirkmechanismus dürfte, wie bei den meisten euphorisierenden Substanzen, in einer *Erhöhung der Dopaminausschüttung in den Nucleus accumbens* begründet sein. Möglicherweise wirkt THC an diesen Neuronen als *Dopamin-Reuptake-Hemmer.* Diskutiert wird auch, daß Cannabinoide durch Stimulierung des *endogenen Opioidsystems* euphorisieren; dieser Effekt läßt sich nämlich durch den Opiatantagonisten Naloxon sehr wirksam blockieren (etwa Chen et al. 1990; zu weiterer Literatur s. Adams u. Martin 1996 sowie Kleiber u. Kovar 1998, S. 51 ff.).

7.3.4 *Sedierung*

In sehr niedrigen Dosen können Cannabisprodukte offenbar zuweilen psychostimulierend wirken, in niedrigen und auch höheren Dosen ist jedoch typischerweise *Sedierung* zu beobachten, die sich als *Verlängerung der Reaktionszeit, Beeinträchtigung der Wahrnehmung* sowie *Störungen der Informationsverarbeitung* objektivieren läßt. Man muß davon ausgehen, daß lange (möglicherweise bis zu 24 Stunden) nach Cannabiskonsum die *Fahrtüchtigkeit* beeinträchtigt ist (s. dazu ausführlich Becker 1999 und die dort angeführte Literatur). *Störungen der Speicherfähigkeit des Gedächtnisses*, nicht hingegen des Abrufens von bereits Erworbenem, werden als direkte Cannabiseffekte ebenfalls beschrieben. Der sedierende Effekt zeigt sich zumeist gleichzeitig in *Anxiolyse*, also Reduktion ängstlicher Zustände sowie in Verminderung der Aggressivität (zu den mitunter zu beobachtenden gegenteiligen Effekten s. unten sowie 7.3.6); in höheren Dosen wirkt Cannabiskonsum häufig *hypnotisch*, also *schlafanstoßend*. Der Mechanismus der Sedierung und Anxiolyse ist nicht geklärt (GABA-Agonismus, Hemmung des glutamatergen Systems?).

Interessanterweise scheint es Personen zu geben, bei denen die psychomotorischen Fähigkeiten und Gedächtnisleistungen unter Cannabiseinfluß zunehmen; üblicherweise scheinen dies erfahrene Konsumenten zu sein, bei denen sich Toleranz entwickelt haben könnte (s. dazu Abood u. Martin 1992).

Die Wirkung von Cannabis auf das Aggressionsverhalten ist im übrigen alles andere als eindeutig geklärt. Die französischen und spanischen Worte für Mörder (assassin und asasino) sollen von "hashishin" abzuleiten sein, dem arabischen Wort für Haschischkonsumenten, die im Rausch während der Kreuzzüge Christen ermordeten. Auch in Tierexperimenten konnte, zumindest unter bestimmten Bedingungen, erhöhte Aggressivität nach Gabe von Marihuana nachgewiesen werden; andere Versuche ergaben jedoch gegenteilige Befunde (s. Carlini u. Masur 1969 für die ältere Literatur, Dewey 1986 für weitere Untersuchungen). Auch neuere Studien liefern keine einheitlichen Ergebnisse (für einen kurzen Überblick s. Kleiber u. Kovar 1998, S. 75 f.).

7.3.5 Psychedelische Effekte

Psychedelische ("die Seele offenbarende") Effekte werden v.a. bei höheren THC-Konzentrationen im Plasma beobachtet. Typischerweise findet man *intensivierte Wahrnehmung* für Töne und Farben; einzelne, sonst im Hintergrundrauschen untergehende oder rasch der Habituation unterliegende Reize werden mit gesteigerter Aufmerksamkeit beachtet. Sehr auffällig ist eine *verlangsamte Zeitwahrnehmung*, die sich auch objektivieren läßt: Vorgegebene Zeitintervalle werden nach Cannabiskonsum deutlich *länger* geschätzt, als sie tatsächlich sind. Entsprechend scheinen Bewegungen verlangsamt.

Die Erklärung dieser veränderten Wahrnehmung ist noch nicht sicher gelungen. Bei den Halluzinogenen, bei denen solche psychedelischen Effekte in besonderem Maße auftreten, nimmt man eine nicht weiter spezifizierte substanzinduzierte Veränderung des serotonergen Systems an (s. 8.2.3), ein Effekt, der möglicherweise nach Cannabiskonsum ebenfalls zu erwarten ist.

7.3.6 Atypische affektive Reaktionen

Während Cannabinoide typischerweise sedierend-anxiolytisch wirken, kann es – v.a. wohl in höheren Dosen und besonders bei Erstkonsumenten – auch zu *Unruhe* und *Angst* bis hin zu *Panikzuständen* kommen ("Horrortrips", "bad trips"). Möglicherweise sind die veränderten Wahrnehmungen und die Furcht des Kontrollverlustes hierbei ein wichtiger vermittelnder Mechanismus. Auf einer eher physiologischen Ebene könnte man versuchen, diese Effekte des an sich eher hemmend wirkenden Cannabis als Disinhibition, also Hemmung inhibierender Bahnen zu erklären (s. dazu 2.4.4); alles bewegt sich aber hier sehr im Spekulativen. Selten kann es nach sehr hohen Dosen zu einem akuten Verwirrtheitszustand (toxischen Delirium) kommen (Hollister 1986). Wie erwähnt, werden auch Aggressionsausbrüche nach Cannabiskonsum beschrieben; sie scheinen allerdings selten zu sein und treten vielleicht nur bei bestimmten Persönlichkeitstypen auf; die Pathogenese ist bis jetzt nicht verstanden (Disinhibition?).

7.3.7 Psychotische Reaktionen

Halluzinationen und *Wahnvorstellungen*, zuweilen Depersonalisationsphänomene, können im Rahmen von Cannabinoidkonsum auftreten, vornehmlich bei Konsum höherer Dosen. Die Symptomatik läßt sich teilweise schwer von der einer *paranoid-halluzinatorischen Schizophrenie* unterscheiden. Ein solches Störungsbild kann direkt im Anschluß an Cannabiskonsum auftreten und lange darüber hinaus anhalten. Auch ließ sich zeigen, daß bei Schizophrenen, die Marihuana konsumierten, die Häufigkeit von erneuten psychotischen Episoden größer war als bei Nicht-Konsumenten (Linszen et al. 1994).

Früher wurde von einer "Cannabispsychose" gesprochen, ein Begriff, der heute immer seltener verwendet wird. Zum einen ist man sich nicht sicher über die Eigenständigkeit dieses Störungsbildes und die Abgrenzbarkeit von anderen schizophrenen Störungen, zum anderen lassen sich schwerlich die psychopathologischen Veränderungen ausschließlich auf die psychotropen Effekte der Cannabisprodukte zurückführen; denkbar ist ebenso, daß eine sich anbahnende Psychose durch Cannabis ausgelöst wird oder sogar daß die Patienten versuchen, sich durch die sedierenden Cannabinoide von ihren psychotischen Vorstellungen zu befreien bzw. die negativen Symptome wie Antriebslosigkeit oder Anhedonie (Freud- und Interessenlosigkeit) durch Substanzkonsum zu vertreiben (s. zu dieser Diskussion auch Thomas 1993 sowie insbesondere Kleiber u. Kovar 1998, S. 72 und S. 146 ff.). Möglicherweise intensiviert stärkerer Konsum von Cannabinoiden Plussymptomatik; hingegen könnte Einnahme in niedrigen Mengen sogar die Antriebs- und Motivationsprobleme der Negativsymptomatik bessern (s. dazu auch Peralta u. Cuesta 1992 sowie Kleiber u. Kovar 1998, S. 146 ff.). Die Diskussion dazu ist aber nach wie vor kontrovers (s. auch 7.6.2).

Als Pathomechanismus nimmt man eine Verstärkung der *dopaminergen Übertragung an mesolimbischen Bahnen* durch das möglicherweise als Dopamin-Reuptake-Hemmer wirkende THC an (Linszen et al. 1994; zur komplizierten Interaktion zwischen Cannabinoiden und dem dopaminergen System s. auch Martin 1995).

7.3.8 Körperliche Begleiterscheinungen

Die *körperlichen* Reaktionen unmittelbar während Cannabiskonsums – wenigstens bei diesbezüglich Unerfahrenen – entsprechen im wesentlichen einer *Sympathikusaktivierung*: Erhöhung der Pulsfrequenz und Blutdrucksteigerung, während nach Aufstehen oft ein Absinken der Blutdruckwerte auftritt (orthostatische Hypotonie).

Diese Effekte verlieren sich nach mehrfachem Konsum, können sich sogar umkehren (Bradykardie und Absinken des Blutdrucks). Im Tierversuch sind generell andere Wirkungen von THC zu beobachten, nämlich vorwiegend Blutdrucksenkung – was übrigens auch der endogene Ligand für den Cannabinoidrezeptor, Anandamid, bewirkt (s. dazu 7.3.2). Die Verhältnisse sind also alles andere als eindeutig. Der Wirkmechanismus ist ebenfalls noch nicht klar; angenommen wird sowohl Besetzung zentralnervöser als auch am Herzen lokalisierter Cannabinoidrezeptoren (nach Kleiber u. Kovar 1998, S. 55 ff.).

Weiter führt THC zu Bronchodilatation, die aber üblicherweise durch die bronchokonstriktorischen Effekte der mit dem Rauch aufgenommenen Teerpartikel nicht zum Tragen kommt. Ausgeprägte Pupillenreaktionen werden nicht beschrieben, während eine akute *Rötung der Bindehaut (konjunktivale Injektion)* als recht charakteristisch gilt (zur Beeinflussung des Augeninnendrucks s. 7.7). Im gastrointestinalen System kommt es zu verminderter Motilität, trotz der nachgewiesenen antiemetischen Wirkung von THC (s. 7.7) nicht selten zu Übelkeit. Interessanterweise wird – nur bedingt zur sympathikotonen Stoffwechsellage passend – eine *Steigerung des Appetits* bei Cannabiskonsum beschrieben; dieser Effekt könnte auf die geschärfte Geschmacksempfindung zurückzuführen sein. Relativ charakteristisch ist weiter Mundtrockenheit, die durch Dämpfung der vornehmlich parasympathisch angeregten Speichelsekretion zu erklären sein dürfte.

Zu *endokrinen* Veränderungen unmittelbar während des Konsums sind die Befunde spärlich und widersprüchlich. Es gibt gewisse Hinweise auf ein Absinken des Testosteronspiegels bei Männern; bei Frauen verringert sich möglicherweise die Plasmakonzentration des follikelstimulierenden Hormons FSH. Auf die Libido scheint akuter Cannabiskonsum wenig Einfluß zu haben; nach einigen Berichten soll aber die Empfindungsfähigkeit während des Sexualaktes gesteigert sein.

7.3.9 *Akute Intoxikation (Cannabisrausch)*

Die Symptome sind naturgemäß dosisabhängig, wobei allerdings über Gruppen von Personen hinweg die Beziehung zwischen THC-Plasmaspiegel und Reaktionen nur sehr locker ist; vielmehr spielen hier u.a. die Vorerfahrung und die Erwartungshaltung mit.

Nach geringen Dosen findet sich eine mäßige *Sedierung* (in sehr niedrigen vielleicht auch gewisse Anregung) sowie *Euphorisierung*, die sich am besten als eine *wohlige Entspanntheit* beschreiben läßt; dabei können sich schon die ersten *körperlichen* Symptome (Pulsbeschleunigung, Rötung der Bindehaut) zeigen. Die *Veränderungen der Empfindungen* stellen sich meist nach einer größeren aufgenommenen Menge ein; hier wird auch die Sedierung stärker, so daß es i.a. zu *deutlichen psychomotorischen und intellektuellen Einschränkungen* kommt. Bei noch höheren THC-Plasmaspiegeln verstärken sich diese Symptome, können auch *Halluzinationen* und *Wahnvorstellungen* auftreten, nach Konsum noch größerer Mengen sollen sich oft eher unangenehme psychische Zustände und störende körperliche Begleiterscheinungen ausbilden (z.B. Übelkeit, Schwindel, Reizhusten, ausgeprägte Mundtrockenheit). Interessanterweiser scheinen auch bei sehr hohen Dosen Todesfälle nie oder bestenfalls extrem selten aufzutreten; möglicherweise sind diese dann u.a. auf Beikonsum anderer Stoffe zurückzuführen.

Cannabinoide gelten als sehr *wenig toxisch*; die auf das Körpergewicht bezogenen Dosen, die im Tierversuch tödlich wirken, könnten von Menschen nur schwer konsumiert werden. Möglicherweise ist es das weitgehende Fehlen von Cannabinoidrezeptoren in den wichtigen vegetativen Hirnstammzentren (s. 7.3.2), welches für die geringe Toxizität der Cannabisprodukte verantwortlich ist.

Erwähntermaßen hängen die Cannabiseffekte stark von den Vorerfahrungen der Konsumenten ab. So sollen Anfänger wenig Rauschgefühl, dafür aber große Übelkeit verspüren. Erfahrene Konsumenten hingegen scheinen mit vergleichsweise geringen Mengen ausgeprägte psychische Effekte zu erzielen (s. dazu auch 7.5).

Die *Diagnose* der akuten Intoxikation ist oft nicht schwierig. Charakteristisch ist u.a. das *veränderte Zeitgefühl* sowie die *Rötung der Bindehaut*. Cannabinoide lassen sich rasch und genau in Serum und Urin bestimmen (s. ausführlich Levillain 1993); auch der technisch einfache, keine invasiven Maßnahmen erfordernde Nachweis im Speichel gilt als zuverlässig und sensitiv (Menkes et al. 1991).

7.4   Verzögerte Effekte

Der etwa für Alkoholkonsum typische Hangover scheint bei Cannabis eher selten vorzukommen, ebensowenig die amnestischen Störungen für Zeiten des Rausches ("Filmriß; s. dazu 2.6). Ein interessantes und in seiner Pathogenese bis jetzt nicht geklärtes Phänomen ist das Auftreten von "Flashbacks", das *Wiedererleben von Eindrücken vorangegangenen Konsums im drogenfreien Zustand* ("Echorausch"). Unter reinen Cannabiskonsumenten kommen sie vor, sind aber eher selten;

häufiger treten sie bei Personen auf, die zusätzlich (oder ausschließlich) Halluzinogene (etwa LSD) zu sich nehmen (s. dazu Fischer u.
Täschner 1991). Die Pathogenese ist unklar (zu Modellvorstellungen
s. Hollister 1986). Ausgeschlossen werden kann wohl, daß verzögert
aus dem Gewebe freigesetztes THC die Symptome verursacht; es
scheint sich um eine spontane, häufig durch psychische Auslöser provozierte Wiederholung bereits einmal abgelaufener Hirnaktivität zu
handeln (zu den Flashbacks s. auch 8.2.4).

7.5 Toleranz und Entzugserscheinungen

Im Tierversuch läßt sich eine hundertfache *Steigerung* der Cannabis-
dosis bei gleichbleibenden Effekten zeigen. Man nimmt an, daß es
sich dabei im wesentlichen um eine *funktionelle* Toleranz handelt, also
Veränderungen nicht in der Verstoffwechselung, sondern am Wirkungsort; diskutiert wird v.a. eine Gegenregulation auf der Ebene der
der Rezeptorbesetzung nachgeschalteten Signaltransduktion (Abood u.
Martin 1992). Auch Veränderungen der Rezeptordichte stehen in Diskussion, sind aber noch nicht eindeutig nachgewiesen. Veränderungen
der Pharmakokinetik (etwa durch Enzyminduktion) dürften keine wesentliche Rolle spielen (Adams u. Martin 1996).
Ist somit in Tierexperimenten eine deutliche Cannabinoidtoleranz
nachgewiesen worden, so scheint diese beim Menschen eher geringe
Bedeutung zu haben – nicht vergleichbar etwa der extremen Toleranzentwicklung bei Opioiden. Sie stellt sich gegenüber den kardiovaskulären Effekten wie Pulsbeschleunigung und Blutdrucksteigerung ein,
weiter wohl öfter gegenüber den psychomotorischen Beeinträchtigungen, möglicherweise weniger gegenüber den euphorisierenden und
psychedelischen Wirkungen – obwohl zuweilen bei starkem, anhal-
tendem Konsum über ein Nachlassen des "high-Gefühls" berichtet
wird. Andererseits scheint zuweilen eine *Sensitivierung* aufzutreten,
indem erfahrene Konsumenten mit verkleinerten Dosen dieselben
Rauscheffekte erzielen können. Ob es sich dabei allerdings um eine
reine Steigerung des Effekts am Wirkungsort handelt oder ob nicht
auch eine verbesserte Inhalationstechnik dabei eine Rolle spielt, ist
nicht sicher anzugeben.
Weitgehend einig ist man sich in der Literatur, daß *Entzugserscheinungen* nach abrupter Unterbrechung von Cannabiskonsum vergleichsweise schwach sind (s. etwa Grinspoon u. Bakalar 1997); sie
sind aber sicher nicht selten (s. dazu Schuckit et al. 1999). Teilweise
handelt es sich dabei um Reboundeffekte wie Unruhe, Schlafstörun-

gen, verminderter Appetit, verstärkter Speichelfluß oder Wiederauftreten von Symptomen, die durch den Cannabiskonsum unterdrückt oder maskiert wurden, beispielsweise depressive Verstimmungen; auch Zittern, Frösteln, Fieberzustände sowie Übelkeit und Erbrechen wurden beschrieben; schwere Symptome wie etwa beim Alkoholentzug (Epilepsie, Delirien, starke kardiovaskuläre Symptomatik) sind nach Aussetzen des Cannabiskonsums in aller Regel nicht zu erwarten. Die meisten Entzugserscheinungen bilden sich auch bald zurück. Ob sich in Tierversuchen regelrechte Cannabisentzugssyndrome provozieren lassen, wird kontrovers diskutiert; immerhin scheinen nach Gabe von Rezeptorantagonisten (also einer besonders abrupten Unterbrechung der Cannabiswirkung) hier deutlichere Symptome aufzutreten (Aceto et al. 1995; Tsou et al. 1995; s. dazu auch Adams u. Martin 1996 sowie Kleiber u. Kovar 1998, S. 78 und die dort angeführte Literatur).

Angesichts des typischerweise milden Verlaufs des *Cannabisentzugs* ist normalerweise medizinische Behandlung nicht notwendig und wird auch von den Konsumenten i.a. nicht gefordert.

7.6 Cannabismißbrauch und -abhängigkeit; körperliche und psychische Folgen

7.6.1 *Epidemiologie*

Wann von Cannabismißbrauch gesprochen werden kann, ist eine nicht zuletzt ideologisch gefärbte Frage; Tatsache ist, daß Cannabisprodukte unter das Betäubungsmittelgesetz gestellt sind, ihr Besitz somit prinzipiell strafbar ist (wenn auch häufig beim Besitz kleiner Mengen von einer Strafverfolgung abgesehen wird). Keinesfalls stellt Cannabiskonsum, auch regelmäßiger Art, eine Seltenheit dar; in gewissen Gruppen dürfte er vielleicht ähnlich bedeutsam wie der von Alkohol sein. Nach amerikanischen Studien rauchten 1985 immerhin noch 5% der Schüler täglich Marihuana, was jedoch gegenüber einer 1978 erhobenen Zahl von 11% einen merklichen Rückgang bedeutet (Davison u. Neale 1998, S. 335). In den USA scheint mittlerweile sogar der Konsum wieder zuzunehmen; Schätzungen, daß etwa 2-3% der dortigen Bevölkerung *täglich* Cannabis konsumieren (Martin 1995), könnten durchaus realistisch sein; dabei ist zu bedenken, daß dieser Prozentsatz in einzelnen Subgruppen deutlich höher liegt.

Für Deutschland sind nur wenig relevante Zahlen zu erhalten; die häufiger angegebene Lebenszeitprävalenz als die Zahl jener, die irgendwann einmal in ihrem Leben Cannabisprodukte probiert haben, sagt wenig über die Zahl der regelmäßigen Konsumenten aus. Nach Kraus u. Bauernfeind (1998) liegt die 30-Tage-Prävalenz für den Konsum von Cannabis in den alten Bundesländern bei etwa 5%, in den neuen ungefähr halb so hoch. Der Prozentsatz der regelmäßigen Cannabiskonsumenten dürfte deutlich höher als der von anderen psychotropen Substanzen wie Kokain, Crack, Opioiden, Halluzinogenen oder Aufputschmitteln sein. Anzunehmen ist, daß regelmäßiger Konsum von einer nicht unbeträchtlichen Zahl von Personen schon seit Jahren oder gar Jahrzehnten geschieht.

Nicht bekannt ist auch, wieviele von den regelmäßig Cannabis Konsumierenden im strengen Sinne *abhängig* sind. Allgemein geht man davon aus, daß das *Abhängigkeitspotential* von Cannabisprodukten niedriger als das von Opioiden oder Psychostimulantien ist. Auch Tierexperimente deuten in diese Richtung (s. dazu Julien 1997, S. 371 f. und die dort angeführte Literatur).

Einige bei Kleiber u. Kovar (1998, S. 162 ff.) zusammengestellte Studien versuchen, den Prozentsatz von Cannabisabhängigen genauer anzugeben: In einer dieser Untersuchungen in Deutschland wurde gefunden, daß bei cannabiserfahrenen Jugendlichen und jungen Erwachsenen die Lebenszeitprävalenz für eine Abhängigkeit von der Substanz etwa 1% betrug; jede hundertste der befragten Personen hätte also bereits ein mehr oder weniger langes Stadium von Cannabisabhängigkeit hinter sich oder befände sich gerade in einem solchen. In einer Befragung in den Vereinigten Staaten berichteten 15% jener Personen, die in den letzten 30 Tagen Marihuana konsumiert hatten, davon abhängig zu sein. Setzt man die oben für Deutschland mitgeteilten Zahlen zur 30-Tage-Prävalenz von Cannabiskonsum an (etwa 5% in den alten Bundesländern), käme man so auf einen Anteil regelrecht Abhängiger in der Gesamtbevölkerung von etwas unter 1%. Diese Zahl scheint hoch, v.a. wenn man bedenkt, daß in gewissen Subgruppen der Prozentsatz der Konsumenten deutlich höher liegt.

Bei Kleiber u. Kovar (1998, S. 169) wird der Frage nachgegangen, ob Cannabis eine Einstiegsdroge ist, ob also Konsum dieser Substanzen eine Schrittmacherfunktion für ein Übergehen auf harte Drogen (etwa Heroin) hat. Die Autoren betrachten nach Sichtung der einschlägigen Studien diese Annahme als wissenschaftlich nicht haltbar. Zwar sei ein (schwacher) Zusammenhang zwischen Konsum von Cannabis und dem weiterer illegaler Substanzen gegeben; daraus sei aber nicht abzuleiten, daß das eine zum anderen führe. Zu dieser nach wie vor kontrovers diskutierten Frage betrachte man beispielsweise aber auch die Argumente bei Täschner (1994).

7.6.2 Folgen chronischen Cannabiskonsums

Während der einmalige Konsum von Cannabisprodukten – außer eventuell bei Personen mit Vorerkrankungen insbesondere im kardiovaskulären System – als vergleichsweise harmlos gilt (anders als bei-spielsweise von Ecstasy, s. 8.3.3), dürfte *regelmäßiges Rauchen* von Marihuana oder Haschisch keineswegs so ungefährlich sein wie von verschiedenen Seiten suggeriert. Mit ziemlicher Sicherheit ist das Risiko für *Karzinome der Atemwege und des Mund-Rachenraumes* erhöht; nicht eindeutig widerlegt ist zudem, daß es zu ausgeprägten *psychischen Störungen* kommen kann (wenn dies andererseits auch nicht mit letzter Eindeutigkeit nachgewiesen werden konnte).

Da der Rauch von Marihuanazigaretten einige Karzinogene in höherer Konzentration enthält als der von Tabak und zudem zur Erzielung einer psychotropen Wirkung meist tief inhaliert wird, ist von einer deutlich erhöhten Wahrscheinlichkeit für die Entwicklung von *Bronchialkarzinomen* bei Cannabisrauchern auszugehen. Bei Tabakrauchern verstärkt der zusätzliche Konsum von Marihuanazigaretten das bekanntermaßen ohnehin hohe Krebsrisiko erheblich. Hinweise gibt es weiter darauf, daß die Entstehung von *Karzinomen im Mund-Rachenraum* durch Marihuanarauchen gefördert wird; zumindest wurden entsprechende Fälle bei vergleichsweise jungen Marihuanarauchern beschrieben (Donald 1991). Nicht klar ist, ob es ausschließlich die Karzinogene des Rauches sind, die solche Entwicklungen begünstigen oder ob möglicherweise auch die Cannabinoide selbst die Entstehung von bösartigen Neubildungen fördern. Hinweise konnten gefunden werden, daß THC die Aktivität der tumorzellbeseitigenden Makrophagen reduziert (Cabral u. Vasquez 1991); ebenso wird allerdings die Hypothese vertreten, daß Cannabinoide sogar die Tumorbildung bis zu einem gewissen Grad unterdrücken können (s. dazu Kleiber u. Kovar 1998, S. 62 f. und die dort zitierte Literatur). Unklar ist, wieweit Cannabiskonsum in anderer Form als durch Rauchen von Marihuanazigaretten (etwa durch Rauchen in Wasserpfeifen oder durch orale Aufnahme) auf Tumorentstehung Einfluß hat (zu den gesundheitlichen Folgen des Cannabiskonsums s. auch Kleiber u. Kovar 1998, S. 60 ff. sowie Nahas 1993).

Weiter ist das gehäufte Auftreten von *obstruktiven Bronchialerkrankungen* bei Marihuanarauchern gesichert; bei Konsum von Marihuana wie auch gewöhnlichen Zigaretten addieren sich die schädlichen Effekte.

Cannabinoide besitzen gewisse *immunsuppressive* Effekte (s. etwa Friedman 1991), so daß eine erhöhte Infektionsanfälligkeit bei chronischen Konsumenten prinzipiell nicht unwahrscheinlich ist; der sichere Nachweis scheint aber noch auszustehen (s. dazu ausführlich Adams u. Martin 1996). Nach einigen Beobachtungen erfolgt bei HIV-positiven Marihuanakonsumenten *schneller* der Übergang in AIDS.

Diskutiert wird zudem *Beeinträchtigung der Spermiogenese* bei Männern (Hembree et al. 1991), daneben *Fertilitätsstörungen* bei Frauen (s. Martin 1995 und die dort angeführte Literatur). Über eventuelle Beeinträchtigung von Kindern, deren Mütter während der Schwangerschaft Cannabis konsumiert haben, ist die Befundlage nicht eindeutig. Nachgewiesen ist, daß Cannabinoide gut die Plazentarschranke überwinden und auch in die Muttermilch gelangen. Hinweise gibt es auf eine mögliche Verkürzung der Schwangerschaftsdauer sowie auf niedrigeres Geburtsgewicht und geringere Körpergröße der Neugeborenen (Parker u. Zuckerman 1991; Tuchmann-Duplessis 1993). Weiter wurden bei Kindern cannabiskonsumierender Mütter vermehrt Verhaltensauffälligkeiten sowie intellektuelle Beeinträchtigungen festgestellt, wobei es schwer ist, dies als ausschließlichen Cannabinoideffekt nachzuweisen; zu beachten ist möglicher Beikonsum anderer psychotroper Substanzen sowie eventuelle spezifische soziale Bedingungen in den betrachteten Stichproben (s. dazu auch Kleiber u. Kovar 1998, S. 69 f.; s. dort außerdem zu Nachweisen von Schäden in Tierversuchen). Weiter wurde berichtet, daß Kinder von Müttern, die vor oder während der Schwangerschaft Marihuana geraucht hatten, deutlich gehäuft an einer spezifischen *Leukämieform* litten (Neglia et al. 1991; s. auch Nahas 1993). Auf jeden Fall kann nicht davon ausgegangen werden, daß Cannabiskonsum während der Schwangerschaft sicher ohne Folgen bleibt.

Daß Cannabisrauchen akut zu *Halluzinationen* und *Wahnvorstellungen* führen kann, die dem Bild einer *paranoid-halluzinatorischen Schizophrenie* gleichen und zuweilen den Beginn einer längeren, über den Konsum hinaus anhaltenden Störung markieren, war in 7.3.7 schon angemerkt worden. Erwähntermaßen ist es aber nicht einfach, eine unzweifelhafte kausale Beziehung nachzuweisen, also zu zeigen, daß ohne diesen einmaligen Cannabisrausch die psychische Störung sicher ausgeblieben wäre. Nicht unumstritten ist weiter, ob chronischer Cannabiskonsum die Ausbildung von Schizophrenien (direkt nach oder auch unabhängig von einer akuten Cannabisintoxikation) begünstigt. Der gut gesicherte Zusammenhang zwischen Cannabiskonsum und Auftretenswahrscheinlichkeit für eine Schizophrenie könnte ebenso dadurch zu erklären sein, daß zu schizophrenen Störungen Disponierte häufiger Marihuana rauchen oder gar daß die Aufnahme von Cannabisprodukten einen Versuch der *Selbstmedikation* darstellt. Auch unter Berücksichtigung dieser Einwände gehen einige Autoren davon aus, daß Cannabiskonsum einen eigenständigen Risikofaktor für die Entwicklung von Schizophrenie darstellt (Andreasson et al. 1989 und Allebeck 1993; vgl. dazu jedoch Defer 1993 sowie Grinspoon u. Bakalar 1997; s. auch 7.3.7).

Tabelle 7.1 Folgen chronischen Cannabiskonsums

Störungsbild	Beschreibung	Kommentar
obstruktive Bronchial-erkrankungen	Verlegungen der Atemwege	gut gesichert
Tumoren im Mund-Rachenbereich und der Atemwege	Mundhöhlen-, Rachen-, Kehlkopf- u. Bronchial-karzinome	gut gesichert
Störungen des Immunsystems	u.a. höhere Anfälligkeit gegenüber Infektionen	nicht unwahrscheinlich
Fertilitätsstörungen	verminderte Spermio-genese; gestörte Fertili-tät bei Frauen	nicht auszuschließen
Schädigungen des Fetus	Gehäufte Abgänge; verringertes Geburts-gewicht	gut dokumentiert
	Verhaltensstörungen in späteren Jahren	nicht sicher zu belegen
	Gehäuftes Auftreten von Leukämie in späte-ren Jahren	bleibt zu bestätigen
Induktionen von schi-zophrenen Psychosen	Entwicklung v.a. para-noid-halluzinatorischer Symptomatik	Kausalrelation unklar
Kognitive Einschrän-kungen	Störungen v.a. von Ge-dächtnisleistungen	diskrete Einschränkun-gen wahrscheinlich
Amotivationales Syndrom	Zunehmender Motivati-ons- und Interessenver-lust	Kausalreaktion unklar

Zahlreiche Studien untersuchen die Auswirkungen von chronischem Cannabiskonsum auf *intellektuelle Leistungen* und kommen häufig zum Schluß, daß sich diese verschlechtern. In einer gründlichen Zu-sammenstellung weisen allerdings Kleiber und Kovar (1998, S. 121 ff.) nach, daß insbesondere in zahlreichen älteren Untersuchungen wichtige Variablen wie soziodemographische Faktoren oder Beikonsum anderer Substanzen nicht kontrolliert wurden, zudem daß in einigen Studien die Probanden bei der Testung noch unter direktem Cannabiseinfluß standen. In neueren, methodisch einwandfreieren Studien schnitten die Cannabiskonsumenten häufig, aber keineswegs immer, schlechter ab als die Kontrollgruppen; insbesondere scheinen sich *Gedächtnisleistungen* und *Aufmerksamkeit* durch Dauerkonsum zu verschlechtern (s. dazu beispielsweise Fletcher et al. 1996). In neueren Zusammenstellungen geht man davon aus, daß chronischer Cannabiskonsum zwar nicht sehr auffällige, jedoch diskrete und auf Teilbereiche beschränkte *kognitive Beeinträchtigungen* nach sich ziehen kann (für eine ausführliche und differenzierte Darstellung, die auch das spezifische Konsumverhalten berücksichtigt, s. Solowij 1998; s. außerdem dazu Block 1996). Bei Abstinenz nach mehrjährigem Abusus lassen sich Verbesserungen beobachten, die möglicherweise aber nicht vollständig sind (Solowij 1995; Solowij 1998, S. 246).

Sehr kontrovers wird in der Literatur diskutiert, ob regelmäßiger Cannabiskonsum über längere Zeit zum *Amotivationssyndrom (amotivationalen Syndrom)* führt, einer gewissen Interessen- und Antriebslosigkeit sowie mangelnder Leistungsorientierung. Kleiber u. Kovar (1998, S. 184 ff.) betrachten nach Sichtung der Literatur eine solche Entwicklung keineswegs als eindeutig nachgewiesen. Sie geben u.a. zu bedenken, daß auch ein gehäuftes Auftreten amotivationaler Symptomatik bei Cannabiskonsumenten keineswegs eine solche kausale Relation beweise; das amotivationale Syndrom könne Symptom einer allgemeinen Depressivität sein, welche die Betroffenen durch Zufuhr von Cannabinoiden zu lindern versuchten (s. dazu auch Grinspoon u. Bakalar 1997).

7.7 Therapeutische Anwendung von Cannabis

Neben den bereits in 7.3 angeführten akuten Effekten hat die Einnahme von Cannabinoiden noch weitere, die für die *medizinische Anwendung* früher oder später Bedeutung erlangen könnten. Sie seien kurz in Anlehnung an Hollister (1986) sowie Kleiber u. Kovar (1998, S. 226 ff.) dargestellt.

THC und einige andere Cannabinoide besitzen nachweisbare *analgetische* Wirkung. Die Substanzen scheinen dabei weniger in der Peripherie an den Nozizeptoren anzugreifen, sondern v.a. zentral an der grauen Substanz des Mittelhirns (Lichtman et al. 1996) sowie im Rückenmark an der Umschaltstelle der Schmerzbahnen, wirken also teilweise ähnlich wie Opioide (s. dazu auch 3.4). Möglicherweise bestehen enge

Beziehungen zwischen dem *Opioidrezeptor-* und dem *Cannabinoidrezeptor-System.* Trotz ihrer analgetischen Wirkung werden Cannabinoide angesichts zu erwartender Nebenwirkungen zur Schmerzbekämpfung selten eingesetzt.

Die möglicherweise augenblicklich relevanteste therapeutische Wirkung von Cannabinoiden ist die *antiemetische* (den Brechreiz unterdrückende); der Effekt wird in den USA v.a. im Rahmen von *Chemotherapien* bei Krebspatienten genutzt. Der Mechanismus ist noch weitgehend unklar. In den USA liegt Delta-9-THC als Fertigpräparat vor und darf dort bei bestimmten Indikationen legal eingesetzt werden; es gibt jedoch Hinweise, daß die antiemetische Wirkung beim Rauchen von Marihuanazigaretten stärker ist.

Ebenfalls bei Krebs-, aber auch AIDS-Patienten wurden Cannabinoide in mehreren Studien zur Behandlung von *Appetitlosigkeit* und damit zur Erreichung einer Gewichtszunahme eingesetzt; möglicherweise sind sie den herkömmlichen Mitteln diesbezüglich überlegen.

Weiter *senken* Cannabinoide den *Augeninnendruck*, so daß sich Anwendung als *Antiglaukommittel* denken läßt. Hinweise gibt es zudem, daß Cannabinoide broncholytisch (die Bronchien erweiternd) wirken; oral scheint dieser Effekt jedoch gering zu sein (teilweise sogar ins Gegenteil umzuschlagen), Rauchen von Marihuana aus diversen Gründen nicht sinnvoll, so daß das Problem der Applikation noch zu lösen ist. Weiter sei erwähnt, daß Cannabinoide möglicherweise antiepileptisch und muskelrelaxierend wirken (zu Wirkungen von Cannabinoiden bei neurologischen Störungen s. ausführlich Consroe u. Sandyk 1992).

In den USA liegt teilweise THC als Fertigarzneimittel zur Anwendung als Antiemetikum und Appetitstimulans vor; zu erwarten ist, daß der Antrag auf Zulassung in Deutschland in absehbarer Zeit gestellt wird; Marihuana als Medikament ist weder in den USA noch Deutschland zugelassen – wobei sich offenbar in den USA einige Ärzte in bestimmten, schweren Fällen über diese Bestimmungen hinwegsetzen (s. dazu auch Voth u. Schwartz 1997; Kleiber u. Kovar 1998, S. 236 f. sowie Rommelspacher 1999b).

8.   Halluzinogene (Psychedelika)

8.1   Begriffsklärungen; Einteilung der Halluzinogene

Als *Halluzinogene (Halluzinationen Hervorrufende)* bezeichnete man ursprünglich *Substanzen wie LSD oder Meskalin*; die Bezeichnung ist insofern wenig treffend, als regelrechte Halluzinationen, also (unkorrigierbare) Wahrnehmungen von in der Realität nicht Vorhandenem, eher eine *seltene* Wirkung dieser Substanzen darstellen. Mittlerweile wird von einigen Autoren die Bezeichnung *"Psychedelika" ("die Seele Offenbarende")* bevorzugt, weil sie die "Bewußtseinserweiterung", speziell die *intensivierte Wahrnehmung*, als den eigentlich charakteristischen psychotropen Effekt heraushebt. In den diagnostischen Manualen DSM-IV und ICD-10 findet sich jedoch weiter der Begriff Halluzinogene. Ungebräuchlich geworden sind mittlerweile die Bezeichnungen "Psychotomimetika" ("Psychosen Nachahmende") und "Psychodysleptika" ("das psychische Funktionieren Beeinträchtigende"). Weiter ist nicht einheitlich festgelegt, welche Substanzen zu den Halluzinogenen oder Psychedelika gerechnet werden. Während über die diesbezügliche Zuordnung von LSD, Meskalin und Psilocybin wenig Dissens besteht, werden *ringsubstituierte Amphetamine* und *Methamphetamine*, etwa das 3,4-Methylendioxymethamphetamin (MDMA oder Ecstasy), von einigen ebenfalls in diese Gruppe eingeordnet, während andere diese Substanzen entweder zu den Amphetaminen (also zu den Psychostimulantien) rechnen oder sie in eine eigene, neue Kategorie, die "Entaktogene" einordnen (s. 8.3.1). Gleichfalls nicht einheitlich geschieht die Zuordnung von *Phencyclidin*: Im DSM-IV wird es als eine eigene Klasse psychotroper Substanzen betrachtet, von anderer Seite häufig zu den Halluzinogenen gerechnet. Definitiv nicht – oder nur noch in wenigen Abhandlungen – werden die Cannabisprodukte zu den Halluzinogenen oder Psychedelika gezählt, obwohl ihre "bewußtseinserweiternde", die Wahrnehmung akzentuierende Wirkung durchaus in gewisser Hinsicht der von LSD ähnelt.
Hier schien es am übersichtlichsten, *alle* die genannten Substanzen – die Cannabinoide ausgenommen – zur Gruppe der *Psychedelika* (bzw. *Halluzinogene*) zu rechnen, dabei jedoch Subgruppen zu bilden: Die erste, die der "klassischen Halluzinogene", soll im wesentlichen *LSD*, *Meskalin* und *Psilocybin* umfassen, die zweite die im weiteren Sinne *psychedelisch wirkenden Amphetamin- und Methamphetaminabkömmlinge* ("Entaktogene" nach Bezeichnung der neueren Literatur sowie

einige eher halluzinogen wirksame Derivate), die dritte soll die sogenannten "psychedelischen Narkosemittel" *Phencyclidin* und *Ketamin*
enthalten; schließlich soll noch eine Restklasse "weitere Halluzinogene" gebildet werden, wozu beispielsweise *Scopolamin* und *Atropin*
gerechnet werden.

Es sei nur darauf hingewiesen, daß es verschiedene andere Einteilungen
gibt: Julien (1997, S. 322) unterscheidet beispielsweise "anticholinerge psychedelische Substanzen" (Atropin und Scopolamin), "catecholaminverwand-
te psychedelische Substanzen" (wozu er neben den synthetisch hergestellten
psychedelischen Amphetamin- und Methamphetaminabkömmlingen auch
das natürlich vorkommende Meskalin rechnet), "serotoninverwandte psychedelische Substanzen" (z.B. LSD und Psilocybin) und schließlich die
"psychedelischen Narkosemittel" Phencyclidin und Ketamin. Problematisch
scheint hier insbesondere, daß das in seinen Wirkungen und seinem Wirkmechanismus dem LSD nahestehende Meskalin einer Gruppe zugeordnet
wird, deren psychedelische Effekte typischerweise andersartig sind (deshalb
die Bezeichnung "Entaktogene") und die wohl auch neurochemisch an unterschiedlicher Stelle angreifen. Andere Autoren rechnen erwähntermaßen
die psychedelischen Amphetamin- und Methamphetaminabkömmlinge zu
den Amphetaminen, obwohl letztere keine wesentliche psychedelische Wirkung haben; wie bereits angeführt, ist es auch nicht Konsens, Phencyclidin
zu den Halluzinogenen zu zählen.

Was die ringsubstituierten Amphetamine und Methamphetamine betrifft, so
hängen die psychotropen Effekte offensichtlich von der Art des Substituen-
ten ab: Substitution mit Methoxygruppen (-OCH3) führt eher zu *halluzino-*

Tabelle 8.1 Einteilung der Halluzinogene (Psychedelika)

Gruppe	Stoffe	Wirkungen
Klassische H.	LSD, Psilocybin, Meskalin	psychedelisch
Ringsubstituierte Amphetamine u. Methamphetamine	Methoxysubstituierte (z.B. DOM)	ähnlich wie klassi-sche H.
	Methylendioxysubstituierte (z.B. MDA, MDE, MDMA)	"entaktogen"
Psychedelische Narkosemittel	Phencylidin, Ketamin	schizophrenie-ähnliche Reaktio-nen
Andere Halluzino-gene	Anticholinergika (z.B. Atropin, Scopolamin), Stoffe im Fliegenpilz	psychedelisch, hal-luzinogen (teils Delir erzeugend)

genen Eigenschaften, mit Methylendioxygruppen (-O-CH$_2$-O-) stärker zu *entaktogenen* (s. dazu ausführlicher Geyer u. Callaway 1994 sowie Kovar et al. 1996).

Tabelle 8.1 zeigt unter starker Vereinfachung die Wirkungen der einzelnen Gruppen (ohne Berücksichtigung der Euphorisierung und körperlicher Reaktionen).

8.2   "Klassische" Halluzinogene

8.2.1 *Überblick; Historisches; Verbreitung*

Zu den "klassischen" Halluzinogenen werden in der Literatur weitgehend einheitlich das synthetisch gewonnene *Lysergsäurediethylamid (LSD)* und die psychotropen Substanzen des *Pilzes Psilocybe mexicana* gerechnet (*Psilocybin* und *Psilocin*), dazu einige weitere, z.B. das aus dem Samen einer mexikanischen Trichterwinde gewonnene *Ololiuqui*. Die genannten Halluzinogene ähneln strukturell dem Neurotransmitter *Serotonin* (5-Hydroxytryptamin), besitzen somit den charakterischen Indolring und wirken mutmaßlich durch Beeinflussung des *serotonergen Systems*; da sie alle aus *Tryptamin* (welches durch Decarboxylierung der Aminosäure Tryptophan entsteht) abzuleiten sind, tragen sie die Bezeichnung *Tryptaminderivate* (oder *Indolalkylamine*). Das hier ebenfalls zu den klassischen Halluzinogenen gezählte *Meskalin* enthält hingegen den auch in Phenylalanin, Tyrosin, Dopamin und Noradrenalin zu findenden Phenylring (der ebenso Amphetamin, Methamphetamin und deren Abkömmlinge kennzeichnet), steht also strukturchemisch den Katecholaminen (Dopamin, Noradrenalin und Adrenalin) näher (und zählt damit zu den *Phenylalkylaminen*); trotzdem scheint es eher auf das *serotonerge* als auf das dopamin- und noradrenerge System zu wirken.

Meskalin, das *Hauptalkaloid* des *Peyotekaktus*, seit Jahrhunderten in Mexiko für zeremonielle Zwecke im Gebrauch, war die erste wissenschaftlich genauer untersuchte psychedelische Substanz. Ende des letzten Jahrhunderts wurde es als wichtigster psychotroper Inhaltstoff des Peyotekaktus identifiziert und einige Jahre später in seiner Struktur aufgeklärt, schließlich kurz danach synthetisch hergestellt.
LSD (Lysergsäurediethylamid), das sicher bekannteste und am besten untersuchte Halluzinogen, wurde 1938 von dem bei der Firma Sandoz in Basel beschäftigten Chemiker A. Hofmann synthetisiert und einige Jahre später in Selbstversuchen auf seine Wirkungen getestet. Aus-

155

gangspunkt der Herstellung war Mutterkorn, ein Schimmelpilzge-
flecht, welches auf Getreide wächst und zahlreiche Alkaloide enthält
(u.a. einige Substanzen mit möglicherweise psychotroper Wirkung).

Offenbar unabsichtlich nahm Hofmann eines der Derivate des Mutterkorn-
alkaloids Lysergsäure, nämlich das bis dahin aufgrund scheinbar fehlender
pharmakologischer Wirkungen unbeachtete Lysergsäurediethylamid (LSD),
zu sich und verspürte starke psychotrope Effekte, die er im weiteren systematisch untersuchte. Wiederum einige Jahre später wurde LSD wegen seiner
psychotomimetischen und bewußtseinserweiternden Wirkung zunehmend
für Forschungszwecke eingesetzt, wurde sogar unter dem Handelsnamen
Delysid von Sandoz auf den Markt gebracht und erlangte in den späten 60er
Jahren Bedeutung als Genußdroge. Als Medikament zur Erforschung psychischer Zustände sowie zur pharmakologischen Unterstützung psychotherapeutischer Interventionen verlor es aufgrund wenig überzeugender Ergebnisse und unerwünschter Effekte rasch das Interesse; hinzu kam, daß im
Rahmen angeblicher LSD-Forschung an einer amerikanischen Universität
reichlich eigenartige religiöse Praktiken betrieben wurden (zur Geschichte
der experimentellen Forschung mit Halluzinogenen s. Hermle et al. 1993;
Abraham et al. 1996 oder Pechnik u. Ungerleider 1997); 1966 wurde Delysid wieder vom Markt genommen. Heute hat das wie andere Halluzinogene
unter das Betäubungsmittelgesetz gestellte LSD noch eine gewisse Bedeutung als Genußdroge, wird aber wenigstens zur Zeit diesbezüglich immer
mehr von den psychedelischen Amphetamin- und Methamphetaminderiva-
ten verdrängt.

Aufgrund der Erfahrungen mit LSD wandte man sich weiteren halluzinogenen Substanzen zu und untersuchte deren Wirkstoffe und Wirkmechanismen: Aus Pilzen der Gattung *Psilocybe*, beispielsweise aus
Psilocybe mexicana, wurden von einer Arbeitsgruppe unter Leitung
des LSD-Entdeckers Hofmann die Hauptwirkstoffe Psilocybin und
Psilocin isoliert und ihre strukturelle Ähnlichkeit mit LSD festgestellt.

Diese Pilze, wahrscheinlich seit Jahrhunderten in Mexiko zu zeremoniellen
Zwecken wegen ihrer psychedelischen Eigenschaften konsumiert, haben als
"magic mushrooms" in der Drogenszene gewisse Bedeutung. Dabei ist allerdings zu beachten, daß nicht nur Pilze der Art Psilocybe mexicana unter
dieser Bezeichnung auf den Markt kommen, sondern die auch anderer, in
ihrem Wirkstoffgehalt stark unterschiedlicher Psilocybearten, so daß die
psychotropen Effekte schwer vorherzusagen sind. Zudem werden zuweilen
Spezies aus anderen psilocybinhaltigen Pilzgattungen angeboten und außerdem können einige giftige, schwer von Psilocybepilzen unterscheidbare
andere Pilzsorten beigemengt sein, so daß hier besondere Vorsicht anzuraten
ist. Psilocybin kann synthetisch erzeugt werden und war zeitweise von Sandoz unter dem Warennamen Indocyn in den Handel gebracht worden; mittlerweile ist das Medikament, ebenso wie das LSD-haltige Delysid, längst
wieder vom Markt.

Kurz seien noch einige weitere, mit den klassischen Halluzinogenen verwandte Stoffe erwähnt: Das bereits genannte *Ololiuqui* findet sich in den
Samen einiger Windengewächse; als wichtigste wirksame psychotrope Sub-

stanz wurde von Hofmann dabei *Lysergsäureamid* identifiziert, das mit Lysergsäurediethylamid (LSD) strukturelle Ähnlichkeit aufweist, aber schwächer ist. Die die Samen liefernde *Trichterwinde* wuchs ursprünglich in Mexiko, wurde aber nach Europa und die USA exportiert, wo sie gut gedeiht und in gewissen Kreisen wenigstens zeitweise Bedeutung als psychotrope Substanz hatte (zu Ololiuqui und seinem Konsum s. ausführlich Schmidbauer u. vom Scheidt 1998, S. 277 ff.); es scheint nach wie vor insbesondere in Mittelamerika bei magischen Praktiken eine Rolle zu spielen.

Weiter gibt es einige Pflanzen in Mittel- und Südamerika, von denen Teile zerstoßen und geschnupft werden (zum Beispiel *Cohoba* oder *Epena*); die psychotropen Effekte ähneln denen des LSD. Wesentliche Wirkstoffe sind *Dimethyltryptamin (DMT)* und *5-Hydroxy-DMT (Bufotenin)*, die strukturchemisch dem Serotonin ähneln und ihre Wirkung mittels Bindung an bestimmte Serotoninrezeptoren ausüben. Sie scheinen weniger in der Drogenszene der Industrieländer als in ihren Herkunftsländern im Rahmen magischer Praktiken konsumiert zu werden (zu diesen *Schnupfdrogen* s. ausführlich Schmidbauer u. vom Scheidt 1998, S. 343 ff.; zu DMT und Ayahuasca s. Parnefjord 2000, S. 35 ff.). Bufotenin findet sich auch im Hautsekret bestimmter Krötenarten; insofern können Berichte durchaus zutreffen, nach denen manche Personen diese Kröten zur Erzeugung psychedelischer Effekte ablecken.

Ein weiteres Tryptaminderivat ist *Harmin*, welches sich in zahlreichen unterschiedlichen Pflanzenspezies findet (so in der in Südamerika wachsenden Liane Banisteriopsis caapi oder in der von Südosteuropa bis Tibet heimischen Steppenraute). Die Effekte sind ähnlich wie die von LSD; auf dem Drogenmarkt scheint die Substanz keine wesentliche Rolle zu spielen (s. zu diesen Substanzen auch die Beiträge in Efron et al. 1979).

8.2.2 Gewinnung; Aufnahme und Verstoffwechselung

LSD wird *synthetisch* gewonnen und in verschiedenen, in ihrer Zusammensetzung häufig nicht eindeutig definierten Zubereitungen (im Szenejargon oft "Trips" genannt) auf den Markt gebracht; meist handelt es sich um Kapseln oder Tropfen. LSD wird binnen etwa einer Stunde resorbiert und verteilt sich rasch im Körper; die Substanz überwindet leicht die Blut-Hirn-Schranke. Der Abbau geschieht in der Leber; die Metaboliten werden im Urin ausgeschieden. Als Wirkdauer werden sechs bis acht Stunden angegeben (nach Julien 1997, S. 335).

Meskalin kann durch *Kauen* des Peyotekaktus aufgenommen werden, wird aber von Drogenkonsumenten der Industrieländer zumeist als *Pulver* geschluckt, welches das *synthetisch hergestellte* Alkaloid enthält. Es wird rasch resorbiert und erreicht nach 30 bis 90 Minuten das Gehirn; Meskalin wird wahrscheinlich weitgehend unverändert ausgeschieden; die Wirkdauer beträgt etwa 10 Stunden (nach Julien 1997, S. 328).

Die Aufnahme von Psilocin und Psilocybin geschieht zumeist durch *Verzehr* der alkaloidhaltigen Pilze, wobei – wie oben ausgeführt – der Gehalt der psychotropen Substanzen sehr variieren kann. Über den Metabolismus ist wenig bekannt. Augenblicklich wird die These vertreten, daß die psychoaktive Substanz nur Psilocin ist, welches aus Psilocybin durch Abspaltung einer Phosphatgruppe (schon im Verdauungstrakt?) hervorgeht.

8.2.3 Unmittelbare Wirkungen und Wirkmechanismen; akute Intoxikation

Die Wirkungen der erwähnten Substanzen sind im wesentlichen gleich – gewisse Unterschiede dürften möglicherweise nicht zuletzt durch das andersartige Setting der Einnahme und durch die unterschiedlichen Erwartungshaltungen der Konsumenten bedingt sein; es werden deshalb hier vorwiegend die gut untersuchten und dokumentierten *LSD-Effekte* beschrieben. In den gebräuchlichen Dosen finden sich v.a. *Veränderungen der Wahrnehmung* im Sinne einer Akzentuierung, gewisse *Euphorisierung* und *Antriebssteigerung* sowie *körperliche* Effekte, die im wesentlichen einer *Sympathikusaktivierung* entsprechen; erst in einer späten Phase, die häufig nur nach höheren Dosen auftritt, stellen sich typischerweise echte *Halluzinationen* und andere *psychotische Symptome* ein.

Im einzelnen läßt sich der Ablauf etwa so beschreiben: Relativ bald nach Aufnahme der Substanz kommt es – dosisabhängig – zu körperlichen Reaktionen, u.a. zu Anstieg von Körpertemperatur, Pulsfrequenz und Blutdruck, Erweiterung der Pupillen (Mydriasis), daneben auch Benommenheit, Übelkeit und Schwindel, Effekte, die von den Konsumenten in Kauf genommen werden und insgesamt das psychedelische Erlebnis nicht wesentlich zu beeinträchtigen scheinen (sogenannte "somatische Phase"). In der zweiten, der "sensorischen" oder "perzeptuellen" Phase stellen sich die *charakteristischen Veränderungen der Wahrnehmung* ein: Farben und Töne werden *intensiver* empfunden, Gerüche oder Töne werden *sichtbar* (sogenannte Synästhesien, Vermischung von Wahrnehmungsmodalitäten), Gegenstände *verändern ihre Größe*, die Zeit läuft *ungewöhnlich langsam* ab (man vergleiche den ähnlichen Effekt bei Cannabiskonsum in 7.3.5). Es können *illusionäre Verkennungen* auftreten (inhaltliche Umdeutungen von tatsächlich Vorhandenem, zum Beispiel von Schatten als Personen) und v.a. *optische Halluzinationen*; dabei wird zwar nicht Vorhandenes wahrgenommen, die Betroffenen sind sich aber der Unwirklichkeit des

Gesehenen bewußt und erkennen darin eine Drogenwirkung (*erhaltene Realitätsprüfung*); deswegen ist es hier korrekter, von Pseudoillusionen zu sprechen. Gedanken und Erinnerungen treten deutlich ins Bewußtsein, die Stimmung ist dabei oft gehoben. Die dritte ("psychische") Phase wird offenbar nicht immer erreicht und ist eher durch *unangenehme* Eindrücke gekennzeichnet: Wechsel der Stimmung in Depression oder Angst, Entfremdungserlebnisse, echte Halluzinationen. Diese Phase entspricht dem, was im Jargon "Horrortrip" genannt wird. Bleibt dieses Stadium aus, so geht nach einigen Stunden der Rausch in einen Zustand des angenehmen Losgelöstseins über (dargestellt im wesentlichen nach Julien 1997, S. 335 ff.; s. auch Pechnik u. Ungerleider 1997).

Das Ganze ist hier sehr verkürzt und wenig plastisch dargestellt. Will man sich einen lebhafteren Eindruck verschaffen, so lese man etwa die Beschreibungen, die der LSD-Entdecker Hofmann von seinen ersten Erfahrungen gibt (Hofmann 1979). Noch einmal sei betont, daß das Erleben stark variieren kann und u.a. von Vorerfahrungen und Erwartungen der Konsumenten sowie der atmosphärischen Umgebung (etwa den Mitkonsumenten) abhängt. Insgesamt gilt LSD als *wenig* toxisch, die *therapeutische Breite* also sehr groß – auch Hofmann hatte in seinen Selbstversuchen eine wesentlich größere Menge konsumiert als üblicherweise zur Erzeugung der Wirkung notwendig. *Todesfälle* durch die Substanz selbst – etwa in Form schwerer neurologischer Schäden – scheinen bei LSD extrem *selten* zu sein, wobei allerdings *Unfälle* aufgrund veränderter Wahrnehmung und Denkweise sowie *Suizide* in nicht genau bestimmbarer Häufigkeit auftreten können. Anhalten der Wahrnehmungsstörungen und Stimmungsveränderungen lange über die Drogeneinnahme hinaus sind dokumentiert, auch *unmittelbare Übergänge in paranoide Schizophrenie* werden beschrieben. Weiter werden als Folgeschäden des Rausches delirante Symptomatik, affektive Störungen und Angststörungen angeführt.

Die Wirkungen des *schwächeren Psilocins* und *Psilocybins* sind denen von LSD prinzipiell ähnlich; somatische Begleitsymptome sollen weniger ausgeprägt sein, statt Wahrnehmungsveränderungen mit Halluzinationen scheint eher ein traumhaftes Erleben im Vordergrund zu stehen. Auch Meskalineffekte dürften sich nicht allzu sehr von den geschilderten unterscheiden (sind nach einigen Autoren jedoch von ausgeprägterem visuellen Charakter als LSD-Erlebnisse); unangenehme körperliche Effekte wie Kopfschmerzen, Übelkeit und Erbrechen sind hier möglicherweise häufiger (s. dazu Soyka 1998, S. 93).

Die *Diagnose der akuten Intoxikation* ist nicht leicht, zumal Nachweis der Substanzen im Serum aufgrund der niedrigen Konzentrationen nicht sicher gelingt; um beispielsweise LSD im Urin nachzuweisen, ist Sammeln von 24-Stunden-Urin notwendig. Hinweise auf Einnahme von LSD und wirkmäßig verwandter Substanzen soll die Tatsache geben, daß die Betroffenen bereitwillig in der vom Untersucher vorgehaltenen Hand *lebhafte Farbeindrücke und Bilder* schildern – im Gegensatz zu Personen im Phencyclidinrausch, die auf diese Aufforderung eher aggressiv reagieren (s. dazu Soyka 1998, S. 95 und die dort angegebene Literatur).

Medikamentöse Therapie psychotischer Reaktionen im LSD-Rausch kann zuweilen erforderlich sein, wobei man dazu im wesentlichen Neuroleptika einsetzt (Julien 1997, S. 333; Pechnik u. Ungerleider 1997; zur Behandlung somatischer LSD-Symptome s. Benkert u. Hippius 1998, S. 354).

Bezüglich der *Wirkmechanismen* besteht Konsens, daß LSD und die anderen Tryptaminabkömmlinge am *serotonergen System* angreifen, wobei allerdings die Einzelheiten noch weitgehend unklar sind (s. dazu ausführlich Pechnik u. Ungerleider 1997 und die dort zitierte Literatur). Während früher öfter von einem Serotoninantagonismus ausgegangen wurde, nimmt man heute eher an, daß die erwähnten Psychedelika postsynaptische Rezeptoren des Typs 5-HT$_2$ stimulieren und somit die *Serotoninwirkung verstärken* (s. etwa Glennon 1990 oder Crowley 1995a). Obwohl Meskalin den Katecholaminen strukturmäßig ähnlicher ist, scheint es seine Wirkung ebenfalls hauptsächlich an *postsynaptischen Serotoninrezeptoren* zu entfalten; es wird angenommen, daß die zahlreichen Methoxy(-OCH$_3$)-Gruppen am Benzolring für gute Bindung an 5-HT$_2$-Rezeptoren sorgen (s. auch 8.3.3 zur Wirkweise der psychedelischen Amphetamin- und Methamphetaminderivate).

8.2.4 Verzögerte Wirkungen

Hangover analog dem Alkoholkater scheint nach LSD-Konsum auszubleiben. Hingegen kommen "Flashbacks" ("Echoräusche"), Wiedererleben vergangener Drogenerfahrungen im LSD-freien Zustand, bei einer Anzahl von LSD-Konsumenten vor (zum Bild dieser "Flashbacks s. ausführlich DSM-IV, S. 271). Die Pathogenese ist unklar; auszuschließen ist, daß diese zuweilen noch Jahre nach dem letzten LSD-Konsum auftretenden Flashbacks durch Restmengen der Substanz ausgelöst werden; man geht von einer Wiederholung abgelaufener Hirnaktivität aus. Getriggert werden diese Echoräusche durch diverse psychische Bedingungen (Angst, Ermüdung) oder durch Marihuanakonsum (nach Julien 1997, S. 338; s. auch Pechnik u. Ungerleider 1997).

8.2.5 Toleranz und Entzugssymptomatik

Toleranz bei klassischen Halluzinogenen tritt bald ein (weniger wohl gegenüber den vegetativen Effekten); dabei ist *Kreuztoleranz* zu beobachten: Nach mehrmaligem LSD-Konsum in kurzen Abständen ist nicht nur eine größere LSD-Dosis notwendig, um die gleichen psychischen Effekte zu erzielen; *Meskalin* und *Psilocybin* zeigen bei diesen Konsumenten ebenfalls geringere Wirkung, auch wenn sie nie zuvor eingenommen wurden. Der *Mechanismus* der Toleranzbildung ist unbekannt; wahrscheinlich handelt es sich um *funktionelle Toleranz* durch Veränderung von Rezeptoreigenschaften oder nachgeschalteter Signaltransduktion. *Entzugserscheinungen* werden auch nach längerem Gebrauch nicht beschrieben.

8.2.6 Mißbrauch und Abhängigkeit; Folgen langfristigen Halluzinogenkonsums

Einnahme von Halluzinogenen ist nicht selten, wobei viele die Substanzen nur bei gewissen Gelegenheiten zu sich nehmen. Für LSD- und Meskalinkonsum in Deutschland werden immerhin Lebenszeitprävalenzen von 2,4% für Männer, 0,6% für Frauen mitgeteilt (Angaben für alte Bundesländer nach Rabes 1995; für erheblich höhere Prävalenzen aus amerikanischen Studien s. Abraham et al. 1996). Generell geht man davon aus, daß das *Abhängigkeitspotential* der klassischen Halluzinogene gering ist. Viele Personen berichten, daß ihr Interesse an der Droge im Laufe der Zeit erlischt, und Labortiere verabreichen sich die Substanzen üblicherweise nicht selbst (im Gegensatz etwa zu Opioiden oder Kokain). Immerhin berichteten in der Untersuchung von Perkonigg et al. (1997) 0,4% der Befragten, mehr oder weniger lange Zeit von Halluzinogenen abhängig gewesen zu sein – dabei wurde allerdings nicht zwischen den klassischen Halluzinogenen und Ecstasy mit möglicherweise sehr viel größerem Suchtpotential getrennt.

Folgen chronischen Konsums von LSD und anderen klassischen Halluzinogenen scheinen letztlich eher gering zu sein – im Gegensatz zu dem aller Wahrscheinlichkeit nach sehr viel gefährlicheren Mißbrauch von Ecstasy und Phencyclidin. *Auslösung psychotischer Episoden* durch LSD-Konsum ist zwar gut dokumentiert, insbesondere bei bereits vorher psychiatrisch Behandelten (s. dazu ausführlich Abraham et al. 1996), kann aber nicht zweifelsfrei als Kausaleffekt nachgewiesen werden. Weiterhin scheinen Unfälle und Gewaltakte im Rahmen von "bad trips" zuweilen vorzukommen. Die Entwicklung von hirnorganischen Schäden bei chronischen LSD-Konsumenten ist nicht bewiesen, ebensowenig kognitive oder Persönlichkeitsveränderungen; immerhin häufen sich Berichte von *anhaltenden Veränderungen der Wahrnehmung* ("hallucinogen persisting perception disorder"; s. Abraham et al. 1996). Nicht eindeutig gezeigt ist, daß LSD-Genuß während der Schwangerschaft zu Schäden des Fetus führt; entsprechende Fälle sind möglicherweise auf den Beikonsum anderer Substanzen zurückzuführen (nach Julien 1997, S. 339). Es sei aber darauf hingewiesen, daß diese positive Einschätzung nicht durchweg geteilt wird, sondern von verschiedenen Seiten auf die Gefahren des LSD-Konsums, speziell auch während der Schwangerschaft, hingewiesen wird. Generell dürfte jedoch davon auszugehen sein, daß der Konsum klassischer Halluzinogene weniger schädlich ist als der von Kokain oder Amphetaminen und wahrscheinlich deutlich weniger Gefahren in sich birgt als der von Ecstasy und Phencyclidin.

8.3 Psychedelisch wirkende Amphetamin- und Methamphetaminabkömmlinge

8.3.1 *Übersicht; Begriffsklärungen; Historisches*

Die in diesem Abschnitt besprochenen Substanzen sind zum Großteil synthetisch hergestellt; die größte Rolle als psychotrope Substanz spielt *MDMA (Ecstasy)*, in geringerem Maße das verwandte *MDA*. Das im Peyotekaktus enthaltene Meskalin, welches ebenfalls synthetisch produziert werden kann, gehört als Katecholaminverwandter formal gleichfalls in diese Gruppe, war aber bereits im vorigen Abschnitt über "klassische Halluzinogene" behandelt worden.
Durch Substituierung von *Methoxy(-OCH₃)-Gruppen* am Phenylring (Benzolring) erhöht sich typischerweise die *Bindungsfähigkeit der Amphetaminderivate an Serotoninrezeptoren* und damit ihre halluzinogene Wirkung. Sie werden deshalb in der Literatur auch als Methoxyamphetamine (unter gewissen Bedingungen als Methylendioxyamphetamine) bezeichnet, wobei das Methamphetaminderivat MDMA (Ecstasy) ebenfalls dazu gerechnet wird. Diese Substanzen werden

üblicherweise synthetisch hergestellt und oft als "Designerdrogen" bezeichnet.

Designerdrogen nannte man ursprünglich Substanzen, die durch geringfügige chemische Veränderung einer dem Betäubungsmittelgesetz unterstellten Substanz gewonnen wurden und damit bei ähnlicher Wirkung (bis auf weiteres) legal waren (Thomasius u. Kraus 1999). Heute wird der Begriff weiter gefaßt und bezeichnet zumeist jede synthetisch hergestellte psychotrope Substanz (s. dazu auch Morgan 1997). In der populärwissenschaftlichen Literatur findet man sogar noch allgemeinere Definitionen (etwa Sahihi 1995).

Die *Methoxyamphetamine* und *Methylendioxyamphetamine* haben als Verwandte des Amphetamins zum Teil noch mehr oder weniger starke *psychostimulierende* Eigenschaften, aufgrund der Bindung an Serotoninrezeptoren aber auch *psychedelische*. Die Wirkung einiger von ihnen – vornehmlich der Methylendioxysubstituierten – ist von der der klassischen Halluzinogene insofern verschieden, als weniger sich visuelle Eindrücke verstärken und das Denken verändert wird, sondern eher die *Kommunikation* (mit seinem eigenen Inneren und mit anderen) *erleichtert* wird. Deshalb findet sich in der neuesten Literatur auch die Bezeichnung "Entaktogene" (Kontakt mit dem Inneren Schaffende), wobei diese meist auf MDMA und MDA (eventuell auch MDE) eingeschränkt wird (s. dazu etwa Nichols 1986; Gouzoulis-Mayfrank et al. 1996 sowie Gouzoulis-Mayfrank 1999).

Die Einteilung ist kompliziert und wird uneinheitlich gehandhabt. Rommelspacher (1999c; 1999d) zählt einige der Methoxyamphetamine (Phenylethylamine) zu den Halluzinogenen, einige Methylendioxyamphetamine wie MDA und MDMA zu den Entaktogenen. Julien (1997, S. 325 ff.) faßt sämtliche Amphetaminabkömmlinge mit psychedelischen Eigenschaften zusammen und ordnet sie der Gruppe der "catecholaminverwandten psychedelischen Substanzen" zu. Es ist müßig, hier weitere Einteilungen anzuführen; es soll nur deutlich werden, daß die Terminologie nicht einheitlich ist.

Die Methoxyamphetamine sind dadurch gekennzeichnet, daß eine oder mehrere Methoxygruppen (-OCH$_3$-Gruppen) H-Atome am Ring ersetzt haben. Bei den Methylendioxyamphetaminen liegt eine -O-CH$_2$-O-Gruppe vor, deren Sauerstoffatome an zwei benachbarte C-Atome des Ringes gebunden sind; letztere Struktur scheint eher *entaktogene*, die isolierten *Methoxygruppen* vornehmlich *halluzinogene* Eigenschaften zu bewirken (s. etwa Kovar et al. 1996).

Hier seien nur das bekannteste und am besten untersuchte *psychedelisch wirkende Amphetaminderivat, das 3,4-Methylendioxymethamphetamin (MDMA = Ecstasy)* und sein naher Verwandter 3,4-Methylendioxyamphetamin (MDA) etwas genauer besprochen. Für andere Substanzen dieser Art muß auf Spezialwerke oder Übersichtsarbeiten verwiesen werden (etwa Pechnik u. Ungerleider 1997; zu MDE und seinen Wirkungen s. ausführlich Gouzoulis-Mayfrank et al.

1996); man beachte dabei, daß zuweilen auch die chemischen Bezeichnungen in der Literatur differieren.

Nur kurz erwähnt seien hier die Amphetaminabkömmlinge Myristicin und Elemicin, die in der *Muskatnuß* und der *Muskatblüte* enthalten sind. Muskatgewürze werden zuweilen, oft in Ermangelung anderer Substanzen, zur Erzeugung psychedelischer Effekte eingesetzt. Diese sind durchaus eindrucksvoll, jedoch häufig von starken, unangenehmen körperlichen Reaktionen begleitet, so daß sich der Konsum dieser psychotropen Gewürze nicht eingebürgert hat (zu den Wirkungen s. ausführlicher Schmidbauer u. vom Scheidt 1998, S. 268 ff. sowie insbesondere Weil 1979). Muskarin scheint, anders als der Name vermuten läßt, an den psychotropen Effekten der Muskatnuß nicht beteiligt zu sein.

MDA und MDMA wurden anfangs des Jahrhunderts von der Firma Merck in Darmstadt patentiert (wohl zunächst als Appetitzügler, MDA auch als Hustenmittel); Ende der 50er Jahre stellte man systematischere Untersuchungen zur psychotropen Wirkung von MDMA an, später wurde die Substanz zuweilen unterstützend bei *psychotherapeutischen Sitzungen* eingesetzt. Größere Bedeutung erhielt MDMA erst in den 70er und 80er Jahren, als es in erheblichem Maße als *Partydroge* konsumiert wurde. 1986 wurde es in Deutschland dem Betäubungsmittelgesetz unterstellt (etwa gleichzeitig in den USA als illegales Suchtmittel eingestuft), was auf den Verbrauch insgesamt wenig Einfluß hatte. Heute läßt sich die Substanz leicht in kleinen Labors herstellen und auf den Markt bringen; konsumiert wird sie offenbar v.a. in der "Rave und Techno"-Musikszene (im wesentlichen nach Soyka 1998, S. 91 f.).

Nichts mit Ecstasy als MDMA-haltigem Präparat hat "Liquid Ecstasy" zu tun, welches als eigentlichen Wirkstoff Gamma-Hydroxy-Buttersäure (GHB) enthält und in den letzten Jahren zu einer Partydroge geworden ist. Dieses ursprünglich zur Narkose eingesetzte Mittel wirkt in niedrigen Dosen euphorisierend und antriebssteigernd (ähnlich wie Ecstasy = MDMA); in höheren Dosierungen sind schwere neurologische Symptome und Bewußtlosigkeit beschrieben worden (s. dazu Heinz 1998b; Parnefjord 2000, S. 63 ff.).

8.3.2 Aufnahme und Verstoffwechselung

MDMA (Ecstasy, XTC) wird meist in *Tablettenform* eingenommen, wobei die Zusammensetzung nicht immer einheitlich ist; zuweilen sind andere psychedelisch wirkende Amphetaminabkömmlinge beigemischt, insbesondere MDA, daneben nicht selten weitere Substanzen (- mitunter wird der Begriff Ecstasy auch als Sammelbezeichnung für verschiedene Substanzen ähnlichen Wirkungsspektrums verwendet, etwa bei Thomasius u. Kraus 1999). Die Resorption und Verteilung von MDMA erfolgt schnell, so daß die ersten Wirkungen häufig schon nach einer Viertelstunde eintreten. Abbau geschieht im wesentlichen in der Leber mittels verschiedener, möglicherweise stark speziesspezifischer metabolischer Prozesse (wobei einige der entstehenden Produkte pharmakologisch weiter aktiv sind); die Vorgänge beim Menschen sind noch nicht hinreichend geklärt. Ein Großteil des aufgenommenen MDMA wird bei Ratten unverändert durch die Nieren ausgeschieden. Angaben über die Verweildauer im Körper sind ebenfalls noch mit großen Unsicherheiten behaftet; nach 24 Stunden scheint die Elimination weitgehend abgeschlossen zu sein (s. Schrenck 1999a und die dort zitierte Literatur).

8.3.3 Unmittelbare Wirkungen und Wirkmechanismen; akute Intoxikation; unmittelbare Schäden

Die folgende Beschreibung bezieht sich im wesentlichen auf *MDMA*; die Wirkungen von MDA und des verwandten MDE sind prinzipiell nicht sehr viel anders (wenn auch bei den letzten beiden Substanzen die stimulierenden Effekte i.a. als größer gelten). Häufig treten zunächst *körperliche* Reaktionen auf, die einer *Sympathikusaktivierung* entsprechen (Erhöhung von Pulsfrequenz, Blutdruck, Körpertemperatur und Atemfrequenz) und die teilweise unangenehmer Natur sind (Übelkeit, Beklemmungen in der Brust). Die danach eintretenden *psychischen* Wirkungen werden als *entspanntes Glücksgefühl*, als Empfindung des inneren Friedens beschrieben; in diesem Zustand findet sich eine allgemeine *Zufriedenheit* mit sich selbst, ebenso mit der Umgebung, die positiver als sonst gesehen wird; ein Hang zur *Kommunikation* stellt sich ein. Die für die klassischen Halluzinogene vergleichsweise typischen akzentuierten Wahrnehmungen mit Pseudohalluzinationen und Illusionen sind bei Ecstasykonsum eher unüblich. *Wahnvorstellungen, Angstattacken* und *echte Halluzinationen* stellen sich zumeist erst bei höheren Dosen ein, bei Disponierten jedoch schon nach Einnahme kleinerer Mengen (zu den psychiatrischen Komplikationen s. ausführlich Thomasius 1999 und Bilke 1999). Im Anschluß an die Intoxikation tritt typischerweise ein längerer Zustand der *Erschöpfung* und *Ruhebedürftigkeit* ein. Unter Ecstasy-Einfluß findet sich *verstärktes Schwitzen* und *Wasserausscheidung* durch die Niere, wobei gleichzeitig *Durst* und *Hungergefühl vermindert* sind; möglicherweise erklären sich einige bedrohliche körperliche Nebenwirkungen durch den *Wasser-* und *Elektrolytverlust* (s. unten).

Als *Wirkmechanismus* von MDMA wird teilweise ein *Agonismus an Serotoninrezeptoren* diskutiert, v.a. aber auch *verstärkte Serotoninausschüttung* aus den präsynaptischen Neuronen (und/oder Hemmung der Wiederaufnahme?); bei MDA soll die stimulierende Wirkung größer sein und durch stärkere Beeinflussung des dopaminergen Systems zustande kommen; hier besteht noch deutlicher Klärungsbedarf (s. dazu auch Pechnik u. Ungerleider 1997; Fritze 1997 sowie Schmoldt 1999 und die dort zitierte Literatur).

Die beschriebene Intoxikation hält bei MDMA etwa vier bis sechs Stunden an, nach Einnahme von MDA länger und verläuft bei nicht allzu hohen Dosen i.a. äußerlich wenig auffällig; ähnlich wie bei Kokainintoxikation zeigen sich u.a. *Mydriasis* und *Hyperthermie* (s. dazu genauer Freye 1997); die für den Cannabisrausch charakteristische Bindehautrötung fehlt typischerweise; auch bemerkenswerte psychedelische Effekte wie Veränderungen des Zeitempfindens sind nicht die Regel.

Die *Diagnose akuten Ecstasykonsums* kann zuverlässig in Serum oder Urin erfolgen; *chronischer Mißbrauch* läßt sich meist gut durch Haaranalysen nachweisen.

Im typischen Fall bedarf die akute Intoxikation keiner Therapie. Anders ist es bei schwereren Vergiftungen, die *internmedizinische Notfallbehandlung* erforderlich machen. Dabei ist ähnlich wie bei der Kokainintoxikation u.a. auf Elektrolythaushalt, Atmung sowie Herz-Kreislauf zu achten (gegebenfalls eine Therapie der Arrhythmien einzuleiten), die Hyperthermie zu beseitigen sowie unter Umständen mit antikonvulsiv wirkenden Substanzen zu behandeln (für Genaueres s. Freye 1997; Benkert u. Hippius 1998, S. 353; Schrenck 1999a, 1999b; Schröder 1999).

Im Rahmen des Konsums von Ecstasy sind *akute, schwere Symptombilder* beschrieben worden. Berichtet wurde u.a. über halluzinatorische Zustände mit Fieber, Anstieg der Körpertemperatur mit lebensbedrohlichen Hyperthermien, Koagulopathien (insbesondere die disseminierte intravasale Gerinnungsstörung), Hirnblutungen, Thrombosierungen intrakranieller Gefäße, Hirnödeme (wohl aufgrund des Elektrolytdefizits bei natriumarmer Flüssigkeitszufuhr), schwere Herzrhythmusstörungen, Hypertonie, akutes Nieren- und Leberversagen (s. dazu ausführlich Grob u. Poland 1997; Schrenck 1999a, 1999b; Schmoldt 1999; zu Hirnödemen nach Ecstasykonsum s. speziell Holden u. Jackson 1996). Auch mehrere *Todesfälle im Ecstasyrausch* sind beschrieben worden (etwa Henry et al. 1992), die allerdings teilweise auf den Beikonsum anderer psychotroper Substanzen zurückgehen könnten oder bereits körperlich Vorgeschädigte betroffen haben (etwa tödliche

Rhythmusstörungen bei Herzkranken). In jedem Fall ist aber davon auszugehen, daß auch der einmalige Genuß von Ecstasy und verwandten Substanzen nicht immer als harmlos betrachtet werden kann und bei gewissen Vorerkrankungen, etwa im Herz-Kreislauf-System oder bei Anfallsleiden, ausgesprochen risikoreich sein dürfte (für Näheres s. Rommelspacher 1999d).

8.3.4 Verzögerte Effekte

Das im Anschluß an den Ecstasyrausch nicht seltene, möglicherweise auf die Leerung der Serotoninspeicher zurückgehende *Schlaf-* und *Erholungsbedürfnis* war bereits erwähnt worden; auch eine Art "Hang-over" mit *Benommenheit* und *Kopfschmerz* am Tag nach dem Konsum wurde beschrieben (Pechnik u. Ungerleider 1997). Zuweilen werden *Nachwirkungen* angegeben, die bis zwei Wochen nach dem letzten Konsum anhalten und teilweise die Form von *Depressionen, Angstattacken* oder *psychotischen Zuständen* haben. Flashbacks werden bei Ecstasy, welches erwähntermaßen eher wenig Effekte auf die Wahrnehmung hat, selten beschrieben (s. dazu Thomasius 1999).

8.3.5 Toleranz und Entzugssymptomatik; Mißbrauch und Abhängigkeit; Folgen chronischen Konsums

Toleranzentwicklung dürfte bei Ecstasy gegeben sein, wobei aber hier die aufschlußreichen Tierbefunde auszustehen scheinen; v.a. bezüglich der *entaktogenen* Effekte wird sie in Humanstudien beschrieben (Flüsmeier u. Rakete 1999; Kuhlmann 1996). *Entzugssymptomatik* ist, wenn überhaupt vorhanden, offenbar wenig ausgeprägt; depressive Zustände und Angst sollen dem Absetzen von Ecstasy gelegentlich folgen (Rommelspacher 1999d).

Mißbrauch von Ecstasy ist alles andere als selten, besonders häufig bei Mitgliedern der Techno-Musik-Szene, speziell also unter Personen zwischen 15 und 25 Jahren. Ein Großteil von diesen dürfte MDMA und verwandte Substanzen nur bei Gelegenheit konsumieren, manche jedoch mehr oder weniger regelmäßig zu sich nehmen, oft abwechselnd oder zusammen mit anderen Amphetaminderivaten; ein nicht geringer Teil wiederum scheint *regelrechte Abhängigkeit* aufzuweisen (zur Häufigkeit und Form des Ecstasykonsums s. genauer Thomasius u. Kraus 1999 sowie Flüsmeier u. Rakete 1999). Im Gegensatz zu den meisten anderen Halluzinogenen applizieren sich Affen MDMA selbst (etwa Lamb u. Griffith 1987), ist also ein gewisses *Suchtpotential* anzunehmen (Pechnik u. Ungerleider 1997).

Da es gute Hinweise v.a. aus Tierstudien gibt, daß MDMA die *Endpartien serotonerger Neuronen zerstört* (Fritze 1997; Schmoldt 1999; Obrocki 1999), sind *Spätschäden* zu erwarten, wenn auch noch nicht in letzter Eindeutigkeit beim Menschen demonstriert (s. dazu auch Grob u. Poland 1997; Morgan 1997 sowie Obrocki 1999).

Psychotische Episoden und amotivationale Symptomatik finden sich häufiger bei Ecstasykonsumenten, wobei – ähnlich wie bei entsprechenden Beobachtungen unter Cannabisrauchern – nicht immer sicher die Kausalrelation bestimmt werden kann; möglicherweise hatten einige der Betroffenen ungewöhnlich hohe Dosen genommen (Grob u. Poland 1997; zu weiteren psychiatrischen Folgen s. Thomasius et al. 1997). Weiter werden *Gedächtnisstörungen* beschrieben, die sich nach Abstinenz nicht vollständig zurückzubilden scheinen (Parrott u. Lasky 1998; Bolla et al. 1998). Auch Berichte über *Leberschäden* liegen vor (Schrenck 1999a; Schrenck 1999b).

Definitive Hinweise auf Schäden des Fötus durch Ecstasykonsum Schwangerer gibt es nicht; sie sind jedoch keineswegs auszuschließen.

Mittlerweile behandelt man nicht nur die Akutfolgen der Ecstasyeinnahme, sondern entwickelt auch psychotherapeutische Verfahren, die den Konsumenten beim Ausstieg helfen sollen (s. dazu beispielsweise Gantner 1999).

8.4   Phencyclidin und Ketamin

8.4.1 *Überblick; Historisches; Herstellung*

Phencyclidin (PCP) und *Ketamin* gehören zur Gruppe der "psychedelischen Narkosemittel". Phencyclidin wurde zeitweise zur *Narkose* eingesetzt, danach nur noch in der Veterinärmedizin, nachdem bei Menschen zuweilen als Nebenwirkungen starke, fast delirante Zustände sowie schizophrenieartige Reaktionen beobachtet wurden. Das strukturell ähnliche Ketamin, in Deutschland u.a. als Ketanest® im Handel, wird für die Anästhesie weiter auch im Humanbereich eingesetzt.

Ende der 60er Jahre gelangte Phencyclidin (1-(1-Phenylcyclohexyl)-piperidin = PCP) unter dem Namen peace pill in die Drogenszene und wurde in den USA bis in die 80er Jahre zu einer der meist konsumierten illegalen Drogen; mittlerweile ist der Verbrauch deutlich zurückgegangen; dennoch hat die Substanz dort nach wie vor gewisse Bedeutung, die intermittierend immer wieder kurzfristig ansteigt. In Deutschland hat sich Phencyclidin nie in dem Maße durchsetzen können.

Die Droge kommt zumeist in *Tabletten-* oder *Pulverform*, auch als Kristalle unter verschiedenen Namen auf den Markt; am gängigsten in den USA sind die Bezeichnungen PCP, angel dust, hog (= Schwein, wegen ihres Einsatzes in der Veterinärmedizin) und crystal, in Deutschland u.a. "Friedenspille" oder "Engelsstaub".

Auch unter den Bezeichnungen THC (der Abkürzung für Tetrahydrocannabinol, S. 7.1), Cannabinol oder Meskalin wird Phencyclidin angeboten; "crystal" oder "angel dust", Szenenamen für Phencyclidin, können im Jargon auch Methamphetamin bedeuten. Noch einmal ist es lehrreich, sich vor Augen zu halten, daß die Angebote auf dem illegalen Drogenmarkt zuweilen höchst undurchsichtig sind.

Ketamin hat (noch) keine große Bedeutung als Konsumdroge; bestenfalls vereinzelt dürfte die Substanz bis jetzt hierzulande von medizinischem Personal mißbraucht worden sein (Soyka 1998, S. 96), obwohl auch in Deutschland – Tendenzen in den USA und Großbritannien folgend – demnächst größerer Mißbrauch eintreten könnte (Heinz 1999). Die Bedeutung von Ketamin ist augenblicklich eher theoretischer Natur, da es ähnliche Wirkungen wie PCP entfaltet und an den gleichen Rezeptortyp bindet (s. 8.4.3).

8.4.2 Aufnahme und Verstoffwechselung

PCP kann *geschluckt, geschnupft, intravenös* appliziert werden, wird auch oft *geraucht*, so daß binnen weniger Minuten die Wirkung einsetzt. Bei oraler Aufnahme ist der Wirkungseintritt verzögert, da die Substanz erst im Dünndarm resorbiert wird und zudem einem *enterohepatischen Kreislauf* unterliegt: Ein Teil wird zurück in den Verdauungstrakt sezerniert und dort erneut resorbiert. Auf diese Weise wird das Maximum der Plasmakonzentration erst nach einigen Stunden erreicht, und zudem ist die Wirkungsdauer erheblich verlängert. Die Metabolisierung geschieht in der Leber, die Ausscheidung der Produkte in der Niere. Die Halbwertszeit für die Elimination ist mit 18 Stunden sehr *hoch*, vermutlich auch aufgrund der enterohepatischen Sekretion und Reabsorption (nach Julien 1997, S. 343 f.; s. auch Gorelick u. Balster 1995). Somit sind lange nach letztem Konsum noch starke Wirkungen zu erwarten.

Ketamin kann *oral, transnasal, intramuskulär* oder *intravenös* appliziert werden; die Wirkung tritt binnen weniger Minuten ein und kann ein bis zwei Stunden andauern (Heinz 1999).

8.4.3 Unmittelbare Wirkungen und ihre Mechanismen; unmittelbare Schäden

Die *Wirkungen von PCP und Ketamin* sind von denen anderer Halluzinogene deutlich *verschieden*; nicht ohne Grund bildet im DSM-IV
Phencyclidin eine eigene Gruppe psychotroper Substanzen. Als wesentlichen Effekt könnte man von einer *Dissoziation der Persönlichkeit* sprechen: Die Konsumenten ziehen sich autistisch in sich zurück,
reagieren nur wenig oder unsystematisch auf äußere Reize und denken
offenbar ähnlich "zerfahren" wie *schizophrene* Patienten. In niedrigen
Dosen herrscht dabei eine *euphorische* Erregung vor, in höheren Dosen kommt es häufig zu einer Art *katatonen Stupors* bei erhaltenem
Bewußtsein, in noch höheren zu einem *komatösen* Zustand. Im Phencyclidinrausch sollen *ungewöhnliche Reaktionen*, auch Gewalttätigkeiten, nicht selten sein (s. dazu jedoch die kritische Arbeit von Brecher
et al. 1988); bemerkenswert ist eine weitgehende *Schmerzunempfindlichkeit* während dieser Phase. Nicht wesentlich anders, wenn auch oft
weniger ausgeprägt, sind die Wirkungen von Ketamin; einige Autoren
weisen nachdrücklich auf die Ähnlichkeit mit den *positiven* wie *negativen Symptomen* der *Schizophrenie* hin (Krystal et al. 1994). *Körperliche* Reaktionen entsprechen teilweise *sympathischer Aktivierung*
(Erhöhung von Blutdruck und Pulsfrequenz), teils sind sie Folge der
anästhetischen Eigenschaften (Schmerzunempfindlichkeit, Taubheit),
teils kann es zu stärkeren *neurologischen Symptomen* kommen, etwa
Schwindel, Nystagmus, Ataxien (s. auch unten).
Als *Wirkmechanismus* nimmt man eine *Blockade am Glutamatrezep-
tor vom Typ NMDA* an. Glutamat ist ein erregender Transmitter im
Zentralnervensystem, der an verschiedene Rezeptortypen bindet. Der
wohl wichtigste, in jedem Fall aber am besten untersuchte Typ von
Glutamatbindungsstellen ist der N-Methyl-D-Aspartat-(NMDA-)Re-
zeptor, der gleichermaßen durch Glutamat wie NMDA erregt wird.
Besetzung dieser (wohl hauptsächlich postsynaptisch lokalisierten)
Bindungsstellen durch Glutamat oder NMDA führt direkt zur Öffnung
von Calciumkanälen, wodurch die postsynaptische Zelle depolarisiert
und damit erregbarer gemacht wird (s. auch 1.4.1). Direkt am Calci-
umkanal findet sich der Rezeptor, an den Phencyclidin bindet; seine
Besetzung bewirkt Blockade dieses Kanals, die durch Glutamat indu-
zierte Öffnung kann nicht eintreten; auf diese Weise wird die
schmerzstillende, die Gedächtnisleistung störende und schließlich
auch die psychotischen Symptome hervorrufende Wirkung des PCP
erklärt. Da erhöhte Zufuhr von Glutamat oder NMDA, die erwähntermaßen an einen anderen Rezeptor als PCP binden, dessen hemmende

Wirkung nicht aufhebt, ist Phencyclidin (ebenso wie Ketamin) ein *nicht-kompetitiver NMDA-Antagonist.* Faßt man den Sachverhalt verkürzt und vereinfacht zusammen, so *verhindert Phencyclidin durch Anlagerung in der Nähe von Glutamatrezeptoren die erregende Wirkung dieses Transmitters.*

Mittlerweile ist es gelungen, den PCP-Rezeptor zu isolieren und zu analysieren (Ikin et al. 1990); er ist v.a. in Teilen des Neocortex und des limbischen Systems, daneben in den Hinterhörnern des Rückenmarks lokalisiert, was auch die wesentlichen Angriffspunkte von PCP sein dürften. Offenbar ist es bis jetzt noch nicht gelungen, endogene Liganden für die PCP-Rezeptoren zu finden (Gorelick u. Balster 1995) oder einen Phencyclidin-Antagonisten zu entwickeln.

Die *akute Intoxikation* ist von der eingenommenen Dosis und den Vorerfahrungen der Konsumenten abhängig. Ist die Dosierung adäquat gewählt, stellt sich ein *euphorisches, losgelöstes Gefühl ohne komatösen Zustand* und *ohne wesentliche körperliche Beeinträchtigungen* ein; dieser Zustand hält etwa zwei bis vier Stunden an, Verwirrtheitszustände können im Anschluß noch mehrere Stunden oder sogar Tage andauern.

Die *Diagnose* einer PCP-Intoxikation ist klinisch offenbar nicht immer ganz einfach; die *sympathische Aktivierung* macht sich durch Herz-Kreislauf-Reaktionen (Erhöhung von Blutdruck und Pulsfrequenz) sowie erhöhte Speichel- und Tränensekretion bemerkbar; daneben finden sich einige *neurologische* Symptome (etwa Nystagmus); die Pupille kann normal weit oder vergrößert sein, ist im Koma üblicherweise verengt (dargestellt nach Gorelick u. Balster 1995). PCP läßt sich gut im Speichel und Blut nachweisen, im Urin noch bis eine Woche nach letzter Aufnahme.

Der ohnehin recht eindrucksvolle Zustand nach PCP-Konsum kann durch eine Reihe *ausgeprägter psychischer und körperlicher Reaktionen kompliziert* werden. Es kann zu PCP-induzierten affektiven Verstimmungen, Angstzuständen, psychotischen Störungen und Delirien kommen; auf die unvorhersehbaren Reaktionen mit der Folge von Gewalttätigkeiten war bereits hingewiesen worden.

Obwohl in der Literatur fast durchgehend auf das erhöhte Gewaltpotential unter Phencyclidineinfluß hingewiesen wird, steht der sichere Beleg dafür aus. In den meisten Fallberichten wurde der Nachweis des vorgegangenen PCP-Konsums nicht geführt und andererseits Beikonsum anderer psychotroper Substanzen nicht eindeutig ausgeschlossen. Auch Tierexperimente zeigen keine Verstärkung aggressiven Verhaltens unter Phencyclidineinfluß (s. dazu Gorelick u. Balster 1995). Möglicherweise ist der Sachverhalt eher der, daß Personen mit Neigungen zu Gewalttätigkeiten sich besonders durch diese Droge angezogen fühlen.

Bei Überdosierung können neben *Hyperthermie* (Erhöhung der Körpertemperatur) *langanhaltender Stupor* oder *Koma mit Atemlähmung* eintreten; auch *Krampfanfälle* wurden beschrieben, ebenso *bedrohlicher Blutdruckanstieg* und *Atemdepression*. *Hirnblutungen* und akute *Rhabdomyolyse* (Zersetzung der Muskulatur mit der eventuellen Folge des Nierenversagens durch den erhöhten Proteinanfall) wurden gleichfalls dokumentiert (Gorelick u. Balster 1995). Nimmt man noch die erwähnten Selbstverletzungen im Rahmen von Unfällen und Gewalttätigkeiten hinzu, so dürfte Phencyclidin eine der am *meisten toxischen* psychotropen Substanzen überhaupt sein. Symptome der Ketaminintoxikation sind noch nicht in ausreichender Fallzahl dokumentiert, teilweise aber ähnlich; hingewiesen wird auf die Gefahr des *Atemstillstands* (für Genaueres s. Heinz 1999).

Schwere Phencyclidinintoxikationen bedürfen häufig der *Behandlung* (für Einzelheiten s. Gorelick u. Balster 1995; Julien 1997, S. 347 f.; Zukin et al. 1997 sowie Soyka 1998, S. 99): Dabei ist neben sensorischer Abschirmung und Verhinderung von Selbstverletzung insbesondere Stabilisierung des Herz-Kreislauf-Systems und der Atmung erforderlich, eventuell Behandlung der epileptischen Anfälle und der Hyperthermie, unter gewissen Umständen auch medikamentöse Sedierung; wegen des erwähnten enterohepatischen Kreislaufs (s. 8.4.2) kann es gelingen, mittels Aktivkohle Anteile der Droge aus dem Körper zu entfernen (zur Therapie der Ketaminintoxikation s. Heinz 1999).

8.4.4 Toleranz und Entzugserscheinungen; Mißbrauch und Abhängigkeit; Folgen des Langzeitkonsums

Zu *Toleranzentwicklung* bei PCP-Konsumenten und zu *Entzugssymptomatik* liegt beim Menschen wenig Gesichertes vor (s. dazu Gorelick u. Balster 1995). In Tierversuchen läßt sich eine mäßige Dosissteigerung bei gleichen Effekten beobachten (etwa auf das Doppelte), nach längerer Verabreichung Entzugserscheinungen (beispielsweise Ängstlichkeit, Tremor, Durchfälle, vereinzelt Erbrechen und Krampfanfälle); die Pathogenese ist nicht geklärt. Tiere verabreichen sich Phencyclidin selbst, wenn sie dazu Gelegenheit erhalten (Zukin et al. 1997) – was bei den meisten anderen Halluzinogenen nicht der Fall ist; man hat deshalb davon auszugehen, daß das *Abhängigkeitspotential* hoch ist.

Mißbrauch von PCP dürfte in den USA nicht selten sein, ist aber möglicherweise rückläufig; der Konsum erfolgt im wesentlichen sporadisch. Wieweit regelrecht Abhängigkeit existiert, ist nicht eindeutig geklärt; nach den Ergebnissen von Tierversuchen ist das Risiko dafür sicher nicht gering.

Chronischer Gebrauch von Phencyclidin dürfte – ganz abgesehen von den Akutschäden der Intoxikation – nicht immer ohne Folgen bleiben; Tierexperimente zeigen *morphologische Veränderungen im Zentralnervensystem* nach längerer Verabreichung (s. etwa Olney et al. 1989). Weiter gibt es Hinweise auf Schäden des Fetus bei PCP-Konsum werdender Mütter (*fetales PCP-Syndrom*; s. dazu Mattson et al. 1992).

Behandlungsversuche bei chronischen PCP-Konsumenten wurden wiederholt unternommen – medikamentös beispielsweise mit Antidepressiva –, scheinen aber bis jetzt wenig erfolgreich gewesen zu sein (zur Literatur s. Soyka 1998, S. 99).

8.5 Weitere Halluzinogene

8.5.1 Überblick; Vorbemerkungen

Neben den in den vorherigen Abschnitten besprochenen Halluzinogenen, die teilweise in industrialisierten Ländern systematisch und in größeren Kreisen als Genußdrogen zum Einsatz kommen, gibt es zahlreiche weitere Substanzen ähnlicher Wirkung, die oft in Ländern der Dritten Welt, nicht selten im Rahmen kultischer Praktiken, Verwendung finden oder sporadisch auch in Europa oder Nordamerika konsumiert werden. Sie seien hier nur kurz dargestellt. Am bekanntesten und in Europa wohl am bedeutendsten sind die *Anticholinergika Atropin* und *Scopolamin*; auch im *Fliegenpilz* finden sich Inhaltsstoffe mit psychedelischer Wirkung; Lachgas (Distickstoffmonoxid), welches von manchen Autoren ebenfalls zu den Halluzinogenen gerechnet wird (etwa Hermle et al. 1993) soll im Kapitel über Inhalantien besprochen werden (s. 10.5). Für einige weitere, auch in westlichen Ländern konsumierte Halluzinogene wie 2C-B, 2C-T-2 und 2C-T-7 sei auf Parnefjord (2000, S. 23 ff.) verwiesen.

8.5.2 Anticholinergika

Die wichtigsten *Anticholinergika* sind die Alkaloide *Atropin* und *Scopolamin*; sie finden sich, oft zusammen mit dem verwandten *Hyoscyamin*, in einigen *Nachtschattengewächsen* (Solanaceae), so etwa in unseren Breiten in der Gewöhnlichen Tollkirsche (Atropa belladonna), dem Tollkraut (Scopolia), den Wurzeln der Alraune (Mandragora officinarum), im Bilsenkraut (Hyoscyamus niger) sowie im Gewöhnlichen Stechapfel (Datura stramonium), einer in Gärten gezogenen, teilweise auch wild wachsenden Staude mit weißen trichterförmigen Blüten. Teile dieser Pflanzen oder Extrakte aus ihnen wurden in Europa früher nicht selten als Zaubermittel und Rauschdrogen verwendet, wegen ihrer anticholinergen (im wesentlichen parasympatholytischen) Wirkungen auch als Heilmittel, beispielsweise zur Behandlung von Asthma. In manchen Regionen der Erde kommen atropin- und scopolaminhaltige Pflanzen heute noch als Rauschmittel zum Einsatz (zur Verwendung von Datura in Südamerika s. Plowman 1982, zu Brugmansia spp., der Baumdatura oder "Engelstrompete" s. Parnefjord 2000, S. 51 ff.). *Psychotroper Hauptwirkstoff* ist weniger das Atropin, welches die Blut-Hirnschranke nur schlecht überwindet, sondern *Scopolamin.*

Alkaloide der Nachtschattengewächse scheinen auch wesentliche Bestandteile jener Zubereitungen gewesen zu sein, mit denen sich manche Personen (vornehmlich vergangener Jahrhunderte) einzureiben pflegten, um visionäre Erlebnisse zu erzeugen ("Hexensalben"); zusätzlich waren darin oft noch Cannabisextrakte und Mohnsamen enthalten (s. dazu ausführlich Schmidbauer u. vom Scheidt 1998, S. 172 ff.).

Liebes- und Wahrheitstränke beruhen offenbar ebenfalls teilweise auf Scopolaminwirkung. Unter Einfluß dieses Alkaloids soll man erotischen Angeboten schwer wiederstehen können, außerdem wie in Trance Sachverhalte berichten, die man sonst geheimhalten würde (Schmidbauer u. vom Scheidt 1998, S. 273).

Die *psychischen* Wirkungen der Anticholinergika lassen sich am ehesten als *Euphorisierung* und *Benommenheit* beschreiben; Sinnesempfindungen werden – anders als beispielsweise bei den "klassischen Halluzinogenen" – nicht gesteigert; im Gegenteil findet sich eher eine *Trübung von Bewußtsein und Sensorium. Schwere Verwirrtheitszustände* und *Halluzinationen* (also *delirante* Symptomatik) können v.a. bei höheren Dosierungen auftreten. Scopolamin ist zentralnervös dämpfend, Atropin eher stimulierend, so daß je nach Gehalt an beiden Alkaloiden die Wirkung mehr sedierend oder mehr erregend ist. Das ganze Rauscherleben unterliegt einer *Amnesie. Körperliche* Reaktionen entsprechen im wesentlichen einer *Dämpfung des Parasympathikus* (und damit indirekt den Effekten einer *Sympathikusaktivierung*): Erhöhung der Pulsfrequenz, Steigerung der Körpertemperatur, Erweiterung der Pupillen, Akkommodationsstörungen, Mundtrockenheit.

Die *psychischen* Wirkungen dürften auf einem *Antagonismus* an *zentralnervösen Acetylcholinrezeptoren* beruhen (mit der Folge des Übergewichts anderer Transmittersysteme, etwa des dopaminergen oder serotonergen). Die *vegetativen* Reaktionen kommen durch *Blockade von (muskarinergen) Acetylcholinrezeptoren an peripheren Organen* zustande.

Insgesamt scheint Scopolamin als Rauschdroge wenig Bedeutung zu haben; plötzliche Verwirrtheitszustände von Kindern sollten aber an die Möglichkeit des Verzehrs von Tollkirschen oder anderer atropin- und scopolaminhaltiger Früchte denken lassen.

Abhängigkeit von Anticholinergika kann auftreten im Rahmen der neuroleptischen Behandlung schizophrener Patienten oder bei der Therapie der Parkinsonkrankheit. Zur Beseitigung der extrapyramidal-motorischen Nebenwirkung der klassischen Neuroleptika erhalten viele schizophrene Patienten Anticholinergika, beispielsweise Biperiden (Akineton®), welches von manchen – nicht zuletzt wohl aufgrund der euphorisierenden Wirkung – sehr geschätzt und intensiv verlangt wird. Auch Parkinsonpatienten geraten unter Behandlung mit Biperiden zuweilen in euphorische Zustände (s. dazu etwa Baier u. Teusch 1999).

8.5.3 Psychotrope Substanzen im Fliegenpilz

Genuß des *rohen Fliegenpilzes* (Amanita muscaria) zur Erzeugung von *Halluzinationen* war möglicherweise schon in griechischen Mysterienkulten üblich und hat heute noch gewisse Bedeutung in den schamanistischen Ritualen einiger Völker Sibiriens. Als "profane" Rauschdroge zur Erzeugung angenehmer Gefühle dürfte der Fliegenpilz nie eine große Rolle gespielt haben.

Die Wirkung variiert stark von Person zu Person und ist wesentlich dosisabhängig: In eher geringen Mengen genossen, resultiert ein Gefühl der Schläfrigkeit, nach höheren Dosen tritt zumeist *gehobene Stimmung* ein, wird die *geistige Leistungsfähigkeit stimuliert* und *verändern sich Farb- und Geschmacksempfindungen*; nach Verzehr noch größerer Mengen treten im wesentlichen nur unangenehme neurologische Begleitsymptome auf.

Obwohl die *cholinagonistische, parasympathomimetische Substanz Muskarin* im Fliegenpilz enthalten ist, scheint sie nicht wesentlich für seine psychotropen Effekte verantwortlich zu sein; Muskarin wird nämlich nur schlecht resorbiert und dürfte bestenfalls die vegetativen Begleiterscheinungen erzeugen (Übelkeit, Erbrechen, Schwitzen); die psychedelischen Effekte scheinen eher auf *Muscimol* und einige andere Halluzinogene zurückzuführen zu sein (im wesentlichen nach Schmidbauer u. vom Scheidt 1998, S. 147 ff. sowie Parnefjord 2000, S. 59 ff.; s. dazu auch Waser 1979 sowie Goldstein 1994, S. 199 f.).

9. Nikotin

9.1 Überblick; Botanik der Tabakpflanze; Historisches

Nikotin (als Pharmakon eigentlich korrekter Nicotin geschrieben) ist neben Koffein und Alkohol die in westlichen Industrieländern am häufigsten konsumierte psychotrope Substanz. Obwohl der Nikotinkonsum, wenigstens in Nordamerika und Westeuropa, rückläufig ist, ist die Zahl der rauchenden Personen noch immer erheblich, und die dadurch hervorgerufenen gesundheitlichen Schäden sind bekanntermaßen immens (s. beispielsweise Peto et al. 1992). Dabei ist es allerdings weniger die im Tabak wohl einzig wirksame psychotrope Substanz, das Nikotin, sondern die mit dem Rauch aufgenommenen *Teerstoffe*, die v.a. die Ausbildung *obstruktiver Lungenkrankheiten* begünstigen und insbesondere Entwicklung *bösartiger Neubildungen* in diversen Organen fördern; die ebenfalls höchst bedeutsamen Schäden im *Herz-Kreislauf-System* sind hingegen weitgehend auf Nikotin und seine physiologischen Effekte zurückzuführen. Den gesundheitlichen Folgen des Konsums wird deshalb ein größerer Abschnitt gewidmet als in den meisten anderen Kapiteln. Hingegen fallen die Ausführungen über die unmittelbaren psychischen Wirkungen des Nikotins und ihre Mechanismen vergleichsweise kurz aus.

Die *Tabakpflanze*, Nicotiana tabacum L., ist eine von vielen Arten der Gattung Nicotiana (aus der Familie der *Nachtschattengewächse*) und war ursprünglich in der Neuen Welt beheimatet; sie wurde zu Beginn des 16. Jahrhunderts durch Jean Nicot in Frankreich eingeführt und wächst heute in großen Teilen der Welt mit heißem oder gemäßigtem Klima – so in Deutschland in den Nachkriegsjahren in Schrebergärten, heute noch auf Feldern in der Oberrheinischen Tiefebene.

Nicotiana tabacum (Echter Tabak) ist keineswegs die einzige nikotinhaltige Art der Gattung; daneben gibt es noch u.a. Nicotiana rustica oder Nicotiana latissima (Maryland-Tabak) mit deutlich geringerem Nikotingehalt; Nicotiana glauca wird als Zierpflanze in Mittelmeerländern angebaut und spielt als Nikotinlieferant keine Rolle. Die diversen Rauchtabaksorten sind meist Unterarten von Nicotiana tabacum.

Nach der Ernte werden die Tabakblätter getrocknet und anschließend fermentiert, wobei die Eiweißprodukte abgebaut sowie Aroma- und Farbstoffe entwickelt werden; nach der Fermentierung wird der Tabak vor der Verarbeitung einige Zeit gelagert und teilweise mit Aromastoffen versetzt.

Tabak enthält mehrere tausend Inhaltsstoffe, von denen aber wohl die einzig *psychotrop bedeutsame* und für die *Abhängigkeitsentwicklung maßgebliche* das *Alkaloid Nikotin* ist. Es wird beim Einatmen des verbrannten Tabaks resorbiert; ebenso kann es beim Kauen oder Schnupfen von Tabak aufgenommen werden.

Während möglicherweise das Rauchen bei den Ureinwohnern Nordamerikas auf rituelle Anlässe beschränkt war – eine allerdings umstrittene These –, kam Tabak in Europa sehr bald als Genußmittel in Gebrauch, das sich trotz teilweise drakonischer Strafen an Rauchern unaufhaltsam durchsetzte. Wurde Tabak zunächst in Pfeifen geraucht, so wurde der Konsum durch die Entwicklung der Zigarre zu Beginn des 19. Jahrhunderts und v.a. durch die wenig später erfolgende Einführung der Zigarette sehr erleichtert; Tabakkauen oder -schnupfen hat sich hierzulande, außer in speziellen Kreisen, nie durchgesetzt; in den USA scheint hingegen der Konsum von "smokeless tobacco" nicht selten zu sein (Schmitz et al. 1997). Andere Aufnahme von Nikotin, etwa *oral* in Nikotinkaugummi und *parenteral* (Nikotinpflaster), geschieht nur im Rahmen von Raucherentwöhnungstherapien.

9.2 Aufnahme und Verstoffwechselung

Etwa 30% des im Tabak enthaltenen Nikotins wird durch Verbrennen freigesetzt und gelangt mit dem Tabakrauch in Mundhöhle, Verdauungstrakt und Atemwege. Es wird bereits an der *Mundschleimhaut* (auch von der *Nasenschleimhaut*) resorbiert (dies allerdings bei Zigarettenrauch nur zu einem kleinen Teil; s. etwa Benowitz 1986); die Resorption geschieht besonders gut in den *Lungenbläschen* (Alveolen), wo bis zu 95% des freigesetzten Nikotins aufgenommen werden können ("Inhalieren"). Teile der Tabakpartikel geraten offenbar auch in Speiseröhre und Magen (v.a. wenn gleichzeitig Nahrung oder Getränke konsumiert werden) und können dort zu Veränderungen führen. Neben Nikotin werden noch andere Stoffe aufgenommen, so *Kohlenmonoxid* und *Teerstoffe* (z.B. Benzpyrene); letztere sind allen Erkenntnissen nach deutlich mehr als Nikotin für die verschiedenen Gewebsschäden und die Entstehung bösartiger Neubildungen verantwortlich (zu den v.a. nikotinbedingten Veränderungen im kardiovaskulären System s. 9.5).

Nach Aufnahme ins Blut gelangt Nikotin sehr *rasch* (binnen weniger als 20 Sekunden) zu seinen Hauptwirkorten im *Gehirn*, den *vegetativen Ganglien* und den *motorischen Endplatten*. Es wird schnell in der Leber durch Oxidation zu unwirksamen Metaboliten umgewandelt, die über die Galle in den Verdauungstrakt ausgeschieden oder über die Niere eliminiert werden; der wichtigste Metabolit ist Cotinin, dessen Konzentration in Blut, Speichel oder Urin problemlos bestimmt werden kann und als Indikator für akuten Nikotinkonsum gilt (s. dazu Henningfield et al. 1995 und die dort zitierte Literatur). Die *Teerstoffe* gelangen zum Großteil in die *Harnwege* und können dort gewebsschädigend wirken (*erhöhtes Risiko für Nieren- und Blasenkarzinome*). Die Eliminationshalbwertszeit des Nikotins ist nach einigen Autoren kurz (etwa 30-60 Minuten), nach anderen Quellen länger, nämlich zwei bis drei Stunden (s. dazu Schmitz et al. 1997); nach mehreren Stunden dürften in jedem Fall wirkungsmäßig zu vernachlässigende Nikotinmengen im Körper vorhanden sein.

9.3   Unmittelbare Wirkungen und ihre Mechanismen

9.3.1 Psychische Effekte

Anregung und Sedierung; Wirkungen auf Aggressionsverhalten: Nikotin wirkt möglicherweise sowohl *sedierend* wie *anregend*, je nach *Ausgangslage*: Aktivierte Personen fühlen sich durch Rauchen vornehmlich ruhiger – ein paradoxer Effekt, da gleichzeitig Steigerung der Herzrate zu registrieren ist (s. dazu Schmitz et al. 1997); solche mit niedriger Aktivierungslage berichten eher von Stimulierung. In hohen Dosen scheint der sedierende Effekt zu überwiegen; hierzu besteht aber noch gewisser Klärungsbedarf. Deutlich zeigt sich hingegen bei niedriger Aktivierungslage die *psychostimulierende* und *vigilanzsteigernde* Wirkung; dies ließ sich mit psychomotorischen Tests (etwa zur Reaktionsgeschwindigkeit und Konzentration) objektivieren (beispielsweise Sherwood et al. 1992). Auch auf *Gedächtnisleistungen* wirkt Nikotin offenbar generell fördernd (etwa Warburton et al. 1992 oder Zarrindast et al. 1996; zu den Wirkungen von Nikotin auf kognitive Funktionen s. auch Schmitz et al. 1997 sowie Heishman 1998 und die dort angeführte Literatur). Weiter gibt es gute Hinweise, daß das Alkaloid *aggressives Verhalten* und *aggressive Stimmungen dämpft* (zu den komplexen Nikotinwirkungen, die möglicherweise auch bei starken und schwachen Rauchern unterschiedlich ausfallen s. etwa Warburton 1990; Henningfield et al. 1995 sowie Schmitz et al. 1997). *Euphorisierung*: Ein weiterer wichtiger und für das Suchtpotential des Nikotins wohl entscheidender Effekt ist der *euphorisierende* – in Tierversuchen läßt sich Selbstapplikation von Nikotin beobachten, muß also eine verstärkende Wirkung angenommen werden.

Andere psychische Effekte: In sehr hohen Dosen hat Nikotin wahrscheinlich auch halluzinogene Wirkungen. Die dazu nötigen Mengen werden aber meist nicht durch Rauchen erreicht, sondern durch andere Methoden der Nikotinzufuhr (etwa durch Trinken von Tabaksaft) und scheinen eine gewisse Rolle bei rituellen Praktiken gespielt zu haben oder immer noch zu spielen (s. dazu Schmidbauer u. vom Scheidt 1998, S. 163 f.)

Wirkmechanismen: Sie sind nicht in allen Einzelheiten bekannt. Sicher ist, daß Nikotin an bestimmte Typen von *Acetylcholinrezeptoren* bindet (nämlich die *nikotinergen*), die sich teilweise im *vegetativen Nervensystem* und an den *motorischen Endplatten* finden (s. 9.3.2), teilweise *zentralnervös* lokalisiert sind (zur Dichte in den einzelnen Regionen s. Benowitz 1988 und Clarke 1990); indirekt werden damit vermutlich zahlreiche andere Transmittersysteme beeinflußt, etwa das dopaminerge, noradrenerge und serotonerge (s. dazu ausführlich Fuxe et al. 1990). Möglicherweise sind über die agonistische Wirkung an den zentralen Acetylcholinrezeptoren direkt Vigilanzsteigerung und Verbesserung der Gedächtnisleistung zu erklären. Die Euphorisierung kommt mit gewisser Sicherheit durch vermehrte Transmitterausschüttung aus *dopaminergen Neuronen* zustande, die vom *ventralen Tegmentum* des Mittelhirns in den *Nucleus accumbens* ziehen (Corrigal et al. 1992; s. dazu auch 1.4.2); in dieser Hinsicht ähnelt Nikotin anderen psychotropen Substanzen mit hohem Suchtpotential wie Morphin oder Kokain (Pontieri et al. 1996). Diese Bahnen dürften wiederum angeregt werden, wenn sich Nikotin an passende Acetylcholinrezeptoren im Tegmentum anlagert (s. dazu etwa Corrigall et al. 1994).

Möglicherweise spielt für die Nikotinwirkung ein weiterer Effekt eine gewisse Rolle, nämlich eine *Hemmung* des u.a. Dopamin abbauenden *Enzyms MAO-B* (Fowler et al. 1996). Diese Steigerung der Dopaminkonzentrationen an den Synapsen könnte kurzfristig erhöhte Ausschüttung in den Nucleus accumbens und damit verstärkende Wirkung nach sich ziehen (zur möglicherweise dadurch gleichfalls zu erklärenden *geringeren Inzidenz von Parkinsonerkrankungen* unter Rauchern, s. 9.5). Auch Wirkungen auf das *endogene Opiatsystem* werden diskutiert (s. dazu etwa Benowitz 1986 und die dort zitierte Literatur)

9.3.2 Körperliche Effekte

Vegetative Reaktionen: Sie entsprechen sowohl *sympathischer* wie *parasympathischer Aktivierung* und sind damit vergleichsweise komplex; hinzu kommt, daß in niedrigen Dosen Nikotin als Ganglienstimulator, in hohen ganglienblockierend wirkt (für Genaueres s. Benowitz 1988). Nikotinerge Acetylcholinrezeptoren sitzen an den postsynaptischen Neuronen sowohl in den sympathischen als auch parasympathischen Ganglien (während die Acetylcholinrezeptoren an den Effektororganen, die vom Parasympathikus innerviert werden, nicht nikotinerg, sondern muskarinerg sind); Stimulierung durch Nikotin hat deshalb einerseits verstärkte *sympathische* Aktivierung zur Folge, welche isoliert beispielsweise Erhöhung der Herzfrequenz nach sich ziehen würde, gleichfalls andererseits *parasympathische* Aktivierung, die oft den gegenteiligen Effekt hat (hier Verlangsamung der Pulsfrequenz). Die Wirkungen heben sich jedoch nicht völlig auf, da im *kardiovaskulären System* i.a. die *sympathischen* Effekte überwiegen, somit als Nettoeffekt Pulsbeschleunigung und Blutdrucksteigerung (nicht zuletzt durch Vasokonstriktion) resultieren. Im *Verdauungssystem* kommt eher die *parasympathische* Wirkung zum Tragen, also Anregung der Verdauungstätigkeit und Erhöhung der Magensäuresekretion; einige initiale Magen-Darm-Störungen verlieren sich nach häufigerem Konsum – die anfangs sich nicht selten einstellende Übelkeit ist möglicherweise durch Reizung des Brechzentrums (der Area postrema im Hirnstamm) bedingt, wäre also kein Effekt an vegetativen Ganglien. Zu Beginn scheinen auch im kardiovaskulären System die parasympathischen Wirkungen zu überwiegen, so daß bei den ersten Rauchversuchen der Blutdruck sinken kann.

Aktivierung des ausschließlich sympathisch versorgten *Nebennierenmarks* mit nikotinergen Rezeptoren führt u.a. zu *Abbau von Glykogen* und *Freisetzung von Fettsäuren* (die sich wiederum in Gefäßwände einlagern können); die mit der sympathikotonen Stoffwechsellage verbundene Unterdrückung des Hungergefühls hat zusammen mit der gesteigerten Verbrennung von Fettsäuren einen oft nicht unerwünschten *gewichtsreduzierenden* Effekt.

Die Wirkung von Nikotin auf die Gefäße ist kompliziert und wird in der Literatur teilweise widersprüchlich angegeben: Aktivierung sympathischer Ganglien durch die Substanz sollte zu Vasokonstriktion führen, Freisetzung von Noradrenalin und Adrenalin aus dem Nebennierenmark je nach Verhältnis dieser Hormone zu Konstriktion oder Dilatation; Stimulierung parasympathischer Ganglien müßte (indirekt) gefäßerweiternd wirken. Allgemein geht man eher von vasokonstriktorischen Effekten des Nikotins aus (Schmitz et al. 1997), wobei aber die Koronarien besser durchblutet werden sollen; nach Julien (1997, S. 180) sollen sich gesunde Herzkranzgefäße durch Nikotin erweitern, arteriosklerotisch veränderte – und damit kaum mehr dehnbare – nicht, während gleichzeitig die anderen Nikotineffekte zur Erhöhung des Sauerstoffbedarfs führen (für diese komplizierten Sachverhalte s. auch Benowitz 1986).

Durch Stimulierung nikotinerger Rezeptoren an den motorischen Endplatten kann es zur *Zunahme der Muskelspannung* kommen, was sich
bei starken Rauchern zuweilen in Muskelkrämpfen und Muskelkater
äußert. Andererseits wird oft ein *relaxierender* Effekt beschrieben;
nach Benowitz (1988; s. auch Julien 1997, S. 180) ist dies durch re-
flektorisch verminderte Aktivität der motorischen Vorderhornzellen zu
erklären.

Tabelle 9.1 Unmittelbare Effekte von Nikotin und Tabak

Effekt	angenommener Wirkmechanismus
Aktivierung u. Vigilanz-steigerung	wohl indirekt durch Ausschüttung diverser Transmitter nach Besetzung von Acetylcholinrezeptoren
antiaggressive Wirkung und Sedierung (v.a. bei erhöhter Aktivierung)	unklar; Sedierung möglicherweise auch dosisabhängig (v.a. nach höheren Nikotindosen?)
Steigerung von Gedächtnis-leistungen	evtl. direkt durch Agonismus an Acetylcholinrezeptoren
Euphorisierung	Anregung dopaminerger mesolimbischer Bahnen nach Besetzung von Acetylcholinrezeptoren im Mesencephalon; erhöhte Dopaminausschüttung in den Nucleus accumbens durch Hemmung von MAO-B; Wirkung auf das endogene Opioidsystem
vegetative Effekte	Agonismus an vegetativen Ganglien (sowohl sympathischen wie parasympathischen); in höheren Dosen Ganglienblockade?
Wirkungen auf Muskeltonus (unterschiedlich beschrieben)	Agonismus an den nikotinergen Acetylcholinrezeptoren der motorischen Endplatte; evtl. reflektorisch Verminderung d. Aktivität d. motorischen Vorderhornzellen
Erhöhung der Gerinnungs-fähigkeit des Blutes	verstärkte Thrombozytenaggregation; Erhöhung des Fibrinogenspiegels (Nikotineffekt oder anderer Stoffe im Rauch?)

Weitere Veränderungen im Gefäßsystem dürften nicht allein Nikotin-effekte, sondern auch anderer Substanzen im Tabakrauch sein: Rauchen erhöht nämlich die *Fibrinogenkonzentration* (Koenig et al. 1994) und begünstigt die *Thrombozytenaggregation*, erleichtert damit die Bildung von Blutgerinnseln mit der Gefahr von Gefäßverschlüssen (s. dazu auch Benowitz 1988).

9.3.3 Akute Nikotinintoxikation

Mäßige Nikotinaufnahme führt entsprechend den obigen Wirkungen zu einer *angenehmen* und *angeregten*, bei schon eher erregten Personen zu einer *ruhigen* Stimmung, während die physiologischen Effekte vergleichsweise zurücktreten; viele Personen fühlen sich nach oder während des Rauchens *leistungsfähiger* und sind es möglicherweise objektiv tatsächlich.

Schwere Intoxikationen sind selten bei Rauchern zu beobachten; hingegen kann es bei unabsichtlicher oder absichtlicher (suizidaler) oraler oder transkutaner Aufnahme von Tabak zu schweren, nicht selten lebensbedrohlichen Zuständen kommen. Es finden sich Übelkeit, Erbrechen, Kopfschmerz, Bewußtseinsstörungen sowie weitere starke vegetative Symptome (Herzjagen, Blutdruckabfall, erniedrigte Körpertemperatur, Magen-Darm-Störungen).

Die *Diagnose einer Nikotinintoxikation* ist im Falle von oraler Einnahme nicht immer einfach. Bestimmt werden kann der Gehalt an Nikotin und seinem Metaboliten Cotinin in Blut, Speichel oder Urin; der Nikotinspiegel bildet aufgrund der kurzen Eliminationshalbwertszeit der Substanz dabei eher das Rauchverhalten der vergangenen Stunden ab, der Cotininspiegel den Konsum im Verlauf der letzten Woche; auch der Kohlenmonoxidgehalt der Atemluft kann als Indikator akuten Nikotinkonsums durch Rauchen dienen (s. dazu Benowitz et al. 1990 sowie Henningfield et al. 1995 und die dort angeführte Literatur); der Nikotingehalt der Haare liefert Hinweise auf längerfristigen Abusus.

9.4   Toleranz und Entzugserscheinungen

Toleranzentwicklung gegenüber Nikotin ist gegeben, jedoch – verglichen mit der Toleranz gegenüber Opioiden oder Amphetaminen – nicht allzu ausgeprägt und betrifft nicht gleichmäßig alle Effekte. Sie dürfte teilweise *metabolischer* Natur durch Beschleunigung des Abbaus, teils aber auch *funktioneller* Art sein (s. dazu die bei Henningfield et al. 1995 zitierten Quellen); letztere wird von verschiedener Seite für bedeutsamer gehalten (etwa Swedberg et al. 1990). Wenig paßt dazu, daß sich unter chronischer Nikotinzufuhr die Zahl der nikotinergen Acetylcholinrezeptoren vermehrt, also eigentlich gesteigerte Effekte zu erwarten wären (Wonnacott 1990; zu diversen möglichen Mechanismen der Nikotintoleranz s. auch Schmitz et al. 1997).

f Die Mechanismen der Nikotintoleranz sind noch wenig verstanden. Sinnvollerweise muß man hier zwischen *chronischer* und *akuter Toleranz* unterscheiden. Erstere ist nur sicher in Tierversuchen, nicht aber beim Menschen nachgewiesen und bezieht sich auf verminderte Nikotineffekte nach langer Zeit des Konsums. Die akute Toleranz ist sehr viel eindeutiger belegt; sie beschreibt den Sachverhalt, daß selten rauchende Personen sich in kurzer Zeit an Nikotineffekte gewöhnen; auch bei Rauchern ist akute Toleranz zu beobachten, indem die erste morgendliche Zigarette stärkere Effekte, etwa physiologischer Natur, hervorruft als die folgenden (zu den zur Diskussion stehenden Mechanismen für die beiden Toleranzformen s. ausführlich Russell 1990).

Unzweifelhaft existieren *starke Entzugserscheinungen*, die viele Raucher an einer Einstellung ihres gesundheitsschädlichen Verhaltens hindern: Die schon nach wenigen Stunden der Abstinenz auftretenden Symptome sind *Unruhe, Reizbarkeit* und *Dysphorie, Schlafstörungen, Konzentrationsschwierigkeiten* und *verminderte Pulsfrequenz*; nach längerer Abstinenz findet sich *Steigerung des Appetits* und damit nicht selten verbunden *Gewichtszunahme* (nach DSM-IV, S. 296); vielleicht das auffälligste und charakteristische Symptom ist das "Craving", die *Gier* nach Tabakrauch. Auch schwere, klinisch auffällige *Depressionen* nach Nikotinabstinenz sind beschrieben worden, insbesondere bei Patienten mit dieser Störung in der Vorgeschichte (Covey et al. 1997).

Die *Pathophysiologie* der Entzugssymptomatik ist nur bedingt verstanden· Sie ist sicher weitgehend eine Folge des Nikotinmangels, da Zufuhr des Alkaloids in anderer Form, etwa oral oder transdermal mit Heftpflastern, die meisten der geschilderten Symptome dämpfen kann; nicht hingegen verschwindet häufig das Craving, so daß noch andere Faktoren wirksam sein müssen.

Die *Therapie* der Entzugssymptomatik im Rahmen der freiwilligen Abstinenz wird zuweilen mit Clonidin (Catapresan®) versucht, dessen Wirksamkeit hier jedoch umstritten ist (s. dazu Benkert u. Hippius 1996, S. 424). Es gibt Hinweise, aber noch keine sicheren Belege, daß Doxepin (Aponal®) dabei hilfreich sein könnte. Gabe von Nikotin in *oraler* Form (etwa *Nikotinkaugummi*) oder über Nasensprays und Zufuhr mit *Nikotinpflaster* stellen keine eigentliche Therapie der Entzugssymptomatik dar, weil die Substanz weiter konsumiert wird (wenn auch nicht in Form des besonders gesundheitsschädlichen Rauches). Zu beachten ist, daß viele trotzdem weiterrauchen, so daß es zu gefährlich hohen Nikotinspiegeln kommen kann.

9.5 Mißbrauch und Abhängigkeit; Folgen langjährigen Tabakkonsums

Angesichts der erheblichen gesundheitlichen Schäden durch Rauchen ist es sicher berechtigt, bei mehr als gelegentlichem Tabakkonsum von Mißbrauch zu sprechen. Dieser ist bekanntlich weit verbreitet: Obwohl der Anteil der rauchenden Bevölkerung in Deutschland (wie in den meisten anderen westlichen Ländern) sich in den letzten Jahrzehnten deutlich vermindert hat, ist er immer noch beträchtlich: Regelmäßiger Konsum wird hierzulande von etwa 23% der Personen über 15 Jahren angegeben, von Männern häufiger als von Frauen (33,4% versus 20,4%); unter den 30-40jährigen Personen rauchen fast 48% der Männer und 36% der Frauen (Zahlen nach Batra u. Buchkremer 1999). Es ist davon auszugehen, daß der Großteil davon die strengen Kriterien der *Abhängigkeit* (s. 1.3) erfüllt; dies ist bereits daran zu sehen, daß viele erfolglos wiederholte Versuche machen, das Rauchen aufzugeben. Auch ließ sich zeigen, daß Tiere sich selbst Nikotin verabreichen, also das *Abhängigkeitspotential* der Substanz als hoch eingeschätzt werden muß (s. dazu etwa Pich et al. 1997 und die dort zitierte Literatur; für eine sehr differenzierte Sichtweise der Nikotineffekte im Tierexperiment s. auch Swedberg et al. 1990). Unklar ist jedoch, was genau die Abhängigkeit bewirkt: Obwohl mittlerweile weitgehend Konsens darüber besteht, daß es v.a. die *Nikotinwirkungen* sind, lassen einige Befunde diesen Sachverhalt zumindest komplizierter erscheinen: Raucher, die in Experimenten Nikotin intravenös infundiert bekommen, reduzieren in der Versuchsphase ihren Zigarettenverbrauch kaum, so daß der Nikotinspiegel nicht die entscheidende Variable für den Konsum sein kann; möglicherweise sind es die akuten Nikotinspitzen oder andere Faktoren, etwa der Geschmack, die für den häufigen Konsum mitverantwortlich sind.

Viele Autoren sprechen deshalb auch nicht von Nikotin-, sondern von Tabakabhängigkeit (beispielsweise Henningfield et al. 1995; Henningfield et al. 1998). Auch ICD-10 kennt als Kategorie nicht Störungen durch die psychotrope Substanz Nikotin, sondern Störungen durch Tabak.

Die Frage, ob Nikotin suchterzeugend (engl.: addictive) ist, stellt nicht nur ein wissenschaftliches, sondern auch ein juristisches Problem dar, und die Diskussion hierzu ist sehr aufschlußreich. Auf der einen Seite findet sich die Auffassung, daß Nikotin in vielen Aspekten suchterzeugenden Substanzen wie Kokain oder Heroin gleicht, etwa hinsichtlich der Gier nach der Substanz, des Auftretens eines durch Nikotingabe zu beseitigenden Entzugssyndroms sowie der in Tierversuchen zu beobachtenden Verhaltensweisen bei Verfügbarkeit der Substanzen (Stolerman u. Jarvis 1995). Auf der anderen Seite wird argumentiert, daß es sich beim Rauchen eher um eine Gewohnheit als um Suchtverhalten handelt und dieses offensichtlich nicht allein der Nikotinzufuhr dient (Robinson u. Pritchard 1992).

Für die Entwicklung einer Nikotinabhängigkeit (mit der Unfähigkeit, das Rauchen trotz besserer Einsicht aufzugeben) dürften *genetische* Faktoren eine wesentliche Rolle spielen. Welches erbliche Merkmal wiederum die Ausbildung der Abhängigkeit begünstigt, ist unklar; diskutiert wird eine *erhöhte Nikotinempfindlichkeit* (True et al. 1997).

An gesundheitlichen Folgen des Rauchens sind zunächst die *nichtbösartigen Erkrankungen der Atemwege* zu nennen (obstruktive Bronchitis, Emphysem), die wohl v.a. aus der Reizung der Atemwege durch die Rauchpartikel resultieren.

Die bei Rauchern weit überdurchschnittlich häufigen *Herz-Kreislauf-Erkrankungen*, insbesondere *Verengungen der Gefäße* und *Gefäßverschlüsse*, sind teilweise unzweifelhaft Nikotineffekte: Durch die Freisetzung von Fettsäuren kommt es zu ihrer Ablagerung an den Gefäßwänden; zudem hat Nikotin offenbar noch pathogene Veränderungen an den *Cholesterinfraktionen LDL-* und *HDL-Cholesterin* zur Folge (Verminderung des protektiven HDL-Cholesterins); weiter begünstigt die nikotinbedingte Blutdruckerhöhung die *Schädigung der Gefäßwände* und *Einlagerung der Fettmoleküle*. So resultiert bei Rauchern stärkere *Atherosklerose*, insbesondere an den *Koronargefäßen* und den *Hirnarterien*; *Verschluß der peripheren Arterien* ist eine häufig bei Rauchern zu findende Erkrankung ("Raucherbein"). Zusätzlich durch den Anstieg der Fibrinogenkonzentration und die vermehrte Verklumpungsneigung der Thrombozyten ist die Gefahr von akuten *Gefäßverschlüssen* in Form von *Herz-* und *Hirninfarkten* bei Rauchern deutlich erhöht. Ein besonders hohes Risiko für Herzinfarkte haben rauchende Frauen, die empfängnisverhütende Mittel einnehmen; gegenüber Nichtraucherinnen unter Kontrazeptivabehandlung ist die Infarktwahrscheinlichkeit um mehr als das 20fache erhöht (nach Batra u. Buchkremer 1999).

Wie in 2.4.6 ausgeführt, hat Alkohol an den Gefäßen fast gegenteilige Wirkungen: Der Anteil des protektiven HDL-Cholesterins steigt, die Gerinnungsneigung wird reduziert. Während Alkoholkonsum und Rauchen an den Gefäßen damit bis zu einem gewissen Grade antagonistisch wirken, addieren oder potenzieren sich ihre Effekte bei der Entwicklung bösartiger Neubildungen, am deutlichsten wohl bei Tumoren des Mund-Rachenraumes und der Speiseröhre.

Das *Krebsrisiko* ist bei Rauchern deutlich erhöht, ein Effekt, der nach allen Erkenntnissen kaum dem Nikotin, sondern anderen bei der Verbrennung des Tabaks anfallenden Stoffen zuzuschreiben ist – möglicherweise wirkt Nikotin allerdings als Ko-Karzinogen (s. dazu Benowitz 1986 und Benowitz 1988). Diese "Teerstoffe" bestehen nämlich aus zahlreichen *Karzinogenen*, von denen die *Nitrosamine* und *Benzpyrene* nur die bekanntesten sind. Besonders groß ist das Risiko für *Karzinome der Lunge* und *der Mundhöhle*, welches bei rauchenden Männern etwa 22mal bzw. 27mal so hoch wie bei Nichtrauchern ist; für Tumoren des *Kehlkopfes* ist es gut um das 10fache, der *Speiseröhre* fast um das 8fache erhöht. Für rauchende Frauen gelten ähnlich erhöhte Risiken – das für Kehlkopfkarzinome liegt beispielsweise fast 18mal so hoch wie bei Nichtraucherinnen. Diese deutlich erhöhte Inzidenz ist aller Wahrscheinlichkeit auf die direkte Karzinogenwirkung an Teerstoffe aufnehmenden Geweben zurückzuführen. Bei Rauchern und Raucherinnen liegt weiterhin erhöhtes Risiko für die Entwicklung von *Magen-* und *Pankreaskarzinomen* vor (etwa zwischen 1,5 und 2,5). Häufiger bei Rauchern finden sich auch Tumoren der *Niere* und der *Harnblase*, vermutlich bedingt durch die Wirkung der ausgeschiedenen *Teerstoffe* und ihrer Metaboliten in den Harnwegen. Zudem ist das *Leukämierisiko* bei rauchenden Personen beiderlei Geschlechts auf das Doppelte erhöht (im wesentlichen nach Zahlen bei Batra und Buchkremer 1999; s. auch Newcomb u. Carbone 1992; Brownson et al. 1993 sowie Müller u. Wiethege 1995). Gewissen Einfluß hat Rauchen möglicherweise auch auf Gebärmutterhalskarzinome und Brusttumoren bei Frauen (nach Müller u. Wiethege 1995; zum Krebsrisiko durch Rauchen s. außerdem Schmitz et al. 1997 und die zitierte Literatur).

Das hier Gesagte ist noch etwas zu differenzieren: Vornehmlich ist es wohl das inhalative Zigarettenrauchen, welches das Risiko für Lungenkarzinome so extrem erhöht, während Zigarren- und Pfeifenrauchen, bei dem Nikotin leichter bereits in der Mundhöhle resorbiert wird, diesbezüglich weniger riskant ist.

Auch Schnupf- und Kautabak kann, obwohl hier im wesentlichen die durch Verbrennung entstehenden Teerstoffe als Karzinogene wegfallen, zu zahlreichen gesundheitlichen Schäden führen, u.a. Veränderungen bösartiger Natur im Mund- und Nasenbereich (für Genaueres s. Severson 1993).

Weiter hat Rauchen bei werdenden Müttern deutlichen Einfluß auf den Verlauf der *Schwangerschaft*: Aborte und Frühgeburten sind häufiger, die Neugeborenen kleiner und leichter als die von Nichtraucherinnen. Kinder, die in Familien mit rauchenden Eltern aufwachsen, leiden vermehrt an Atemwegserkrankungen und haben ein höheres Risiko für die Entwicklungen von Krebserkrankungen; auch der "plötzliche Kindstod" tritt dort häufiger auf (nach Batra u. Buchkremer 1999).

Neben diesen weitgehend negativen gesundheitlichen Wirkungen des Nikotins gibt es auch Hinweise, daß die Substanz, gleichgültig ob sie durch Rauchen, oral oder transdermal mit Heftpflastern zugeführt wird, die Symptome der Colitis ulcerosa lindert oder verschwinden läßt (Henningfield et al. 1995; s. dazu auch Rhodes u. Thomas 1995). Ein weiterer wichtiger Effekt ist der gewichtsreduzierende des Rauchens, der zuweilen auch als Grund für die Gewohnheit angegeben wird (Henningfield et al. 1995).

Neurologische Krankheiten (vergleichbar der Polyneuropathie und der Wernickeschen Enzephalopathie nach langjährigem Alkoholkonsum) entwickeln sich auch bei starken Rauchern typischerweise nicht. Selten kann es in Verbindung mit Alkoholkonsum zur Tabak-Alkohol-Amblyopathie mit Visusverlust kommen. Interessanterweise scheint bei Rauchern *seltener* die *Parkinson-Erkrankung* aufzutreten (Graves u. Mortimer 1995; Morens et al. 1995); vermutet wird, daß die durch Nikotin bedingte Hemmung des Enzyms MAO-B (s. 9.3.1) hierbei eine Rolle spielt (s. dazu ausführlicher Soyka 1998, S. 75; für weitere Wirkmodelle s. Reavill 1990). Hinweise gibt es auch, daß Nikotin bei *Alzheimer-Patienten* kognitive Leistungen und Kurzzeitgedächtnis verbessert (etwa Sahakian et al. 1989).

Nikotingenuß bzw. Tabakrauchen führt auch nicht zur Ausbildung psychischer Störungen (vergleichbar etwa dem dementiellen Syndrom bei Alkoholabusus oder den psychotischen Reaktionen nach Konsum von Marihuana und einigen Halluzinogenen). Es wird sogar in der Literatur die These vertreten, daß sich bei Rauchern *seltener* eine *Demenz vom Alzheimer-Typus* entwickelt (s. zu dieser Diskussion ausführlich Kellar u. Wonnacott 1990 sowie Graves u. Mortimer 1995).

Eine sehr interessante Beobachtung, die auch auf die Wirkmechanismen des Nikotins und die Pathogenese psychischer Störungen ein Licht werfen könnte, ist der deutlich erhöhte Anteil von Rauchern unter psychiatrischen Patienten (Hughes et al. 1986; Pomerleau 1997; s. auch Batra und Buchkremer 1999). Nicht nur alkohol- und drogenabhängige Patienten rauchen deutlich mehr, sondern auch solche mit Persönlichkeitsstörungen und Schizophrenie (s. etwa De Leon 1996). Als Erklärung wird nicht nur die Langeweile im stationären Setting herangezogen; vermutet wurde außerdem, daß schizophrene Patienten mit Minussymptomatik sich durch Nikotin zu stimulieren versuchen. Weiter nimmt man an, daß durch die nikotinbedingte Dopaminfreisetzung sich extrapyramidale Nebenwirkungen der Neuroleptika, wie etwa das Parkinsonoid, vermindern (Goff et al. 1992).

Auch unter Depressiven sind Raucher häufiger, und diese haben zudem größere Schwierigkeiten, die Gewohnheit aufzugeben; als Erklärung zieht man die bei Rauchern zu findende Hemmung des Enzyms MAO-B heran, wodurch die Monoaminverfügbarkeit an den Synapsen steigen sollte (Berlin et al. 1995a); jedoch wird auch die These vertreten, daß die Neigung zum Rauchen und zu depressiven Verstimmungen durch dieselben genetischen Faktoren bedingt sein könnte (Kendler et al. 1993; zum Thema Rauchen bei psychiatrischen Störungen s. auch Batra u. Buchkremer 1999 und die dort zitierte Literatur).

9.6 Behandlung von Tabakmißbrauch und -abhängigkeit; Raucherentwöhnungstrainings

Angesichts der mittlerweile nicht unerheblichen Kosten, der nachgewiesenen gesundheitlichen Schäden und schließlich der zunehmenden sozialen Ächtung des Rauchens ist es nicht erstaunlich, daß viele rauchende Personen diese Gewohnheit aufgeben möchten und dabei häufig professionelle Hilfe suchen. Die Verfahren seien hier nur angedeutet, weil sie ausführlich an anderer Stelle beschrieben sind (s. beispielsweise Unland 1996; Batra u. Buchkremer 1997; Soyka 1998, S. 76 ff.; Batra u. Buchkremer 1999).

Da akuter Nikotinentzug unangenehme körperliche und psychische Reaktionen zur Folge hat, versuchen viele Raucher – nicht alle –, ihren Konsum *schrittweise* zu reduzieren. Häufig wird während der ersten Phasen der Abstinenz Nikotin auf andere Weise zugeführt, etwa mit *Nikotinkaugummi, nikotinhaltigen Nasensprays* oder *Heftpflastern* (zur durchaus gegebenen Wirksamkeit s. die Metaanalyse von Silagy et al. 1994); Verwendung von Kaugummi oder Nikotinpflaster wird teilweise auch in Richtlinien zur Raucherentwöhnung empfohlen, sofern nicht Kontraindikationen vorliegen (Henningfield et al. 1998; zu diesen Applikationsformen s. ausführlich Schmitz et al. 1997 sowie Soyka 1998, S. 77); dabei ist allerdings zu beachten, daß die Präparate durchaus nicht harmlos sind und eine Anzahl von Kontraindikationen haben. Gefährlich ist es auch, wenn die Behandelten weiter mit ähnlicher Häufigkeit rauchen, weil auf diese Weise bedenklich hohe Nikotinkonzentrationen anfallen können. Nicht wenige Exraucher konsumieren für lange Zeit weiter Nikotin, etwa in Form von Kaugummi, welches insofern zumindest eine weniger schädliche Praxis ist, als die Aufnahme der karzinogenen Teerstoffe wegfällt. Andere versuchen, langsam die orale oder transdermale Nikotinzufuhr zu reduzieren.

Wenn auch nach einigen Tagen der Nikotinabstinenz die akuten Entzugssymptome verschwunden sind, so bleibt weiter, oft für Jahre, das *Craving* bestehen, die oft situativ auftretende Gier nach einer Zigarette. Ein wichtiges psychologisches Verfahren zur Bewältigung ist hier das der *Stimuluskontrolle*, das Vermeiden von Situationen oder Lokalitäten, die häufig mit Rauchen assoziiert waren; in späteren Stadien wird es dann sinnvoll werden, diese Situationen aufzusuchen, um auch dort die Gier zu bezwingen. Für Einzelheiten des oft individuell zu gestaltenden Raucherentwöhnungstrainings sowie weitere dabei eingesetzte Verfahren (beispielsweise *Selbstkontrolltechniken, Rollenspiele* oder *Selbstbehauptungsverfahren*) muß auf die referierte Literatur verwiesen werden (zu den einzelnen Verfahren s. auch die Guidelines der American Psychiatric Association aus dem Jahre 1996 sowie Scherbaum 1999).

Zuweilen werden *Medikamente* zur Linderung der *Entzugssymptomatik* eingesetzt (Tranquilizer, Neuroleptika, Clonidin), deren Nutzen kontrovers diskutiert wird (s. auch 9.4); am ehesten scheint das Antidepressivum Doxepin (Aponal®) gewisse Hilfe zu bieten. Nach Ansicht zahlreicher Autoren garantiert die Kombination aus *verhaltenstherapeutischen* Techniken und initialem *Nikotinersatz* (vorzugsweise wohl mittels Nikotinpflaster) die besten Dauererfolge; allerdings muß man realistischerweise davon ausgehen, daß 12 Monate nach Beginn des Abstinenzversuches auch im Rahmen solcher Programme die Zahl der nicht rückfällig Gewordenen nur ungefähr 20-25% beträgt – wobei manche Studien von besseren Dauererfolgen berichten; bei Risikogruppen (z.B. Koronarpatienten) soll die Erfolgsrate höher liegen (zur Literatur und zu weiteren Einzelheiten s. Batra u. Buchkremer 1999).

Gruppentherapien scheinen aufgrund der gegenseitigen Motivation besondere Vorteile zu haben; es gibt jedoch auch Selbsthilfemanuale für Personen, die diese Therapieform ablehnen.

Nur geringen Stellenwert hat die klassische Aversionsbehandlung mit externen Strafreizen im Rahmen verhaltenstherapeutischer Raucherentwöhnung. Wenn überhaupt, so setzt sich der Proband die aversiven Reize selbst, beispielsweise durch Vorstellen der körperlichen Spätfolgen beim Anzünden einer Zigarette. Eine spezielle und offenbar wirksame auf dem Aversionsprinzip basierende Therapie ist das rapid smoking, bei dem durch rasch aufeinanderfolgende Züge eine leichte Nikotinintoxikation hervorgerufen wird (zur Literatur s. American Psychiatric Association 1996).

In Zusammenwirken mit Nikotin aversive Effekte hervorrufende Medikamente – vergleichbar dem Disulfiram (Antabus®) bei der Alkoholismustherapie – werden zwar angeboten (etwa Silberacetat), sind aber bis jetzt nicht als wirksam nachgewiesen worden (Henningfield et al. 1995; American Psychiatric Association 1996).

Wenig effektiv sind übrigens nach gegenwärtigem Erkenntnisstand Akupunktur und Hypnose (s. dazu Niaura et al. 1996 und die dort angeführte Literatur).

Wirksame Anticraving-Substanzen, die etwa den Opiatantagonisten und Acamprosat in der Behandlung der Alkoholabhängigkeit entsprechen (s. 2.8.9) gibt es für Nikotin und Tabak offenbar noch nicht; Versuche der Behandlung mit Nikotinantagonisten wie Mecalamin sind kaum über die Anfangsstadien hinausgekommen, könnten aber eventuell gewisse Bedeutung gewinnen (Henningfield et al. 1995; American Psychiatric Association 1996; Schmitz et al. 1997). Auch der Opiatantagonist Naltrexon wurde zur Unterstützung der Raucherentwöhnung eingesetzt – unter der Annahme, daß einige Nikotineffekte über das endogene Opiatsystem vermittelt werden –, wird aber von der American Psychiatric Association (1996) dafür nicht empfohlen. Der *reversible MAO-A-Hemmer* Moclobemid (in Deutschland als Aurorix® im Handel) konnte in einer Studie (Berlin et al. 1995b) das Rauchverlangen nach Erreichen der Abstinenz vermindern; hier wird man noch Bestätigungen abwarten müssen. Clonidin, oral oder transdermal in Form eines Pflasters verabreicht, dessen Eignung zur Linderung des Nikotinentzugs kontrovers beurteilt wird (s. oben), soll ebenfalls das Nikotinverlangen im späteren Verlauf der Abstinenz dämpfen (s. dazu Soyka 1998, S. 78 sowie Julien 1997, S. 192); die Ergebnisse diverser Vergleichsstudien lassen noch keine verbindliche Bewertung zu (s. dazu auch die bei American Psychiatric Association 1996 sowie Schmitz et al. 1997 zitierte Literatur). Erste Erfahrungen mit Bupropion, einem Antidepressivum, in der Behandlung der Nikotinabhängigkeit werden in den USA gesammelt und scheinen recht ermutigend (Hurt et al. 1997); im Gegensatz zu Anxiolytika vom Typ der Benzodiazepine ist möglicherweise Buspiron erfolgversprechend (American Psychiatric Association 1996); die Wirksamkeit von Nikotinagonisten bleibt nachzuweisen (im wesentlichen dargestellt nach Henningfield et al. 1995 sowie Henningfield et al. 1998; für weitere Pharmaka zur Behandlung der Tabakabhängigkeit s. American Psychiatric Association 1996 und Schmitz et al. 1997).

10. Inhalantien

10.1 Definition; Begriffsklärungen; Einteilung und Überblick

Inhalantien lassen sich als psychotrope Substanzen definieren, die typischerweise durch *Inhalation (Einatmen)* in *Gas- oder Dampfform* aufgenommen werden; Substanzen, welche – wie Nikotin oder Cannabinoide – durch Inhalation von Rauch in den Körper gelangen, würden damit nicht in diese Gruppe fallen. Nicht treffend scheint die teilweise synonym verwendete Bezeichnung "flüchtige Lösungsmittel" (wie etwa in ICD-10), weil die flüchtigen Lösungsmittel zwar die Hauptgruppe der Inhalantien stellen, aber andere inhalierte psychotrope Substanzen, beispielsweise Narkosemittel wie Lachgas, hiermit nicht erfaßt würden. Auch die eher umgangssprachliche Bezeichnung "Schnüffelstoffe", die recht anschaulich die Applikationsform beschreibt, charakterisiert v.a. die flüchtigen Lösungsmittel, nicht aber andere Gruppen von Inhalantien.

Zu den Inhalantien gehören *verschiedenartige* Stoffe, deren Zusammenfassung noch nicht verbindlich geregelt ist. In Modifikation einer Einteilung in Soyka (1998, S. 100) unterscheidet man wohl am zweckmäßigsten 1. Lösungsmittel, 2. Gase in Aerosolen, 3. Flüchtige Nitritverbindungen und 4. Inhalationsnarkotika. Die ersten beiden Gruppen sind die Inhalantien im engeren Sinne, die letzten beiden werden nicht einheitlich dazu gerechnet. Die einzelnen Klassen lassen sich chemisch und hinsichtlich ihrer Funktion etwa wie folgt charakterisieren:

Die *Lösungsmittel* sind zumeist recht einfach aufgebaute aliphatische und aromatische, nicht selten chlorierte *Kohlenwasserstoffe*, die bei Raumtemperatur weitgehend in Gasform vorliegen und in diversen leicht zugänglichen *Gebrauchsmitteln* enthalten sind, etwa in Lacken oder Benzin. Die psychotropen Effekte ergeben sich als reines Nebenprodukt der sonst Gebrauchszwecken dienenden Stoffe.

Aerosole sind *Gase*, in denen andere Stoffe in Form kleinster Partikel verteilt sind. Beispiele wären etwa die Aerosole, in denen Schädlingsbekämpfungsmittel versprüht werden, oder jene, die sich mit Aromastoffen zu Raumsprays zusammensetzen. Bekannte Inhaltsstoffe der Aerosole sind *Butan-* oder *Propangas*; letztere finden sich u.a. auch in Feuerzeugen oder Gasflaschen für Campingöfen (s. dazu ausführlicher Ashton 1990).

Flüchtige Nitrite sind zum einen Stoffe wie Amylnitrit, das früher als Medikament durch Inhalation aufgenommen werden konnte; weiter wäre dazu beispielsweise das in Raumsprays vorhandene Butylnitrit zu rechnen.

Inhalationsnarkotika dienen der *Narkose*, also der Sedierung und Anästhesie (etwa Äther oder Lachgas) und können außerhalb der Narkose als psychotrope Substanzen mißbraucht werden.

Neben dieser Einteilung gibt es viele andere: Julien (1997, S. 71) unterscheidet Narkosemittel und organische Lösungsmittel (entsprechend den Punkten 4 und 1 der oben gegebenen Einteilung), daneben 3. Gase in Haushalts- und Gewerbeprodukten und 4. Aerosole als Treibmittel in Haushaltssprühdosen, schließlich 5. aliphatische Nitrite; zu letzteren rechnet er nicht nur die flüchtigen Vasodilatatoren (etwa Amylnitrit), sondern auch Butylnitrite (in geruchsvertreibenden Raumsprays). Es macht wenig Sinn, noch weitere Klassifizierungen vorzustellen; deutlich geworden sein sollte, daß die Unterteilungen teils nach den Inhaltsstoffen erfolgen, teils nach der Funktion, welche die mißbrauchten Substanzen im alltäglichen Leben haben.

Tabelle 10.1 Einteilung der Inhalantien

Gruppe	Wichtige Inhaltsstoffe	Vorkommen
flüchtige Lösungsmittel	Toluol, Xylol, andere Kohlenwasserstoffverbindungen	Kleber, Lösungsmittel, Korrekturflüssigkeiten, Benzin
Treibgase	Propan, Butan	in Aerosolen, Feuerzeugen, Gasflaschen
Flüchtige Nitritverbindungen	Amylnitrit, Butylnitrit	Raumsprays, einige Medikamente
Inhalationsnarkotika	Lachgas, Halothan, Äther, Chloroform	Narkosemittel, Patronen

Die *Pharmakologie der Inhalantien* ist höchst kompliziert und noch nicht annähernd verstanden. Zum einen liegt dies daran, daß in den eingeatmeten Gasen oft mehrere psychotrope Substanzen enthalten sind, zum anderen daß sich die aufschlußreichen Tierversuche aus technischen Gründen nur schwer durchführen lassen. Insgesamt ist das Wissen über diese psychotropen Substanzen (Kenntnisse über ihre Toxikologie ausgenommen) so gering, daß die übliche Einteilung in Abschnitte über Aufnahme, Verstoffwechselung und Wirkungen sowie über Toleranz, Entzugssymptomatik und Abhängigkeit hier nicht sinnvoll erschien.

10.2 Flüchtige Lösungsmittel ("Schnüffelstoffe")

Diese sicher mit Abstand am häufigsten mißbrauchte Gruppe von Inhalantien findet sich in zahlreichen in Haushalten oder Betrieben verwendeten Lösungen, z.b. in Klebern, Reinigungsmitteln, Korrekturflüssigkeiten, Faserschreibstiften, Farben und Lacken. Wichtige Inhaltsstoffe mit psychotroper Wirkung sind dabei u.a. *Toluol* und *Xylol* (Methylbenzol und Dimethylbenzol, beides aromatische Kohlenwasserstoffe), *Aceton*, zahlreiche *chlorierte Kohlenwasserstoffe* (so Dichlormethan, Trichlorethan, Trichlorethylen, Tetrachlorethylen) oder *Ethylacetat*, um nur einige zu nennen (für weitere s. Dinwiddie 1996; Sharp u. Rosenberg 1997). *Benzin* wird ebenfalls nicht selten inhaliert; es ist ein Gemisch aus diversen aliphatischen (und häufig aromatischen) Kohlenwasserstoffen.

Die Stoffe werden oft auf Tücher aufgebracht, die vor Mund und Nase gehalten werden; häufig wird auch nur an der Flasche, Dose oder inhalantienhaltigen Produkten (Farbstiften) gerochen. Zuweilen kommen Plastiktüten als Hilfsmittel zum Einsatz: So kann beispielsweise Kleber in eine Tüte gepreßt und deren Öffnung vor Mund und Nase gehalten werden; manchmal werden sie auch über den Kopf gestülpt und umschließen an ihrer Öffnung das inhalantienhaltige Produkt. Daß diese Art des Konsums äußerste Gesundheitsgefahren birgt – unabhängig von der Toxizität der inhalierten Substanzen – versteht sich von selbst.

Die Substanzen gelangen nach Einatmen aus den Lungenbläschen rasch in die Kapillaren und dann (unter Umgehung der Leber) in der Regel schnell an ihre hauptsächlich zentralnervös lokalisierten Wirkungsorte (zu den komplizierten Mechanismen der Metabolisierung und Ausscheidung s. Dinwiddie 1996); sie führen zu diversen psychischen Effekten, wobei eine *rauschartige Euphorisierung* am konstantesten beschrieben wird. Auch *Anxiolyse* und *antidepressive Wirkung* werden vereinzelt berichtet. Insgesamt scheinen die subjektiven Effekte einiger Inhalantien denen des *Alkohols* und der Barbiturate zu gleichen (Dinwiddie 1996; Sharp u. Rosenberg 1997). Hinzu kommen, wenigstens bei Toluol, der am besten untersuchten Substanz dieser Reihe, wahrscheinlich aber auch bei vielen anderen, *psychedelische* Effekte, so illusionäre Verkennungen, Halluzinationen, verändertes Zeitempfinden, Störungen des Körperschemas und Wahnideen (Evans

u. Raistrick 1987). Als *Nachwirkung* werden zuweilen *Lethargie* und teilweise *starke Kopfschmerzen* angegeben.

Im Verlauf der Inhalantienintoxikation scheint es typischerweise – entsprechend dem Verlauf einer Inhalationsnarkose – zunächst zu einem exzitatorischen Stadium mit psychomotorischer Überaktivität zu kommen, sodann zu einem Rauschzustand mit diversen psychedelischen und halluzinatorischen Effekten, schließlich zuweilen zur Bewußtlosigkeit (Geschwinde 1996, S. 514), Wirkungen, die deutlich dosisabhängig sind. Während bei der Narkose das letzte Stadium den eigentlichen Zweck der Maßnahme darstellt, ist es für Inhalantienkonsumenten erstes Ziel, möglichst lange im zweiten Stadium zu verharren und es nicht zur weiteren Einschränkung der Bewußtseinsfunktionen kommen zu lassen.

Weiter können im Rahmen der akuten Intoxikation *neurologische* Symptome auftreten (etwa Gang- und Koordinationsstörungen, verschwommenes Sehen, Doppelbilder, Schwindel) und *Bewußtseinsstörungen* bis hin zu Stupor und Koma (s. dazu DSM-IV, S. 277; Dinwiddie 1996). Berichtet wurde weiter über unmittelbar an die akute Intoxikation anschließende *delirante* und *dementielle* Syndrome sowie *psychotische* und *affektive* Störungen.

Todesfälle bei der Inhalation von flüchtigen Lösungsmitteln sind keineswegs selten (s. etwa Esmail et al. 1992); so wurde beispielsweise über plötzlichen Tod nach Einatmen von Korrekturflüssigkeit berichtet (King et al. 1985). *Zerebrale Minderdurchblutung* und *Herzrhythmusstörungen* scheinen am häufigsten für diese Zwischenfälle verantwortlich zu sein. *Strangulationen* und *Erstickungen* in den Plastiktüten als weitere, nicht seltene Todesursachen waren schon genannt worden; hinzu kommt *Aspiration von Erbrochenem*. Auch *Unfälle* oder *Suizide* im Rahmen der Intoxikation sind nach einigen Angaben nicht selten, insbesondere nach Toluol (Ashton 1990). Welche der Inhaltsstoffe der Lösungsmittel in besonderem Maße akut toxisch sind, ist noch nicht sicher geklärt; sowohl Toluol als auch chlorierte Kohlenwasserstoffe sind mit schweren Zwischenfällen in Verbindung gebracht worden (Sharp u. Rosenberg 1997).

Die *Wirkmechanismen* sind noch nicht geklärt. Im wesentlichen wird die Hypothese vertreten, daß die Substanzen sich an *Membranen* anlagern und deren Eigenschaften verändern; mittlerweile steht auch Beeinflussung von $GABA_A$-Rezeptoren und NMDA-Rezeptoren für Glutamat als Angriffspunkt in Diskussion (s. dazu Soyka 1998, S. 105 f. und die dort zitierte Literatur).

Die *Diagnostik* der akuten Lösungsmittelintoxikation ist nicht immer leicht; häufig wirken die Betroffenen, zumeist Kinder, wie *alkoholisiert*; oft führt der *Geruch* der Kleider auf die Spur. Als *Therapie* empfiehlt Soyka (1998, S. 107) neben dem "talk down", der Beruhigung im Gespräch, die Behandlung mit Benzodiazepinen, z.B. Lorazepam; auch ist einer eventuellen Selbstverletzung im Rauschzustand vorzubeugen.

Erfahrungen mit Schnüffelstoffen sind bei Kindern und Jugendlichen keineswegs selten; es ist anzunehmen, daß von den US-Amerikanern zwischen 15 und 30 Jahren etwa 20% schon diese Substanzen konsumiert haben und schätzungsweise 1% dies in den letzten 30 Tagen getan haben; die Angaben variieren sehr zwischen den Untersuchungen (für eine Zusammenstellung s. Sharp u. Rosenberg 1997, wobei allerdings nicht zwischen Lösungsmitteln und weiteren Inhalantien unterschieden wurde); die Dauerkonsumenten stammen nach Auffassung einiger Autoren weniger aus der Population der Kinder, sondern sind eher Jugendliche und junge Erwachsene aus problematischem sozialen Umfeld. Für Deutschland geben Kraus u. Bauernfeind (1998) eine deutlich niedrigere Lebenszeitprävalenz für Lösungsmittelkonsum an, nämlich etwa 0,7%. Nach einigen Erhebungen hat der Konsum von Schnüffelstoffen mittlerweile sowohl in den USA wie Westeuropa seinen Höhepunkt überschritten, ist aber immer noch vergleichsweise verbreitet unter Kindern und Jugendlichen der ärmsten Schichten; insbesondere für Straßenkinder in Dritten Welt-Ländern sind dies die billigsten und am leichtesten verfügbaren psychotropen Substanzen überhaupt (für weitere epidemiologische Daten s. Dinwiddie 1996).

Flüchtige Lösungsmittel dürften erhebliches *Abhängigkeitspotential* besitzen; in Tierversuchen zeigt sich deutliche Neigung zur Selbstapplikation. Zu Toleranz und Entzugserscheinungen ist die Datenlage spärlich; Hinweise gibt es auf beides (s. dazu Ashton 1990 sowie die in Dinwiddie 1996 angeführte Literatur).

Daß chronischer Konsum von flüchtigen Lösungsmitteln zu *schweren gesundheitlichen Schäden* führen kann, ist seit langem bekannt. Für Toluol, das häufig in Gebrauchsmitteln zu finden ist und eine der am meisten inhalierten Substanzen sein dürfte, wurden *kognitive Dysfunktionen* bis hin zur Demenz, Störungen der Kleinhirnfunktionen, Gehörverlust, Schädigungen des Sehnervs und Gleichgewichtsstörungen beschrieben (zur Literatur s. Sharp u. Rosenberg 1997).

In neuroradiologischen und post-mortem-Studien zeigen sich v.a. *Atrophien* im Bereich der weißen Substanz, auf die Toluol toxisch wirken dürfte (zur Literatur s. Sharp u. Rosenberg 1997). Auch für andere flüchtige Lösungsmittel, etwa n-Hexan und einige chlorierte Kohlenwasserstoffe, wurden *neurologische* Schäden als Folge chronischen Mißbrauchs beschrieben (wenn auch zumeist nicht so gut dokumentiert wie jene bei Toluolmißbrauch). Weiter muß nach mehr oder weniger langem Inhalantienabusus mit Beeinträchtigungen anderer Organe gerechnet werden, beispielsweise der Nieren, der Leber (möglicherweise besonders durch chlorierte Kohlenwasserstoffverbindungen), der Lunge und des Herzens (Arrhythmien, Kardiomyopathie). Auch Veränderungen im blutbildenden System sind eventuell nach Inhalantienabusus zu erwarten; so gilt das u.a. in Verdünnungsmitteln, Lackentfernern und Benzin enthaltene Benzol als ein Verursacher für bestimmte *Leukämien* (Austin et al. 1988; Sharp u. Rosenberg 1997).

Weiter wurde bei Neugeborenen inhalantienkonsumierender Mütter ein "fetales Lösungsmittel-Syndrom" (fetal solvent syndrome) beschrieben; speziell Toluol scheint hier toxisch zu wirken. Die *Toluol-Embryopathie* weist gewisse Ähnlichkeiten mit dem fetalen Alkoholsyndrom (Alkoholembryopathie) auf; insbesondere zeigen sich Mißbildungen im Schädelbereich und verzögerte Entwicklung (Arnold et al. 1994; Pearson et al. 1994).

Einige Therapieprogramme für Inhalantienkonsumenten wurden entwickelt, haben aber enttäuschende Resultate gezeitigt (zur Literatur s. Dinwiddie 1996).

10.3 Treibgase in Aerosolen

Aerosole finden sich vornehmlich in *Spraymitteln* (Farbspray, Haarspray, Deodorants) und bestehen aus den Inhaltsstoffen (Farbe, Aromastoffe) und Treibgas, welches die Partikel in die Luft verbreitet. Bedeutung als psychotrope Substanzen in diesen Aerosolen haben *Butan* und *Propan*, daneben auch die in Asthmasprays enthaltenen fluorierten Kohlenwasserstoffe (s. etwa Thompson et al. 1983).

Der Sachverhalt ist kompliziert und wird hier unter gewisser Vereinfachung dargestellt; speziell mit Inhalantienabusus Befaßte müssen sich für Einzelheiten in jedem Falle detaillierten Darstellungen zuwenden (s. etwa die in Sharp u. Rosenberg 1997 angeführte Literatur oder Standardwerke der Toxikologie).

In einigen "Sprays" sind nicht die erwähnten Stoffe, sondern Nitritverbindungen in der Funktion von Treibgasen vorhanden, die toxikologisch etwas anders einzuordnen sind (s. auch 10.4).

Butan- und Propangas finden sich nicht nur in Sprays, sondern u.a. auch im Feuerzeuggas.

Die Inhalation der Treibgase geschieht üblicherweise durch Sprühen der Substanz in Mund oder Nase. Die Wirkungen sind denen der flüchtigen Lösungsmittel i.a. nicht unähnlich; als Effekte von Butaninhalation wurden u.a. *gehobene Stimmung, Halluzinationen verschiedener Modalitäten* sowie *verändertes Körper- und Zeitempfinden* beschrieben (Evans u. Raistrick 1987). *Todesfälle* als direkte Intoxikationsfolge sind bei Propan- und insbesondere Butangas – wenigstens absolut gesehen – häufiger als bei anderen Inhalantien (Siegel u. Wason 1990; Esmail et al. 1992).

Genauere Daten zur Häufigkeit speziell des Aerosolmißbrauchs sind nicht zu erhalten; er dürfte seltener als der der flüchtigen Lösungsmittel sein. Auch über die Spätfolgen ist wenig bekannt; es ist anzunehmen, daß diese ähnlich wie bei den flüchtigen Lösungsmitteln sind.

10.4 Flüchtige Nitritverbindungen

Diese finden sich zum einen in *Medikamenten* (etwa *Amylnitrit* als vasodilatatorische Substanz), zum anderen in einigen Sprays; auch die Dosen, in denen im Schnellverfahren geschlagene Sahne erzeugt wird, enthalten Nitrite, z.B. *Butylnitrit*.

Amylnitrit kommt wegen der Lichtempfindlichkeit der Substanz in dunklen Ampullen auf den Markt, bei deren Aufbrechen ein leichter Knall zu hören ist (deswegen der Szenename "poppers" oder "snapers"). Auch Butyl- und Isobutylnitrit werden zuweilen als psychotrope Substanzen mißbraucht; ihre Effekte sollen schwächer sein und die Nachwirkungen in Form von Kopfschmerz stärker.

Die Wirkung entspricht hinsichtlich Euphorisierung und psychedelischer Effekte teilweise der anderer Inhalantien; hinzu kommen durch die *gefäßerweiternde* Wirkung *sexualstimulierende* sowie *potenzsteigernde* Effekte. Damit werden die Substanzen im Gegensatz zu den flüchtigen Lösungsmitteln eher von älteren Jugendlichen und jungen Erwachsenen konsumiert, für eine gewisse Zeit v.a. in der US-amerikanischen Homosexuellenszene; die Relaxierung des Afterschließmuskels durch Amylnitrit hat dabei mutmaßlich zur Verbreitung beigetragen (nach Geschwinde 1996, 517 f. sowie Soyka 1998, S. 103).

Körperliche Schäden als Folge akuter Intoxikation und v.a. chronischen Konsums werden beschrieben, wobei Beeinträchtigungen des *Immunsystems* möglicherweise besondere Bedeutung für die Ausbildung von AIDS bei HIV-positiven Konsumenten haben (Sharp u. Rosenberg 1997).

10.5 Inhalationsnarkotika

Zu den *Inhalationsnarkotika* gehören die früher häufig, heute gar nicht mehr oder wenigstens deutlich seltener eingesetzten Substanzen *Äther* und *Chloroform* sowie die immer noch verwendeten Narkosemittel *Halothan* und *Lachgas*.

Äther (Ether, genauer Diethylether), schon den Alchimisten bekannt, war lange ein Rauschmittel und wurde Mitte des vergangenen Jahrhunderts als Narkosemittel eingeführt; auch dann kam er weiter mißbräuchlich zur Verwendung (sogenannte Ätherparties); in der zweiten Hälfte des 19. Jahrhunderts waren Ätherräusche sehr verbreitet und während der Zeiten der Prohibition diente die Substanz teilweise als Alkoholersatz. Heute wird Äther nicht mehr in dem Maße zur Narkose verwendet – in den USA offenbar gar nicht mehr – und hat auch als mißbrauchte psychotrope Substanz an Bedeutung verloren; teilweise wird er getrunken, teilweise als Dampf inhaliert – oft mit Hilfe einer über den Kopf gezogenen Plastiktüte, so daß erhebliche *Erstickungsgefahr* besteht; auch mit *tödlicher Lähmung des Atemzentrums* bei sehr hohen Dosen muß gerechnet werden (im wesentlich nach Geschwinde 1996, S. 509 f.).

Gut beschrieben ist der Ätherrausch, der in etwa den Effekten anderer Inhalantien, beispielsweise der Schnüffelstoffe, entsprechen sollte: Im typischen Fall tritt zunächst eine Agitation, oft mit Übelkeit und Erbrechen, ein, worauf sich ein angenehmer Zustand mit psychedelischen Effekten anschließt, der in eine Art "Traumzustand" übergeht; erst dann kommt es zur medizinisch oft angestrebten Bewußtlosigkeit. In den erwünschten Stadien möglichst lange zu verbleiben, ohne in Bewußtlosigkeit zu verfallen, ist üblicherweise das Ziel der Ätherkonsumenten, was sie durch Wahl der Dosis und Atemtechnik zu erreichen versuchen. Hinzu kommt eine analgetische Wirkung, die im Gegensatz etwa zur Opiatanalgesie (die vornehmlich in Rückenmark und Hirnstamm anzusetzen scheint), durch Ausschaltung von Teilen der Großhirnrinde bedingt ist. Der *Wirkmechanismus* ist weitgehend unbekannt. Neben einem Einfluß auf Membraneigenschaften steht Bindung an Rezeptoren, etwa den $GABA_A$-Rezeptor sowie den Glutamat-Rezeptor vom NMDA-Typ, zur Diskussion.

Äther gilt als suchtbildende Substanz; Entzugserscheinungen wurden beschrieben, etwa Schlaflosigkeit, zuweilen auch paranoid-halluzinatorische Zustände. Langfristiger Konsum führt zu körperlichen Schäden, u.a. an Herz und Leber, möglicherweise auch zu epileptischen Anfällen. Insgesamt scheint Äther, verglichen v.a. mit dem früher verbreiteten Mißbrauch, keine wesentliche Bedeutung als psychotrope Substanz zu haben (wenn, dann offensichtlich eher bei Erwachsenen). *Chloroform* (Trichlormethan) wurde etwa zur selben Zeit wie Äther als Narkosemittel in die Medizin eingeführt, wird aber heute u.a. wegen erheblicher Hepatotoxizität und akuter kardialer Nebenwirkungen nicht mehr verwendet. Chloroformräusche dürften damit noch seltener als Ätherintoxikationen sein. Die Substanz wird dazu auf einen Lappen aufgebracht und als Dampf eingeatmet. Die Effekte entsprechen weitgehend denen des Äthers; Toleranz und Entzugserscheinungen werden gleichfalls beobachtet, gelegentlich auch ein Entzugsdelir.

Weiter zur Narkose verwendet wird *Halothan* und zuweilen, insbesondere von Angehörigen der Heilberufe, als psychotrope Substanz mißbraucht. Bekannter und wohl häufiger zur mißbräuchlichen Inhalation eingesetzt ist *Lachgas* (N_2O, Distickstoffmonoxid, Stickoxydul). Der Name leitet sich von der *Euphorisierung* her, die im 19. Jahrhundert auf Jahrmärkten zur Publikumsbelustigung erzeugt wurde; der zuweilen zu beobachtende regelrechte *Lachanfall* der Behandelten oder der freiwilligen Konsumenten wird über *Disinhibition*, also Hemmung hemmender Strukturen erklärt. Nicht nur unter Angehörigen der medizinischen Berufe hat Lachgas Bedeutung; auch von Jugendlichen wird es zuweilen als Partydroge aus Treibgaspatronen und aus mit Distickstoffmonoxid gefüllten Luftballonen inhaliert. Der Konsum ist nicht ungefährlich, da N_2O mit sehr viel Sauerstoff gemischt werden muß, um nicht zu gefährlicher Hypoxie mit irreversiblen Hirnschäden zu führen (im wesentlichen nach Geschwinde 1996, S. 510 f. und Julien 1997, S. 69 f.; zu weiteren akuten und chronischen Schäden s. Smith 1992); Todesfälle nach Lachgasinhalation sind vereinzelt beschrieben worden, ebenso unter Konsumenten von Halothan (Spencer et al. 1976; zu den Nebenwirkungen von Halothan s. auch Smith 1992).

11. Weitere psychotrope Substanzen

11.1 Überblick

In diesem Kapitel werden Substanzen besprochen, die sich nicht eindeutig in die bisher aufgestellten Kategorien einfügen und deshalb bis auf weiteres besser in eine Restklasse eingeordnet werden.

Dazu gehört zum einen *Kawa*, ein in der Südsee häufig konsumiertes Getränk aus den Wurzeln des Rauschpfeffers (Piper methysticum). Seine Wirkungen ähneln bis zum einem gewissen Grade denen der *Benzodiazepine* (Sedierung, Anxiolyse, Muskelentspannung); andererseits wird auch zuweilen eine leichte, für *Benzodiazepine untypische Euphorisierung* und *Aktivierung* beschrieben, und zudem ist es unklar, ob Kawa ebenfalls auf den GABA$_A$-Komplex und die Chloridkanäle wirkt. Deshalb scheint es augenblicklich sinnvoller, es bis zum Vorliegen weiterer Befunde nicht in die Gruppe der Sedativa und Hypnotika (mit den Benzodiazepinen und Barbituraten als Hauptrepräsentanten) einzureihen. Ähnliches gilt für *Betel*, welches in seinen Effekten keiner anderen psychotropen Substanz gleicht und einen *eigenen spezifischen Wirkmechanismus* aufweist (*Stimulation muskarinerger Acetylcholinrezeptoren*).

11.2 Kawa

11.2.1 Vorkommen; Gewinnung; Aufnahme und Verstoffwechselung

Kawa (Kava, auch Kawa-Kawa) ist ein in der Südsee, und zwar hauptsächlich in Polynesien verbreitetes Getränk, welches durch Zerkleinern der Wurzeln des *Rauschpfeffers (Piper methysticum)* und Aufschwemmen in Wasser gewonnen wird.

Das Kawa-Trinken ist vergleichsweise spezifisch für die polynesische Kultur, findet sich aber auch in Regionen, die geographisch eher zu Melanesien gezählt werden, etwa in Vanuatu (früher: Neue Hebriden) oder auf den Fidschi-Inseln mit vorwiegend melanesischer Bevölkerung; man schließt aus der Verbreitung des Kawa-Trinkens hier auf polynesische Einflüsse. Interessanterweise kommt Genuß von Kawa und von Betel so gut wie nie nebeneinander in einem Land oder auf einer Insel vor (die Fidschi-Inseln seit einiger Zeit ausgenommen). Man folgert, daß zwei Immigrantengruppen für die unterschiedliche Verbreitung im Südseeraum verantwortlich waren (s. dazu ausführlicher Seyfarth 1982).

200

Früher scheint Kawa nur zu besonderen Anlässen im zeremoniellen Rahmen konsumiert worden zu sein; heute ist es Genußmittel des Alltagslebens. Auch die frühere Art der Herstellung, das Kauen der Wurzeln (insbesondere durch junge Männer und Mädchen) und das Ausspucken in eine Schüssel zum allgemeinen Gebrauch ist heute wohl so gut wie ganz verlassen worden. Statt dessen wird die zerriebene Wurzel in Wasser aufgeschwemmt. Es gibt Hinweise darauf, daß das durch Kauen und Wirken der Speichelenzyme aufbereitete Kawa stärker ist (s. dazu auch Koch 1982 sowie Schmidbauer u. vom Scheidt 1998, S. 185).

Die psychoaktiven Inhaltsstoffe sind mehrere *Alpha-Pyrone*, die auch als *Kavapyrone* bezeichnet werden; als wichtigster wird – neben Dihydrokavain, Methysticin, Dihydromethysticin – das *Kavain* angesehen, welche Substanz, oft neben anderen Kavapyronen, auch in einigen nicht-rezeptpflichtigen Handelspräparaten enthalten ist (für eine Zusammenstellung s. Poser u. Poser 1996, S. 196). Sie werden vornehmlich als pflanzliche Sedativa und milde Geriatrika eingesetzt.

In den Anbaugebieten des Rauschpfeffers werden die Kavapyrone typischerweise mit dem hell-bräunlichen, leicht die Zungenspitze betäubenden Kawagetränk aufgenommen, als Medikament hierzulande in Tablettenform. Über ihre Pharmakokinetik scheint bis jetzt wenig bekannt (Wiesbeck u. Schuckit 1996).

11.2.2 Akute Wirkungen und Wirkmechanismen

Relativ durchgängig wird eine *sedierend-anxiolytische* und *muskelrelaxierende* Wirkung beobachtet; auch *antikonvulsive* Eigenschaften konnten gut nachgewiesen werden (Wong et al. 1998). Speziell in ethnologischen Arbeiten wird daneben Euphorie, Anregung und erhöhte Gesprächigkeit, zuweilen nach Einnahme höherer Dosen auch stuporöse Symptomatik beschrieben (s. etwa Koch 1982). Halluzinationen und andere psychedelische Effekte lassen sich typischerweise nicht beobachten. Berichtet wird zuweilen über motorische Störungen, v.a. in den unteren Extremitäten, die auf die muskelrelaxierende Wirkung der Kavapyrone zurückzuführen sein dürften.

Mittlerweile liegen auch Laborstudien vor: Danach rufen Kavapyrone ähnliche Veränderungen im Spontan-EEG hervor wie das Benzodiazepin Diazepam; hingegen scheinen die kognitiven Funktionen durch Kawa im Vergleich zu Oxazepam weniger beeinträchtigt zu werden (nach Wong et al. 1998). Therapiestudien mit Kawapräparaten zeigten im wesentlichen die bei Einnahme des Kawagetränks beschriebenen Wirkungen, nämlich *emotionale Stabilisierung* und *Hebung der Stimmung*, dabei *Aktivitätssteigerung* (Kretschmer 1974), Effekte, die de-

nen der Benzodiazepine i.a. wenig gleichen (zum unterschiedlichen Wirkungsprofil von Kavain und Benzodiazepinen s. ausführlich Holm et al. 1991; Wiesbeck u. Schuckit 1996).
Der *Wirkmechanismus* ist noch nicht eindeutig geklärt: Diskutiert wird *Bindung an den GABA_A-Benzodiazepin-Komplex* (s. 4.2.2), an dem auch die Benzodiazepine angreifen (Jussofie et al. 1994; Wong et al. 1998). Dies ist aber keineswegs unumstritten (Davies et al. 1992); zur Diskussion stehen daneben andere Wirkmechanismen, etwa Blockade von Natriumkanälen (Gleitz et al. 1995).
Nachwirkungen des Kawa-Konsums, etwa im Sinne eines Hangovers, scheinen eher selten zu sein (Geschwinde 1996, S. 293).

11.2.3 Toleranz und Entzugserscheinungen; Abhängigkeit; Folgen chronischen Konsums

Zu *Toleranz* und *Entzugserscheinungen* ist bis jetzt wenig Sicheres bekannt. Ob *Abhängigkeit* im strengen Sinne bei den polynesischen Konsumenten vorkommt, kann an Hand der vorliegenden Berichte nicht entschieden werden; das Abhängigkeitspotential wird aber eher als gering eingeschätzt. Auch bei Personen, die kavainhaltige Fertig-produkte einnehmen, sind regelrechte Abhängigkeiten bis jetzt kaum beschrieben worden (Poser u. Poser 1996, S. 197).
Körperliche Schäden können nach längerem und intensivem Gebrauch auftreten, sind aber zumeist nicht allzu gravierend, nämlich Schup-pung der Haut und Rötung der Augen (Ruze 1990); auch über Ein-schränkungen des Sehvermögens nach längerem exzessiven Konsum wurde berichtet (Koch 1982; vgl. jedoch Wiesbeck u. Schuckit 1996 für schwerere Folgeerscheinungen).

11.3 Betel

11.3.1 Bestandteile; Herstellung; Aufnahme und Verstoffwechselung

Der *Betelpfriem* wird *gekaut* und besteht aus drei wichtigen Kompo-nenten, nämlich Stücken der *Betelnuß* und *gelöschtem Kalk*, die in das *Blatt einer Schlingpflanze* (Betelpfeffer, Piper betle L.) eingewickelt werden; nicht selten wird feingeschnittener Tabak zugesetzt sowie zahlreiche andere Stoffe, die v.a. der Geschmackserzeugung dienen, etwa Kardamom, Kokos oder Ingwer (für Einzelheiten s. Stöhr 1982).

Die wesentlichen psychotropen Effekte sind auf die *Betelnuß* zurückzuführen, die Nuß (korrekter: den Samen) der Arekapalme (Areca ca-
techu), die als wichtigstes psychotropes Alkaloid *Arecolin* enthält,
daneben einige weitere, insbesondere *Arecaidin*. Der beigefügte ge-
löschte Kalk gilt als notwendig, um die in der Arekanuß enthalenen
Substanzen ausreichend freizusetzen. Die Funktion des Betelpfeffer-
Blattes ist nicht sicher geklärt; es soll einerseits den würzigen Geschmack liefern, andererseits die Speichelproduktion anregen, enthält
darüberhinaus möglicherweise selbst psychotrope Substanzen.
Das zusammengerollte, mit den obligatorischen und weiteren fakulta-
tiven Anteilen gefüllte Blatt wird in den Mund geschoben und für etwa
15 Minuten gekaut; der sich rot färbende Speichel wird zwischendurch
ausgespuckt, so daß in den entsprechenden Gegenden Boden und
Wände von blutroten Flecken übersät sind.
Verbreitet ist das Betelkauen in einem weiten Gebiet Süd- und Süd-
ostasiens sowie Ozeaniens, etwa von Indien im Westen bis Melanesien
und Mikronesien im Osten (für Genaueres s. Stöhr 1982).
Als Hauptwirkstoffe werden Arecolin und Arecaidin aufgenommen,
die erste der beiden Substanzen möglicherweise rasch in das schwächere Arecaidin umgewandelt. Da Betelsaft in der Regel nicht geschluckt wird, geht die Resorption der Arecaalkaloide weitgehend
durch die Mundschleimhaut vor sich. Über die weitere Verteilung und
den Abbau ist wenig Definitives aus der Literatur zu erhalten (s. dazu
Wiesbeck u. Schuckit 1996); offensichtlich gelangen die Wirkstoffe
sowohl ins *Zentralnervensystem* wie an die *Acetylcholinrezeptoren der
vegetativen Organe*. Ihre Eliminationshalbwertszeit muß als kurz angenommen werden, denn starke Betelkauer konsumieren im Laufe
eines Tages über 30 solcher Pfrieme.

11.3.2 Wirkungen und Wirkmechanismen

Die Wirkung wird ähnlich der des *Nikotins* beschrieben: *Euphorie,
wohliges Angeregtsein* und *Verminderung innerer Unruhe* bei voll
erhaltenem Bewußtsein. In seltenen Fällen scheint es bei großem Konsum in kurzer Zeit auch zu Rauschzuständen zu kommen. Bei Anfängern soll ein initiales vagotones Stadium eintreten mit Schwindel,
Brechreiz und Schweißausbruch. Im Mund wirkt Betel anästhesierend,
was allerdings wohl nicht auf die Arecaalkaloide zurückgeht, sondern
ein Effekt der aus dem Betelblatt freigesetzten Stoffe sein könnte.
Arecolin wirkt *agonistisch* an *muskarinergen Acetylcholinrezeptoren*,
die sowohl in Teilen des Gehirns als auch an jenen vegetativen Orga-

nen zu finden sind, an denen postganglionäre parasympathische Neuronen enden. Die vegetativen Effekte des Betelkauens sind daher wesentlich *parasympathischer* Natur – im Gegensatz zu Nikotin, welches sowohl auf Sympathikus wie Parasympathikus wirkt (s. dazu 9.3.2); insbesondere finden sich Blutdrucksenkung und Pulsverlangsamung (zu weiteren angenommenen Wirkmechanismen s. Wiesbeck u. Schuckit 1996).

11.3.3 Toleranz und Entzugserscheinungen; Abhängigkeit; Folgen chronischen Konsums

Insgesamt liegt zur Pharmakologie des Betels und seiner Wirkstoffe wenig Gesichertes vor. *Toleranz* im Sinne *akuter Toleranz* (s. 9.4) tritt auf, wie aus den nur bei Anfängern auftretenden vagotonen Reaktionen zu erkennen ist; sie dürfte im wesentlichen *metabolischer* Natur sein und könnte sich auf eine raschere Umwandlung von Arecolin in das schwächere Arecaidin zurückführen lassen. Daß auch chronische Toleranz eintritt, also nach längerer Zeit des Konsums die Tagesration gesteigert werden muß, ist anzunehmen, scheint aber nicht gut dokumentiert, ebensowenig das Auftreten von *Entzugserscheinungen*. *Abhängigkeiten* werden beschrieben, dürften aber eher selten sein (Seyfarth 1982).

Von den *körperlichen Folgen* des längeren Konsums sind die *Rotfärbung* der Lippen, der Mundhöhle und der Zähne evident; letztere werden später oft schwärzlich und fallen leicht aus; das Zahnfleisch soll in den ersten Jahren des Betelkauens durch die adstringierende Wirkung der Gerbstoffe zunächst fester werden, später aber deutlich schrumpfen (Stöhr 1982). Anzunehmen, wenn offenbar auch noch nicht überzeugend nachgewiesen, ist ein erhöhtes Risiko für *bösartige Neubildungen im Mundbereich*. Auch sogenannte Betelnuß-Psychosen mit paranoid-halluzinatorischer Symptomatik werden vereinzelt beschrieben (zu den Folgen des Konsums s. auch Wiesbeck u. Schuckit 1996).

12. Literatur

Abood, M.E. & Martin, B.R. (1992) Neurobiology of marijuana abuse. *Trends in Pharmacological Sciences* 13, 201-206.

Abraham, H.D., Aldridge, A.M. & Gogia, P. (1996) The psychopharmacology of hallucinogens. *Neuropsychopharmacology* 14, 285-298.

Aceto, M.D., Scates, S.M., Lowe, J.A. & Martin, B.R. (1995) Cannabinoid precipitated withdrawal by the selective cannabinoid receptor antagonist, SR 141716A. *European Journal of Pharmacology* 282, R1-R2.

Adams, I.B. & Martin, B.R. (1996) Cannabis: Pharmacology and toxicology in animals and humans. *Addiction* 91, 1585-1614.

Agarwal, D.P. & Goedde, H.W. (1990) *Alcohol metabolism, alcohol tolerance, and alcoholism: Biochemical and pharmacogenetic approaches.* Berlin: Springer.

Agarwal, D.P. & Goedde, H.W. (1995) Genetische Aspekte des Alkoholstoffwechsels und des Alkoholismus. In: Seitz, H.K., Lieber, C.S. & Simanowski, U.A. (Hrsg.) *Handbuch Alkohol, Alkoholismus, Alkoholbedingte Organschäden.* Leipzig: Barth, S. 73-92.

Allebeck, P. (1993) Schizophrenia and cannabis: Cause-effect relationship? In: Nahas, G.G. & Latour, C. (eds.) *Cannabis: Physiopathology, epidemiology, detection.* Boca Raton: CRC Press, pp. 113-117.

American Psychiatric Association (1996) Practice guidelines for the treatment of patients with nicotine dependence. *American Journal of Psychiatry* 153 (suppl. 10), 1-31.

Andreasson, S., Allebeck, P., Engström, A. & Rydberg, U. (1989) Cannabis and schizophrenia: A longitudinal study of Swedish conscripts. *Lancet* i, 1483-1485.

Arnold, G.L., Kirby, R.S., Langendoerfer, S. & Wilkins-Haug, L. (1994) Toluene embryopathy: Clinical delineation and developmental follow-up. *Pediatrics* 93, 216-220.

Ashton, C.H. (1990) Solvent abuse. *British Medical Journal* 300, 135-136.

Austin, H., Delzell, E. & Cole, P. (1988) Benzene and leukemia: A review of the literature and a risk assessment. *American Journal of Epidemiology* 127, 419-439.

Badsberg Jensen, G. & Pakkenberg, B. (1993) Do alcoholics drink their neurons away? *Lancet* 342, 1201-1204.

Baier, M. & Teusch, L. (1999) Weitere stoffliche Abhängigkeiten. In: Gastpar, M., Mann, K. & Rommelspacher, H. (Hrsg.) *Lehrbuch der Suchterkrankungen.* Stuttgart: Thieme, S. 276-285.

Batra, A. & Buchkremer, G. (1997) Die Behandlung der Tabakabhängigkeit – neue Strategien und Möglichkeiten in der ärztlichen Praxis. *Nervenheilkunde* 16, 222-226.

Batra, A. & Buchkremer, G. (1999) Nikotin. In: Gastpar, M., Mann, K. & Rommelspacher, H. (Hrsg.) *Lehrbuch der Suchterkrankungen.* Stuttgart: Thieme, S. 208-216.

Becker, H.C. (1998) Kindling in alcohol withdrawal. *Alcohol Health & Research World* 22, 25-31.

Becker, S. (1999) Cannabiskonsum und Autofahren. *Deutsches Ärzteblatt* 96, C-634-C-635.

Benkert, O. (1995) *Psychopharmaka: Medikamente, Wirkung, Risiken.* München: Beck.

Benkert, O. & Hippius, H. (1996) *Psychiatrische Pharmakotherapie.* 6. Auflage. Heidelberg: Springer.

Benkert, O. & Hippius, H. (1998) *Kompendium der psychiatrischen Pharmakotherapie.* Berlin: Springer.

Benowitz, N.L. (1986) Clinical pharmacology of nicotine. *Annual Review of Medicine* 37, 21-32.

Benowitz, N.L. (1988) Pharmacologic aspects of cigarette smoking and nicotine addiction. *New England Journal of Medicine* 319, 1318-1330.

Benowitz, N.L., Porchet, H. & Jacob, P. (1990) Pharmacokinetics, metabolism, and pharmacodynamics of nicotine. In: Wonnacott, S., Russell, M.A.H. & Stolerman, I.P. (eds.) *Nicotine psychopharmacology: Molecular, cellular, and behavioural aspects.* New York: Oxford University Press, pp. 112-157.

Berlin, I., Said, S., Spreux-Varoquaux, O., Olivares, R., Launay, J.M. & Puech, A.J. (1995a) Monoamine oxidase A and B activities in heavy smokers. *Biological Psychiatry* 38, 756-761.

Berlin, I., Said, S., Spreux-Varoquaux, O., Launay, J.M., Olivares, R., Millet, V., Lecrubier, Y. & Puech, A.J. (1995b) A reversible monoamine oxidase A inhibitor (moclobemide) facilitates smoking cessation and abstinence in heavy, dependent smokers. *Clinical Pharmacology & Therapeutics* 58, 444-452.

Berrettini, W.H. & Persico, A.M. (1996) Dopamine D2 receptor gene polymorphisms and vulnerability to substance abuse in African Americans. *Biological Psychiatry* 40, 144-147.

Bigelow, G.E. & Preston, K.L. (1995) Opioids. In: Bloom, F.E. & Kupfer, D.J. (eds.) *Psychopharmacology: The fourth generation of progress.* New York: Raven Press, pp. 1731-1743.

Bilke, O. (1999) Psychiatrische Notfälle und Langzeiteffekte nach Ecstasy-Gebrauch. In: Thomasius, R. (Hrsg.) *Ecstasy – Wirkungen, Risiken, Interventionen.* Stuttgart: Enke, S. 115-126.

Block, R.I. (1996) Does heavy marijuana use impair human cognition and brain function? *Journal of the American Medical Association* 275, 560-561.

Blum, K., Noble, E.P., Sheridan, P.J., Montgomery, A., Ritchie, T., Jagadeeswaran, P., Nogami, H., Briggs, A.H. & Cohn, J.B. (1990) Allelic association of human dopamine D_2 receptor gene in alcoholism. *Journal of the American Medical Association* 263, 2055-2060.

Bolla, K.I., McCann, U.D. & Ricaurte, G.A. (1998) Memory impairment in abstinent MDMA ("ecstasy") users. *Neurology* 51, 1532-1537.

Bonner, A. (1996) Molecules, brain and addictive behaviour. In: Bonner, A. & Waterhouse, J. (eds.) *Addictive behaviour: Molecules to mankind.* Houndmills: Macmillan, pp. 213-229.

Bonnet, U. & Gastpar, M. (1999) Opioide. In: Gastpar, M., Mann, K. & Rommelspacher, H. (Hrsg.) *Lehrbuch der Suchterkrankungen.* Stuttgart: Thieme, S. 237-262.

Brecher, M., Wang, B.W., Wong, H. & Morgan, J.P. (1988) Phencyclidine and violence: Clinical and legal issues. *Journal of Clinical Psychopharmacology* 8, 397-401.

Brownson, R.C., Novotny, T.E. & Perry, M.C. (1993) Cigarette smoking and leukemia: A meta-analysis. *Archives of Internal Medicine* 153, 469-475.

Bühringer, G. & Küfner, H. (1997) Drogen- und Medikamentenabhängigkeit. In: Hahlweg, K. & Ehlers, A. (Hrsg.) *Psychische Störungen und ihre Behandlungen*. Göttingen: Hogrefe, S. 514-588.

Busto, U., Bendayan, R. & Sellar, E.M. (1989) Clinical pharmacokinetics of non-opiate abused drugs. *Clinical Pharmacokinetics* 16, 1-26.

Cabral, G.A. & Vasquez, R. (1991) Marijuana decreases macrophage antiviral and antitumor activities. In: Nahas, G.G. & Latour, C. (eds.) *Physiopathology of illicit drugs: Cannabis, cocaine, opiates*. Oxford: Pergamon Press, pp. 93-104.

Cadoret, R.J., Yates, W.R., Troughton, E., Woodworth, G. & Stewart, M.A. (1995) Adoption study demonstrating two genetic pathways to drug abuse. *Archives of General Psychiatry* 52, 42-52.

Carlini, E.A. & Masur, J. (1969) Development of aggressive behavior in rats by chronic administration of cannabis sativa. *Life Sciences* 8, 607-620.

Carlson, N.R. (1994) *Physiology of behavior*. 5th edition. Boston: Allyn and Bacon.

Carroll, K.M., Rounsaville, B.J., Gordon, L.T., Nich, C., Jatlow, P., Bisighini, R.M. & Gawin, F.H. (1994) Psychotherapy and pharmacotherapy for ambulatory cocaine abusers. *Archives of General Psychiatry* 51, 177-187.

Cederbaum, A.I. (1996) Metabolism of ethanol, acetaldehyde, and condensation products. In: Begleiter, H. & Kissin, B. (eds.) *The pharmacology of alcohol and alcohol dependence*. New York: Oxford University Press, pp. 59-109.

Chari, S.T. & Singer, M.V. (1995) Alkoholinduzierte chronische Pankreatitis – Klinik und Behandlung. In: Seitz, H.K., Lieber, C.S. & Simanowski, U.A. (Hrsg.) *Handbuch Alkohol, Alkoholismus, Alkoholbedingte Organschäden*. Leipzig: Barth, S. 273-291.

Charney, D.S., Heninger, G.R. & Jatlow, P.I. (1985) Increased anxiogenic effects of caffeine in panic disorders. *Archives of General Psychiatry* 42, 233-243.

Chen, J., Paredes, W., Li, J., Smith, D., Lowinson, J. & Gardner, E.L. (1990) Delta-9-tetrahydrocannabinol produces naloxone-blockable enhancement of presynaptic dopamine efflux in nucleus accumbens of conscious, freely-moving rats as measured by intracerebral microdialysis. *Psychopharmacology* 102, 156-162.

Chen, W.J., Maier, S.E. & West, J.R. (1995) Toxic effects of ethanol on the fetal brain. In: Deitrich, R.A. & Erwin, V.G. (eds.) *Pharmacological effects of ethanol on the nervous system*. Boca Raton: CRC Press, pp. 343-361.

207

Chen, W.J., Loh, E.W., Hsu, Y.P. & Cheng, A.T.A. (1997) Alcohol dehydrogenase and aldehyde dehydrogenase genotypes and alcoholism among Taiwanese aborigines. *Biological Psychiatry* 41, 703-709.

Childress, A.R., Mozley, P.D., McElgin, W., Fitzgerald, J., Reivich, M. & O'Brien, C. (1999) Limbic activation during cue-induced cocaine craving. *American Journal of Psychiatry* 156, 11-18.

Cho, A.K. (1990) Ice: A new dosage form of an old drug. *Science* 249, 631-634.

Christie, M.J., Williams, J.T., Osborne, P.B. & Bellchambers, C.E. (1997) Where is the locus in opioid withdrawal? *Trends in Pharmacological Sciences* 18, 134-140.

Clarke, P.B.S. (1990) The central pharmacology of nicotine: Electrophysiological approaches. In: Wonnacott, S., Russell, M.A.H. & Stolerman, I.P. (eds.) *Nicotine psychopharmacology: Molecular, cellular, and behavioural aspects.* New York: Oxford University Press, pp. 158-193.

Cloninger, R.C. (1987) Neurogenetic adaptive mechanisms in alcoholism. *Science* 236, 410-416.

Cloninger, R.C. & Dinwiddie, S.H. (1993) Genetic risk factors in susceptibility to substance abuse. In: Korenman, S.G. & Barchas, J.D. (eds.) *Biological basis of substance abuse.* New York: Oxford University Press, pp. 405-412.

Cloninger, R.C., Bohman, M. & Sigvardsson, S. (1981) Inheritance of alcohol abuse: Cross-fostering analysis of adopted men. *Archives of General Psychiatry* 38, 861-868.

Comer, R.J. (1995; amer. Originalausg. 1995) *Klinische Psychologie.* Heidelberg: Spektrum.

Consroe, P. & Sandyk, R. (1992) Potential role of cannabinoids for therapy of neurological disorders. In: Murphy, L. & Bartke, A. (eds.) *Marijuana/cannabinoids: Neurobiology and neurophysiology.* Boca Raton: CRC Press, pp. 459-524.

Cornish, J.W. & O'Brien, C.P. (1998) Developing medications to treat cocaine dependence: A new direction. *Current Opinion in Psychiatry* 11, 249-251.

Corrigall, W.A., Franklin, K.B.J., Coen, K.M. & Clarke, P.B.S. (1992) The mesolimbic dopaminergic system is implicated in the reinforcing effects of nicotine. *Psychopharmacology* 107, 285-289.

Corrigall, W.A., Coen, K.M. & Adamson, K.L. (1994) Self-administered nicotine activates the mesolimbic dopamine system through the ventral tegmental area. *Brain Research* 653, 278-284.

Cotton, N.S. (1979) The familial incidence of alcoholism. A review. *Journal of Studies on Alcohol* 40, 89-116.

Couturier, E.G., Hering, R. & Steiner, T.J. (1992) Weekend attacks in migraine patients: Caused by caffeine withdrawal? *Cephalalgia* 12, 99-100.

Covey, L.S., Glassman, A.H. & Stetner, F. (1997) Major depression following smoking cessation. *American Journal of Psychiatry* 154, 263-265.

Crabb, D.W., Bosron, W.F. & Li, T.K. (1987) Ethanol metabolism. *Pharmacological Therapy* 34, 59-73.

Crabbe, J.C. & Belknap, J.K. (1992) Genetic approaches to drug dependence. *Trends in Pharmacological Sciences* 13, 212-219.

Crowley, T.J. (1995a) Hallucinogen-related disorders. In: Kaplan, H.I. & Sadock, B.J. (eds.) *Comprehensive textbook of psychiatry.* 6th edition. Baltimore: Williams & Wilkins, pp. 831-838.

Crowley, T.J. (1995b) Inhalant-related disorders. In: Kaplan, H.I. & Sadock, B.J. (eds.) *Comprehensive textbook of psychiatry.* 6th edition. Baltimore: Williams & Wilkins, pp. 838-842.

Davies, L.P., Drew, C.A., Duffield, P., Johnston, G.A.R. & Jamieson, D.D. (1992) Kava pyrones and resin: Studies on $GABA_A$, $GABA_B$ and benzodiazepine binding sites in rodent brain. *Pharmacology and Toxicology* 71, 120-126.

Davison, G.C. & Neale, J.M. (1998; amer. Originalausg. 1996) *Klinische Psychologie.* 5. Auflage. Weinheim: Psychologie Verlags Union.

Defer, B. (1993) Cannabis and schizophrenia. How causal a relationship? In: Nahas, G.G. & Latour, C. (eds.) *Cannabis: Physiopathology, epidemiology, detection.* Boca Raton: CRC Press, pp. 119-121.

Deitrich, R.A., Radcliffe, R. & Erwin, V.G. (1996) Pharmacological effects in the development of physiological tolerance and physical dependence. In: Begleiter, H. & Kissin, B. (eds.) *The pharmacology of alcohol and alcohol dependence.* New York: Oxford University Press, pp. 431-476.

De Leon, J. (1996) Smoking and vulnerability for schizophrenia. *Schizophrenia Bulletin* 22, 405-409.

Dettling, M. & Tretter, F. (1996) Der Opiatentzug in Narkose (forcierter Narkoseentzug, "Turboentzug") bei Opiatabhängigkeit. *Nervenarzt* 67, 805-810.

Devane, W.A., Hanus, L., Breuer, A., Pertwee, R.G., Stevenson, L.A., Griffin, G., Gibson, D., Mandelbaum, A., Etinger, A. & Mechoulam, R. (1992) Isolation and structure of a brain constituent that binds to the cannabinoid receptor. *Science* 258, 1946-1949.

Dewey, W.L. (1986) Cannabinoid pharmacology. *Pharmacological Reviews* 38, 151-178.

Diamond, I. & Gordon, A.S. (1997) Cellular and molecular neuroscience of alcoholism. *Physiological Reviews* 77, 1-20.

Di Chiara, G. (1997) Alcohol and dopamine. *Alcohol Health & Research World* 21, 108-113.

Di Chiara, G. & Imperato, A. (1987) Preferential stimulation of dopamine release in the nucleus accumbens by opiates, alcohol, and barbiturates: Studies with transcerebral dialysis in freely moving rats. *Annals of the New York Academy of Sciences* 473, 367-381.

Dilling, H., Mombour, W. & Schmidt, M.H. (Hrsg.) (1993; engl. Originalausg. 1992) *Internationale Klassifikation psychischer Störungen. ICD-10 Kapitel V (F).* 2. Auflage. Bern: Huber.

Dingeon, P., Latour, C., Fiet, J. & Nahas, G. (1991) Cardiovascular tolerance to cocaine and ß2 lymphocytes adrenoreceptors. In: Nahas, G.G.

& Latour, C. (eds.) *Physiopathology of illicit drugs: Cannabis, cocaine, opiates*. Oxford: Pergamon Press, pp. 177-184.

Dinwiddie, S.H. (1996) Volatile substances. In: Rommelspacher, H. & Schuckit, M.A. (eds.) *Drugs of abuse*. London: Bailliere Tindall, pp. 501-516.

Donald, P.J. (1991) Marijuana and upper aerodigestive tract malignancy in young patients. In: Nahas, G.G. & Latour, C. (eds.) *Physiopathology of illicit drugs: Cannabis, cocaine, opiates*. Oxford: Pergamon Press, pp. 39-54.

DSM-IV Diagnostisches und Statistisches Manual Psychischer Störungen (hrsg. von Saß et al. 1996). Göttingen: Hogrefe (s. auch Saß et al. 1996).

Edwards, G., Marshall, E.J. & Cook, C.H.C. (1997) *The treatment of drinking problems: A guide for the helping profession*. 3rd edition. Cambridge: Cambridge University Press.

Efron, D.H., Holmstedt, B. & Kline, N.S. (eds.) (1979) *Ethnopharmacologic search for psychoactive drugs*. New York: Raven Press.

Egerer, G. & Seitz, H.K. (1998) Häufige internistische Probleme bei Alkoholmißbrauch und -abhängigkeit. In: Hewer, W. & Lederbogen, F. (Hrsg.) *Internistische Probleme bei psychiatrischen Erkrankungen*. Stuttgart: Enke, S. 29-50.

Eikmeier, G. & Gastpar, M. (1996) Psychopharmakologische Notfalltherapie. In: Freyberger, H.J. & Stieglitz, R.D. (Hrsg.) *Kompendium der Psychiatrie und Psychotherapie*. 10. Auflage. Basel: Karger, S. 404-412.

Ellinwood, E.H. & Lee, T.H. (1996) Psychopathology and treatment of amphetamine abuse. In: Rommelspacher, H. & Schuckit, M.A. (eds.) *Drugs of abuse*. London: Bailliere Tindall, pp. 487-500.

Eriksson, K., Sinclair, J.D. & Kiianmaa, K. (eds.) (1980) *Animal models in alcohol research*. London: Academic Press.

Esmail, A., Anderson, H.R., Ramsey, J.D., Taylor, J. & Pottier, A. (1992) Controlling deaths from volatile substance abuse in under 18s: The effects of legislation. *British Medical Journal* 305, 692.

Evans, A.C. & Raistrick, D. (1987) Phenomenology of intoxication with toluene-based adhesives and butane gas. *British Journal of Psychiatry* 150, 769-773.

Falek, A., Donahoe, R.M., Shafer, D.A. & Madden, J.J. (1991) Opiates: Immunodepression and genotoxic effects. In: Nahas, G.G. & Latour, C. (eds.) *Physiopathology of illicit drugs: Cannabis, cocaine, opiates*. Oxford: Pergamon Press, pp. 261-275.

Feuerlein, W. (1995) Definition, Diagnose, Entstehung und Akuttherapie der Alkoholkrankheit. In: Seitz, H.K., Lieber, C.S. & Simanowski, U.A. (Hrsg.) *Handbuch Alkohol, Alkoholismus, Alkoholbedingte Organschäden*. Leipzig: Barth, S. 1-20.

Feuerlein, W., Küfner, H. & Soyka, M. (1998) *Alkoholismus – Mißbrauch und Abhängigkeit: Entstehung – Folgen – Therapie*. 5. Auflage. Stuttgart: Thieme.

Fibiger, H.C. & Phillips, A.G. (1988) Mesocorticolimbic dopamine systems and reward. *Annals of the New York Academy of Sciences* 537, 206-215.

Finkbeiner, T. & Gastpar, M. (1997) Der aktuelle Stand in der Substitutionsbehandlung Drogenabhängiger. *Nervenheilkunde* 50, 215-221.

Finkbeiner, T., Rösinger, C. & Gastpar, M. (1996) Grundlagen und praktische Durchführung der substitutionsgestützten Behandlung der Opiatabhängigkeit. In: Mann, K. & Buchkremer, G. (Hrsg.) *Sucht: Grundlagen, Diagnostik, Therapie*. Stuttgart: Fischer, S. 303-315.

Finn, D.A. & Crabbe, J.C. (1997) Exploring alcohol withdrawal syndrome. *Alcohol Health & Research World* 21, 149-156.

Finster, M. & Pedersen, H. (1991) Maternal and fetal effects of cocaine abuse. In: Nahas, G.G. & Latour, C. (eds.) *Physiopathology of illicit drugs: Cannabis, cocaine, opiates*. Oxford: Pergamon Press, pp. 233-244.

Fischer, J. & Täschner, K.L. (1991) Flashback nach Cannabiskonsum – eine Übersicht. *Fortschritte der Neurologie und Psychiatrie* 59, 437-446.

Fletcher, J.M., Page, J.B., Francis, D.J., Copeland, K., Naus, M.J., Davis, C.M., Morris, R., Krauskopf, D. & Satz, P. (1996) Cognitive correlates of long-term cannabis use in Costa Rican men. *Archives of General Psychiatry* 53, 1051-1057.

Flüsmeier, U. & Rakete, G. (1999) Konsummuster und psychosoziale Effekte des Konsums. In: Thomasius, R. (Hrsg.) *Ecstasy – Wirkungen, Risiken, Interventionen*. Stuttgart: Enke, S. 83-95.

Fowler, J.S., Volkow, N.D., Wang, G.J., Pappas, N., Logan, J., MacGregor, R., Alexoff, D., Shea, C., Schlyer, D., Wolf, A.P., Warner, D., Zezulkova, I. & Cilento, R. (1996) Inhibition of monoamine oxidase B in the brains of smokers. *Nature* 379, 733-736.

Franceschi, S. (1993) Coffee and myocardial infarction: Review of epidemiological evidence. In: Garattini, S. (ed.) *Caffeine, coffee, and health*. New York: Raven Press, pp. 195-211.

Frankel, E.N., Waterhouse, A.L. & Kinsella, J.E. (1993) Inhibition of human LDL oxidation by resveratrol. *Lancet* 341, 1103-1104.

Freud, S. (1884) Über Coca. *Zentralblatt für gesamte Therapie* 2, 289-314.

Freud, S. (1885) Beitrag zur Kenntnis der Cocawirkung. *Wiener medizinische Wochenschrift* 35, 129-133.

Freye, E. (1997) Maßnahmen bei der Akutintoxikation mit Kokain und Amphetaminabkömmlingen (Ecstasy). *Klinikarzt* 4, 101-107.

Friedman, H. (1991) Cannabis and immunity. In: Nahas, G.G. & Latour, C. (eds.) *Physiopathology of illicit drugs: Cannabis, cocaine, opiates*. Oxford: Pergamon Press, pp. 79-91.

Fritze, J. (1997) Ecstasy und Analoga. Modedrogen ohne therapeutischen Nutzen. *Deutsches Ärzteblatt* 94, C-1427-C-1428.

Fuxe, K., Andersson, K., Härfstrand, A., Eneroth, P., Perez de la Mora, M. & Agnati, L.F. (1990) Effects of nicotine on synaptic transmission in the brain. In: Wonnacott, S., Russell, M.A.H. & Stolerman, I.P. (eds.) *Nicotine psychopharmacology: Molecular, cellular, and behavioural aspects*. New York: Oxford University Press, pp. 194-225.

Gantner, A. (1999) Psychotherapeutische Behandlung von Ecstasy- und Partydrogenkonsumenten. In: Thomasius, R. (Hrsg.) *Ecstasy – Wirkungen, Risiken, Interventionen.* Stuttgart: Enke, S. 167-180.

Gardner, E.L. (1997) Brain reward mechanisms. In: Lowinson, J.H., Ruiz, P., Millman, R.B. & Langrod, J.G. (eds.) *Substance abuse: A comprehensive textbook.* 3rd edition. Baltimore: Williams & Wilkins, pp. 51-85.

Gawin, F.H. (1991) Cocaine addiction: Psychology and neurophysiology. *Science* 251, 1580-1586.

Gawin, F.H. (1993) Cocaine addiction: Psychology, neurophysiology, and treatment. In: Korenman, S.G. & Barchas, J.D. (eds.) *Biological basis of substance abuse.* New York: Oxford University Press, pp. 425-442.

Gawin, F.H., Kleber, H.D., Byck, R., Rounsaville, B.J., Kosten, T.R., Jatlow, P.I. & Morgan, C. (1989) Desipramine facilitation of initial cocaine abstinence. *Archives of General Psychiatry* 46, 117-121.

George, F.R., Ritz, M.C. & Elmer, G.I. (1991) The role of genetics in vulnerability to drug dependence. In: Pratt, J.A. (ed.) *The biological bases of drug tolerance and dependence.* London: Academic Press, pp. 266-295.

Geschwinde, T. (1996) *Rauschdrogen: Marktformen und Wirkungsweisen.* 3. Auflage. Berlin: Springer.

Geyer, M.A. & Callaway, C.W. (1994) Behavioral pharmacology of ring-substituted amphetamine analogs. In: Cho, A.K. & Segal, D.S. (eds.) *Amphetamine and its analogs.* San Diego: Academic Press, pp. 177-208.

Gianoulakis, C. (1998) Alcohol-seeking behavior: The roles of the hypothalamic-pituitary-adrenal axis and the endogenous opioid system. *Alcohol Health & Research World* 22, 202-210.

Gianoulakis, C., Krishnan, B. & Thavundayil, J. (1996) Enhanced sensitivity of pituitary ß-endorphin to ethanol in subjects at high risk of alcoholism. *Archives of General Psychiatry* 53, 250-257.

Gleitz, J., Beile, A. & Peters, T. (1995) Kavain inhibits veratridine-activated voltage-dependent Na^+-channels in synaptosomes prepared from rat cerebral cortex. *Neuropharmacology* 34, 1133-1138.

Glennon, R.A. (1990) Do classical hallucinogens act as $5-HT_2$ agonists or antagonists? *Neuropsychopharmacology* 3, 509-517.

Goff, D.C., Henderson, D.C. & Amico, E. (1992) Cigarette smoking in schizophrenia: Relationship to psychopathology and medication side effects. *American Journal of Psychiatry* 149, 1189-1194.

Gold, M.S. (1997) Cocaine (and crack): Clinical aspects. In: Lowinson, J.H., Ruiz, P., Millman, R.B. & Langrod, J.G. (eds.) *Substance abuse: A comprehensive textbook.* 3rd edition. Baltimore: Williams & Wilkins, pp. 181-199.

Gold, M.S. & Miller, N.S. (1997) Cocaine (and crack): Neurobiology. In: Lowinson, J.H., Ruiz, P., Millman, R.B. & Langrod, J.G. (eds.) *Substance abuse: A comprehensive textbook.* 3rd edition. Baltimore: Williams & Wilkins, pp. 166-181.

Goldstein, A. (1994) *Addiction: From biology to drug policy.* New York: W.H. Freeman.

Goldstein, D.B. (1992) Pharmacokinetics of alcohol. In: Mendelson, J.H. & Mello, N.K. (eds.) *Medical diagnosis and treatment of alcoholism.* New York: McGraw-Hill, pp. 25-54.

Goldstein, D.B. (1996) Effects of alcohol on membrane lipids. In: Begleiter, H. & Kissin, B. (eds.) *The pharmacology of alcohol and alcohol dependence.* New York: Oxford University Press, pp. 309-334.

Gonzales, R.A. & Jaworski, J.N. (1997) Alcohol and glutamate. *Alcohol Health & Research World* 21, 121-126.

Gonzalez, L.P. (1998) Electrophysiological changes after repeated alcohol withdrawal. *Alcohol Health & Research World* 22, 34-37.

Goodwin, D.W. (1997) Alcohol: Clinical aspects. In: Lowinson, J.H., Ruiz, P., Millman, R.B. & Langrod, J.G. (eds.) *Substance abuse: A comprehensive textbook.* 3rd edition. Baltimore: Williams & Wilkins, pp. 142-148.

Goodwin, D.W., Schulsinger, F., Hermansen, L., Guze, S.B. & Winokur, G.A. (1973) Alcohol problems in adoptees raised apart from alcoholic biological parents. *Archives of General Psychiatry* 28, 238-243.

Goodwin, D.W., Schulsinger, F., Knop, J., Mednick, S., & Guze, S.B. (1977) Psychopathology in adopted and nonadopted daughters of alcoholics. *Archives of General Psychiatry* 34, 1005-1009.

Gorelick, D.A. & Balster, R.L. (1995) Phencyclidine (PCP). In: Bloom, F.E. & Kupfer, D.J. (eds.) *Psychopharmacology: The fourth generation of progress.* New York: Raven Press, pp. 1767-1776.

Gouzoulis-Mayfrank, E. (1999) Psychotrope und neurobiologische Wirkungen. In: Thomasius, R. (Hrsg.) *Ecstasy – Wirkungen, Risiken, Interventionen.* Stuttgart: Enke, S. 39-52.

Gouzoulis-Mayfranck, E., Hermle, L., Kovar, K.A. & Saß, H. (1996) Die Entaktogene "Ecstasy" (MDMA), "Eve" (MDE) und andere ringsubstituierte Methamphetaminderivate. *Nervenarzt* 67, 369-380.

Grabowski, J. & Schmitz, J.M. (1998) Psychologic treatment of substance abuse. *Current Opinion in Psychiatry* 11, 289-293.

Grant, B.F. (1998) The impact of a family history of alcoholism on the relationship between age at onset of alcohol use and DSM-IV alcohol dependence: Results from the National Longitudinal Alcohol Epidemiologic Survey. *Alcohol Health & Research World* 22, 144-147.

Graves, A.B. & Mortimer, J.A. (1995) Does smoking reduce the risks of Parkinson's and Alzheimer's diseases? *Journal of Smoking Related Disorders* 5 (suppl. 1), 79-90.

Greden, J.F. & Walters, A. (1997) Caffeine. In: Lowinson, J.H., Ruiz, P., Millman, R.B. & Langrod, J.G. (eds.) *Substance abuse: A comprehensive textbook.* 3rd edition. Baltimore: Williams & Wilkins, pp. 294-307.

Grinspoon, L. & Bakalar, J.B. (1997) Marihuana. In: Lowinson, J.H., Ruiz, P., Millman, R.B. & Langrod, J.G. (eds.) *Substance abuse: A comprehensive textbook.* 3rd edition. Baltimore: Williams & Wilkins, pp. 199-206.

Grob, C.S. & Poland, R.E. (1997) MDMA. In: Lowinson, J.H., Ruiz, P., Millman, R.B. & Langrod, J.G. (eds.) *Substance abuse: A comprehensive textbook.* 3rd edition. Baltimore: Williams & Wilkins, pp. 269-275.

Groenbaek, M., Deis, A., Soerensen, T.I.A., Becker, U., Schnohr, P. & Jensen, G. (1995) Mortality associated with moderate intakes of wine, beer, or spirits. *British Medical Journal* 310, 1165-1169.

Groenbaek, M., Becker, U., Johansen, D., Toennesen, H., Jensen, G. & Soerensen, T.I.A. (1998) Population based cohort study of the association between alcohol intake and cancer of the upper digestive tract. *British Medical Journal* 317, 844-847.

Grüner, O. (1995) Forensische Aspekte des Alkohols. In: Seitz, H.K., Lieber, C.S. & Simanowski, U.A. (Hrsg.) *Handbuch Alkohol, Alkoholismus, Alkoholbedingte Organschäden.* Leipzig: Barth, S. 541-571.

Hähnchen, A. & Gastpar, M. (1999) Kokain. In: Gastpar, M., Mann, K. & Rommelspacher, H. (Hrsg.) *Lehrbuch der Suchterkrankungen.* Stuttgart: Thieme, S. 263-275.

Halikas, J.A. (1997) Craving. In: Lowinson, J.H., Ruiz, P., Millman, R.B. & Langrod, J.G. (eds.) *Substance abuse: A comprehensive textbook.* 3rd edition. Baltimore: Williams & Wilkins, pp. 85-90.

Hannigan, J.H., Welch, R.A. & Sokol, R.J. (1992) Recognition of fetal alcohol syndrome and alcohol-related birth defects. In: Mendelson, J.H. & Mello, N.K. (eds.) *Medical diagnosis and treatment of alcoholism.* New York: McGraw-Hill, pp. 639-667.

Haroutunian, V., Knott, P. & Davis, K.L. (1988) Effects of mesocortical dopaminergic lesions upon subcortical dopaminergic function. *Psychopharmacology Bulletin* 24, 341-344.

Harris, G.C. & Aston-Jones, G. (1994) Involvement of D2 dopamine receptors in the nucleus accumbens in the opiate withdrawal syndrome. *Nature* 371, 155-157.

Hein, O.L., Suadicani, P. & Gyntelberg, F. (1996) Alcohol consumption, serum low density lipoprotein cholesterol concentration, and risk of ischaemic heart disease: Six year follow up in the Copenhagen male study. *British Medical Journal* 312, 736-741.

Heinz, T.W. (1998a) Drogenschnelltests: Qual der Wahl bei einer Fülle von Produkten. *Deutsches Ärzteblatt* 95, C-2198-C-2199.

Heinz, T.W. (1998b) Liquid Ecstasy – die neue Partydroge. *Deutsches Ärzteblatt* 95, C-2199.

Heinz, T.W. (1999) Mißbrauch von Ketamin. Neue Modesubstanz der Drogenszene. *Deutsches Ärzteblatt* 96, C-1997-C-1998.

Heishman, S.J. (1998) What aspects of human performance are truly enhanced by nicotine? *Addiction* 93, 317-320.

Hembree, W.C., Nahas, G.G., Zeidenberg, P. & Huang, H.F.S. (1991) Changes in human spermatozoa associated with high dose marihuana smoking. In: Nahas, G.G. & Latour, C. (eds.) *Physiopathology of illicit drugs: Cannabis, cocaine, opiates.* Oxford: Pergamon Press, pp. 67-76.

Henningfield, J.E., Schuh, L.M. & Jarvik, M.E. (1995) Pathophysiology of tobacco dependence. In: Bloom, F.E. & Kupfer, D.J. (eds.) *Psychopharmacology: The fourth generation of progress.* New York: Raven Press, pp. 1715-1729.

Henningfield, J.E., Gopalan, L. & Shiffman, S. (1998) Tobacco dependence: Fundamental concepts and recent advances. *Current Opinion in Psychiatry* 11, 259-263.

Henry, J.A., Jeffreys, K.J. & Dawling, S. (1992) Toxicity and deaths from 3,4-methylenedioxymethamphetamine ("ecstasy"). *Lancet* 340, 384-387.

Hermle, L., Gouzoulis, E., Oepen, G., Spitzer, M., Kovar, K.A., Borchardt, D., Fünfgeld, M. & Berger, M. (1993) Zur Bedeutung der historischen und aktuellen Halluzinogenforschung in der Psychiatrie. *Nervenarzt* 64, 562-571.

Herz, A. (1995) Neurobiologische Grundlagen des Suchtgeschehens. *Nervenarzt* 66, 3-14.

Heyden, S. (1993) Coffee and cardiovascular diseases: A personal view after 30 years of research. In: Garattini, S. (ed.) *Caffeine, coffee, and health.* New York: Raven Press, pp. 177-193.

Hitri, A., Casanova, M.F., Kleinman, J.E. & Wyatt, R.J. (1994) Fewer dopamine transporter receptors in the prefrontal cortex of cocaine users. *American Journal of Psychiatry* 151, 1074-1076.

Hoffman, P.L. & Tabakoff, B. (1994) The role of the NMDA receptor in ethanol withdrawal. In: Jansson, B., Jörnvall, H., Rydberg, U., Terenius, L. & Vallee, B.L. (eds.) *Toward a molecular basis of alcohol use and abuse.* Basel: Birkhäuser, pp. 61-70.

Hofmann, A. (1979) *LSD – Mein Sorgenkind.* Stuttgart: Klett-Cotta.

Holden, R. & Jackson, M.A. (1996) Near-fatal hyponatraemic coma due to vasopressin over-secretion after "ecstasy" (3,4-MDMA). *Lancet* 347, 1052.

Hollister, E.L. (1986) Health aspects of cannabis. *Pharmacological Reviews* 38, 1-20.

Holm, E., Staedt, U., Heep, J., Kortsik, C., Behne, F., Kaske, A. & Mennicke, I. (1991) Untersuchungen zum Wirkungsprofil von D,L-Kavain: Zerebrale Angriffsorte und Schlaf-Wach-Rhythmus im Tierexperiment. *Arzneimittelforschung* 41, 673-683.

Hong, R., Matsuyama, E. & Nur, K. (1991) Cardiomyopathy associated with the smoking of crystal methamphetamine. *Journal of the American Medical Association* 265, 1152-1154.

Hörath, H. (1987) *Giftige Stoffe der Gefahrstoffverordnung.* 2. Auflage. Stuttgart: Wissenschaftliche Buchgesellschaft.

Howlett, A.C., Bidaut-Russell, M., Devane, W.A., Melvin, L.S., Johnson, M.R. & Herkenham, M. (1990) The cannabinoid receptor: Biochemical, anatomical and behavioral characterization. *Trends in Neurosciences* 13, 420-423.

Hughes, J.R., Hatsukami, D.K., Mitchell, J.E. & Dahlgren, L.A. (1986) Prevalence of smoking among psychiatric outpatients. *American Journal of Psychiatry* 143, 993-997.

Hurt, R.D., Sachs, D.L.P., Glover, E.D., Offord, K.P., Johnston, J.A., Dale, L.C., Khayrallah, M.A., Schroeder, D.R., Glover, P.N., Sullivan, C.R., Croghan, I.T. & Sullivan, P.M. (1997) A comparison of sustained-release bupropion and placebo for smoking cessation. *New England Journal of Medicine* 337, 1195-1202.

Hutchings, D.E. (1991) Opiates during pregnancy: Neurobehavioral effects in the offspring. In: Nahas, G.G. & Latour, C. (eds.) *Physiopathology of*

215

illicit drugs: Cannabis, cocaine, opiates. Oxford: Pergamon Press, pp. 285-294.

ICD-10 Internationale Klassifikation psychischer Störungen. Kapitel V (F). 2. Auflage. (hrsg. von Dilling et al. 1993) Bern: Huber (s. auch Dilling et al. 1993).

Ikin, A.F., Kloog, Y. & Sokolovsky, M. (1990) N-Methyl-D-Aspartat/ Phencyclidine receptor complex of rat forebrain: Purification and biochemical characterisation. *Biochemistry* 29, 2290-2295.

Jackson, R., Scragg, R. & Beaglehole, R. (1992) Does recent alcohol consumption reduce the risk of acute myocardial infarction and coronary death in regular drinkers? *American Journal of Epidemiology* 136, 819-824.

Jaffe, J.H., Knapp, C.M. & Ciraulo, D.A. (1997) Opiates: Clinical aspects. In: Lowinson, J.H., Ruiz, P., Millman, R.B. & Langrod, J.G. (eds.) *Substance abuse: A comprehensive textbook.* 3rd edition. Baltimore: Williams & Wilkins, pp. 158-166.

Jang, M., Cai, L., Udeani, G.O., Slowing, K.V., Thomas, C.F., Beecher, C.W.W., Fong, H.H.S., Farnsworth, N.R., Kinghorn, A.D., Mehta, R.G., Moon, R.C. & Pezzuto, J.M. (1997) Cancer chemopreventive activity of resveratrol, a natural product derived from grapes. *Science* 275, 218-220.

Javaid, J.I., Notorangelo, M.P., Pandey, S.C., Reddy, P.L., Pandey, G.N. & Davis, J.M. (1994) Peripheral benzodiazepine receptors are decreased during cocaine withdrawal in humans. *Biological Psychiatry* 36, 44-50.

Jellinek, E.M. (1960) *The disease concept of alcoholism.* New Haven: Hillhouse Press.

Jensen, T.K., Hjollund, N.H.I., Henriksen, T.B., Scheike, T., Kolstad, H., Giwercman, A., Ernst, E., Bonde, J.P., Skakkebaek, N.E. & Olsen, J. (1998) Does moderate alcohol consumption affect fertility? Follow up study among couples planning first pregnancy. *British Medical Journal* 317, 505-510.

Johanson, C.E. & Schuster, C.R. (1995) Cocaine. In: Bloom, F.E. & Kupfer, D.J. (eds.) *Psychopharmacology: The fourth generation of progress.* New York: Raven Press, pp. 1685-1697.

Julien, R.M. (1997; amer. Originalausg. 1995) *Drogen und Psychopharmaka.* Heidelberg: Spektrum.

Jussofie, A., Schmiz, A. & Hiemke, C. (1994) Kavapyrone enriched extract from Piper methysticum as modulator of the GABA binding site in different regions of the brain. *Psychopharmacology* 116, 469-474.

Kalant, H. (1996) Pharmacokinetics of ethanol: Absorption, distribution, and elimination. In: Begleiter, H. & Kissin, B. (eds.) *The pharmacology of alcohol and alcohol dependence.* New York: Oxford University Press, pp. 15-58.

Kalivas, P.W., Sorg, B.A. & Hooks, M.S. (1993) The pharmacology and neural circuitry of sensitization to psychostimulants. *Journal of Neurosciences* 13, 315-334.

Kalix, P. & Braenden, O. (1985) Pharmacological aspects of the chewing of khat leaves. *Pharmacological Reviews* 37, 149-164.

Karch, S.B. (1991) Cocaine and the heart: Clinical and pathological correlations. In: Nahas, G.G. & Latour, C. (eds.) *Physiopathology of illicit drugs: Cannabis, cocaine, opiates.* Oxford: Pergamon Press, pp. 211-218.

Kellar, K.J. & Wonnacott, S. (1990) Nicotinic cholinergic receptors in Alzheimer's disease. In: Wonnacott, S., Russell, M.A.H. & Stolerman, I.P. (eds.) *Nicotine psychopharmacology: Molecular, cellular, and behavioural aspects.* New York: Oxford University Press, pp. 341-373.

Kelsey, J.E., Carlezon, W.R. & Falls, W.A. (1989) Lesions of the nucleus accumbens in rats reduce opiate reward but do not alter context-specific opiate tolerance. *Behavioral Neuroscience* 103, 1327-1334.

Kendler, K.S., Heath, A.C., Neale, M.C., Kessler, R.C. & Eaves, L.J. (1992) A population-based twin study of alcoholism in women. *Journal of the American Medical Association* 268, 1877-1882.

Kendler, K.S., Neale, M.C., MacLean, C.J., Heath, A.C., Eaves, L.J. & Kessler, R.C. (1993) Smoking and major depression: A causal analysis. *Archives of General Psychiatry* 50, 36-43.

Kennedy, J.G. (1982) Erkenntnisse der medizinischen Qat-Forschung. In: Völger, G. & von Welck, K. (Hrsg.) *Rausch und Realität. Drogen im Kulturvergleich.* Reinbek: Rowohlt Taschenbuch Verlag, S. 861-871.

King, G.R. & Ellinwood, E.H. (1997) Amphetamines and other stimulants. In: Lowinson, J.H., Ruiz, P., Millman, R.B. & Langrod, J.G. (eds.) *Substance abuse: A comprehensive textbook.* 3rd edition. Baltimore: Williams & Wilkins, pp. 207-223.

King, G.S., Smialek, J.E. & Troutman, W.G. (1985) Sudden death in adolescents resulting from the inhalation of typewriter correction fluid. *Journal of the American Medical Association* 253, 1604-1606.

Kleiber, D. & Kovar, K.A. (1998) *Auswirkungen des Cannabiskonsums: Eine Expertise zu pharmakologischen und psychosozialen Konsequenzen.* Stuttgart: Wissenschaftliche Verlagsgesellschaft.

Kluthe, R. & Thimmel, R. (1998) Kongressbericht: Gesundheitliche Vorteile durch mäßigen Konsum alkoholischer Getränke? *Deutsches Ärzteblatt* 95, C-281-C-285.

Koch, G. (1982) Kava in Polynesien. In: Völger, G. & von Welck, K. (Hrsg.) *Rausch und Realität. Drogen im Kulturvergleich* Reinbek: Rowohlt Taschenbuch Verlag, S. 983-994.

Koenig, W., Resch, K.L., Hombach, V. & Ernst, E. (1994) Fibrinogen und kardiovaskuläres Risiko. *Deutsches Ärzteblatt* 91, C-1563-C-1567.

Köhler, T. (1990) *Das Werk Sigmund Freuds. Band 1.* 2. Auflage. Heidelberg: Asanger.

Köhler, T. (1995) *Psychosomatische Krankheiten. Eine Einführung in die Allgemeine und Spezielle Psychosomatische Medizin.* 3. Auflage. Stuttgart: Kohlhammer.

Köhler, T. (1998) *Psychische Störungen: Symptomatologie, Erklärungsansätze, Therapie.* Stuttgart: Kohlhammer.

Köhler, T. (1999a) *Biologische Grundlagen psychischer Störungen.* Stuttgart: Thieme.

Köhler, T. (1999b) *Affektive Störungen.* Stuttgart: Kohlhammer.

217

Koob, G.F. (1992) Drugs of abuse: Anatomy, pharmacology and function of reward pathways. *Trends in Pharmacological Sciences* 13, 177-184.

Koob, G.F. & Nestler, E.J. (1997) The neurobiology of drug addiction. In: Salloway, S., Malloy, P. & Cummings, J.L. (eds.) *The neuropsychiatry of limbic and subcortical disorders.* Washington: American Psychiatric Press, pp. 179-194.

Kopera-Frye, K. & Streissguth, A.P. (1995) Fötales Alkoholsyndrom – Klinische Implikationen, Auswirkungen auf die Entwicklung und Prävention. In: Seitz, H.K., Lieber, C.S. & Simanowski, U.A. (Hrsg.) *Handbuch Alkohol, Alkoholismus, Alkoholbedingte Organschäden.* Leipzig: Barth, S. 517-540.

Kosten, T.R. (1990) Current pharmacotherapies for opioid dependence. *Psychopharmacology Bulletin* 26, 69-74.

Kotschenreuther, H. (1976) *Das Reich der Drogen und Gifte.* Berlin: Safari.

Kovar, K.A., Gouzoulis-Mayfranck, E. & Hermle, L. (1996) Amphetamines. In: Rommelspacher, H. & Schuckit, M.A. (eds.) *Drugs of abuse.* London: Bailliere Tindall, pp. 479-485.

Kraus, L. & Bauernfeind, R. (1998) Repräsentativerhebung zum Gebrauch psychoaktiver Substanzen bei Erwachsenen in Deutschland 1997. *Sucht* 44 (Sonderheft 1), 3-82.

Krausz, M. & Dittmann, V. (1996) Störungen durch psychotrope Substanzen. In: Freyberger, H.J. & Stieglitz, R.D. (Hrsg.) *Kompendium der Psychiatrie und Psychotherapie.* 10. Auflage. Basel: Karger, S. 86-111.

Kreek, M.J. & Koob, G.F. (1998) Drug dependence: Stress and dysregulation of brain reward pathways. *Drug and Alcohol Dependence* 51, 23-47.

Kretschmer, W. (1974) Psychische Wirkungen von Kavain. *Münchener Medizinische Wochenschrift* 116, 741-742.

Krystal, J.H., Karper, L.P., Seibyl, J.P., Freeman, G.K., Delanay, R., Bremner, J.D., Heninger, G.R., Bowers, M.B. & Charney, D.S. (1994) Subanaesthetic effects of the noncompetive NMDA antagonist, ketamine, in humans: Psychotomimetic, perceptual, cognitive, and neuroendocrine responses. *Archives of General Psychiatry* 51, 199-214.

Kuczenski, R. & Segal, D.S. (1994) Neurochemistry of amphetamine. In: Cho, A.K. & Segal, D.S. (eds.) *Amphetamine and its analogs.* San Diego: Academic Press, pp. 81-113.

Kuhar, M.J. & Pilotte, N.S. (1996) Neurochemical changes in cocaine withdrawal. *Trends in Pharmacological Sciences* 17, 260-263.

Kuhlmann, T. (1996) Ecstasy, eine Designerdroge der Techno-Szene. *Psychiatrische Praxis* 23, 266-269.

Lamb, R.J. & Griffith, R.R. (1987) Self-injection of *d*,1-3,4- methylenedioxymethamphetamine (MDMA) in the baboon. *Psychopharmacology* 91, 268-272.

La Vecchia, C. (1993) Coffee and cancer epidemiology. In: Garattini, S. (ed.) *Caffeine, coffee, and health.* New York: Raven Press, pp. 379-398.

Lawford, B.R., Young, R.M., Rowell, J.A., Gibson, J.N., Feeney, G.F.X., Ritchie, T.L., Syndulko, K. & Noble, E.P. (1997) Association of the D_2

dopamine receptor A1 allele with alcoholism: Medical severity of alcoholism and type of controls. *Biological Psychiatry* 41, 386-393.

Leger, A.S.S., Cochrane, A.L. & Moore, F. (1979) Factors associated with cardiac mortality in developed countries with particular reference to the consumption of wine. *Lancet* i, 1017-1020.

Leibach, W.K. (1995) Epidemiologie des Alkoholismus und alkoholassoziierter Organschäden. In: Seitz, H.K., Lieber, C.S. & Simanowski, U.A. (Hrsg.) *Handbuch Alkohol, Alkoholismus, Alkoholbedingte Organschäden.* Leipzig: Barth, S. 21-72.

LeMarquand, D., Pihl, R.O. & Benkelfat, C. (1994) Serotonin and alcohol intake, abuse, and dependence: Findings of animal studies. *Biological Psychiatry* 36, 395-421.

Levillain, P. (1993) Detection, identification and measurement of cannabinoids and their metabolites in biological fluids. In: Nahas, G.G. & Latour, C. (eds.) *Cannabis: Physiopathology, epidemiology, detection.* Boca Raton: CRC Press, pp. 279-286.

Lichtman, A.H., Cook, S.A. & Martin, B.R. (1996) Investigation of brain sites mediating cannabinoid-induced antinociception in rats: Evidence supporting periaqueductal gray involvement. *The Journal of Pharmacology and Experimental Therapeutics* 276, 585-593.

Lieber, S. (1995) Pathophysiologie alkoholischer Leberschäden. In: Seitz, H.K., Lieber, C.S. & Simanowski, U.A. (Hrsg.) *Handbuch Alkohol, Alkoholismus, Alkoholbedingte Organschäden.* Leipzig: Barth, S. 191-222.

Linszen, D.H., Dingemans, P.M. & Lenior, M.E. (1994) Cannabis abuse and the course of recent-onset schizophrenic disorders. *Archives of General Psychiatry* 51, 273-279.

Lippert, T.H., Seeger, H. & Mueck, A.O. (1998) Traum und Realität in der Melatoninforschung. *Deutsches Ärzteblatt* 95, C-1318-C-1320.

Lishman, W.A. (1990) Alcohol and the brain. *British Journal of Psychiatry* 156, 635-644.

Littleton, J. (1998) Neurochemical mechanisms underlying alcohol withdrawal. *Alcohol Health & Research World* 22, 13-23.

Löser, H. (1995) *Alkoholembryopathie und Alkoholeffekte.* Stuttgart: G. Fischer.

Lovingcr, D.M. (1997) Serotonin's role in alcohol's effects on the brain. *Alcohol Health & Research World* 21, 114-119.

Lu, R.B., Ko, H.C., Chang, F.M., Castiglione, C.M., Schoolfield, G., Pakstis, A.J., Kidd, J.R. & Kidd, K.K. (1996) No association between alcoholism and multiple polymorphisms at the dopamine D2 receptor gene (DRD2) in three distinct Taiwainese populations. *Biological Psychiatry* 39, 419-429.

Maier, W. (1996) Genetik von Alkoholabusus und Alkoholabhängigkeit. In: Mann, K. & Buchkremer, G. (Hrsg.) *Sucht: Grundlagen, Diagnostik, Therapie.* Stuttgart: Fischer, S. 85-97.

Malcangio, M. & Bowery, N. (1996) GABA and its receptors in the spinal cord. *Trends in Pharmacological Sciences* 17, 457-462.

Mann, K. (1992) *Alkohol und Gehirn.* Berlin: Springer.

Mann, K. (1999) Alkohol. In: Gastpar, M., Mann, K. & Rommelspacher, H. (Hrsg.) *Lehrbuch der Suchterkrankungen.* Stuttgart: Thieme, S. 183-201.

Mann, K. & Mundle, G. (1996) Die pharmakologische Rückfallprophylaxe bei Alkoholabhängigen: Bedarf und Möglichkeiten. In: Mann, K. & Buchkremer, G. (Hrsg.) *Sucht: Grundlagen, Diagnostik, Therapie.* Stuttgart: Fischer, S. 317-321.

Marczynski, T.J. & Urbancic, M. (1988) Animal models of chronic anxiety and "fearlessness". *Brain Research Bulletin* 21, 483-490.

Martin, B.R. (1995) Marijuana. In: Bloom, F.E. & Kupfer, D.J. (eds.) *Psychopharmacology: The fourth generation of progress.* New York: Raven Press, pp. 1757-1765.

Matthews, R.T. & German, D.C. (1984) Electrophysiological evidence for excitation of rat ventral tegmental area dopamine neurons by morphine. *Neuroscience* 11, 617-625.

Mattson, M.P., Rychlik, B. & Cheng, B. (1992) Degenerative and axon outgrowth-altering effects of phencyclidine in human fetal cerebral cortical cells. *Neuropharmacology* 31, 279-291.

Maxwell, S., Cruickshank, A. & Thorpe, G. (1994) Red wine and antioxidant activity in serum. *Lancet* 344, 193-194.

McCance-Katz, E.F., Kosten, T.R. & Jatlow, P. (1998) Chronic disulfiram treatment effects on intranasal cocaine administration: Initial results. *Biological Psychiatry* 43, 540-543.

McDougle, C.J., Black, J.E., Malison, R.T., Zimmermann, R.C., Kosten, T.R., Heninger, G.R. & Price, L.H. (1994) Noradrenergic dysregulation during discontinuation of cocaine use in addicts. *Archives of General Psychiatry* 51, 713-719.

McGue, M., Pickens, R.W., & Svikis, D.S. (1992) Sex and age effects on the inheritance of alcohol problems: A twin study. *Journal of Abnormal Psychology* 101, 3-17.

Menkes, D.B., Howerd, R.C., Spears, G.F.E. & Cairns, E.R. (1991) Salivary THC following cannabis smoking correlates with subjective intoxication and heart rate. *Psychopharmacology* 103, 277-279.

Metten, P. & Crabbe, J.C. (1995) Dependence and withdrawal. In: Deitrich, R.A. & Erwin, V.G. (eds.) *Pharmacological effects of ethanol on the nervous system.* Boca Raton: CRC Press, pp.269-290.

Meyer, R.E. (1992) New pharmacotherapies for cocaine dependence revisited. *Archives of General Psychiatry* 49, 900-904.

Mihic, S.J. & Harris, R.A. (1997) GABA and the GABA$_A$ receptor. *Alcohol Health & Research World* 21, 127-131.

Miller, N.S., Summers, G.L. & Gold, M.S. (1993) Cocaine dependence: Alcohol and other drug dependence and withdrawal characteristics. *Journal of Addictive Diseases* 12, 25-35.

Möller, H.J. (1997) *Psychiatrie. Ein Leitfaden für Klinik und Praxis.* 3. Auflage. Stuttgart: Kohlhammer.

Morens, D.M., Grandinetti, A., Reed, D., White, L.R. & Ross, G.W. (1995) Cigarette smoking and protection from Parkinson's disease. *Neurology* 45, 1041-1051.

Morgan, J.P. (1997) Designer drugs. In: Lowinson, J.H., Ruiz, P., Millman, R.B. & Langrod, J.G. (eds.) *Substance abuse: A comprehensive textbook*. 3rd edition. Baltimore: Williams & Wilkins, pp. 264-269.

Moring, J. & Shoemaker, W.J. (1995) Alcohol-induced changes in neuronal membranes. In: Kranzler, H. (ed.) *The pharmacology of alcohol abuse*. Berlin: Springer, pp. 11-53.

Müller, K.M. & Wiethege, T. (1995) Rauchen und Krebs. In: Opitz, K. & Wirth, W. (Hrsg.) *Tabakrauchen und Raucherentwöhnung in Deutschland 1994*. Stuttgart: Gustav Fischer, S. 42-55.

Myrick, H. & Anton, R.F. (1998) Treatment of alcohol withdrawal. *Alcohol Health & Research World* 22, 38-43.

Nahas, G. (1993) General toxicity of cannabis. In: Nahas, G.G. & Latour, C. (eds.) *Cannabis: Physiopathology, epidemiology, detection*. Boca Raton: CRC Press, pp. 5-17.

Nahas, G. & Latour, C. (1992) The human toxicity of marijuana. *Medical Journal of Australia* 156, 495-497.

Neglia, J.P., Buckley, J.D. & Robison, L.L. (1991) Maternal marijuana use and leukemia in offspring. In: Nahas, G.G. & Latour, C. (eds.) *Physiopathology of illicit drugs: Cannabis, cocaine, opiates*. Oxford: Pergamon Press, pp. 119-124.

Ness, R.B., Grisso, J.A., Hirschinger, N., Markovic, N., Shaw, L.M., Day, N.L. & Kline, J. (1999) Cocaine and tobacco use and the risk of spontaneous abortion. *New England Journal of Medicine* 340, 333-339.

Newcomb, P.A. & Carbone, P.P. (1992) The health consequences of smoking. *Medical Clinics of North America* 76, 305-331.

Niaura, R., Bock, B.C., Goldstein, M.G., Abrams, D.B. & Brown, R.A. (1996) Treating nicotine dependence: Pharmacological and behavioural approaches. In: Rommelspacher, H. & Schuckit, M.A. (eds.) *Drugs of abuse*. London: Bailliere Tindall, pp. 535-562.

Nichols, D.E. (1986) Differences between the mechanisms of MDMA, MBDB, and the classic hallucinogens. Identification of a new therapeutic class: Entactogens. *Journal of Psychoactive Drugs* 18, 305-313.

O'Brien, C.P. & Woody, G.E. (1991) Psychiatric symptoms produced by cocaine. In: Nahas, G.G. & Latour, C. (eds.) *Physiopathology of illicit drugs: Cannabis, cocaine, opiates*. Oxford. Pergamon Press, pp. 219-228.

O'Brien, C.P., Eckardt, M.J. & Linnoila, V.M. (1995) Pharmacotherapy of alcoholism. In: Bloom, F.E. & Kupfer, D.J. (eds.) *Psychopharmacology: The fourth generation of progress*. New York: Raven Press, pp. 1745-1755.

Obrocki, J. (1999) Funktionelle und strukturelle Hirnschädigungen. In: Thomasius, R. (Hrsg.) *Ecstasy – Wirkungen, Risiken, Interventionen*. Stuttgart: Enke, S. 53-60.

Olney, J.W., Labruyere, J. & Price, M.T. (1989) Pathological changes induced in cerebrocortical neurons by phencyclidine and related drugs. *Science* 244, 1360-1362.

O'Malley, S.S. & Krishnan-Sarin, S. (1998) Alcohol and neuropsychiatric disorders. *Current Opinion in Psychiatry* 11, 253-257.

O'Malley, S.S., Jaffe, A.J., Chang, G., Rode, S., Schottenfeld, R., Meyer, R.E. & Rounsaville, B. (1996) Six-month follow-up of naltrexone and psychotherapy for alcohol dependence. *Archives of General Psychiatry* 53, 217-224.

Parker, S.J. & Zuckerman, B.S. (1991) The effects of maternal marijuana use during pregnancy on fetal growth. In: Nahas, G.G. & Latour, C. (eds.) *Physiopathology of illicit drugs: Cannabis, cocaine, opiates.* Oxford: Pergamon Press, pp. 55-62.

Parnefjord, R. (2000) *Das Drogentaschenbuch.* 2. Auflage. Stuttgart: Thieme.

Parrott, A.C. & Lasky, J. (1998) Ecstasy (MDMA) effects upon mood and cognition: Before, during and after a Saturday night dance. *Psychopharmacology* 139, 261-268.

Pearson, M.A., Hoyme, H.E., Seaver, L.H. & Rimsza, M.E. (1994) Toluene embryopathy: Delineation of the phenotype and comparison with fetal alcohol syndrome. *Pediatrics* 93, 211-215.

Pechnick, R.N. & Ungerleider, J.T. (1997) Hallucinogens. In: Lowinson, J.H., Ruiz, P., Millman, R.B. & Langrod, J.G. (eds.) *Substance abuse: A comprehensive textbook.* 3rd edition. Baltimore: Williams & Wilkins, pp. 230-238.

Peralta, V. & Cuesta, M.J. (1992) Influence of cannabis abuse on schizophrenic psychopathology. *Acta Psychiatrica Scandinavica* 85, 127-130.

Perkonigg, A., Beloch, E., Garzynski, E., Nelson, C.B., Pfister, H. & Wittchen, H.U. (1997) Prävalenz von Drogenmißbrauch und -abhängigkeit bei Jugendlichen und jungen Erwachsenen: Gebrauch, Diagnosen und Auftreten erster Mißbrauchs- und Abhängigkeitsmerkmale. *Zeitschrift für Klinische Psychologie* 26, 247-257.

Peto, R., Lopez, A.D., Boreham, J., Thun, M. & Heath, C. (1992) Mortality from tobacco in developed countries: Indirect estimation from national vital statistics. *Lancet* 339, 1268-1278.

Petrakis, I. & Krystal, J. (1997) Neuroscience: Implications for treatment. *Alcohol Health & Research World* 21, 157-160.

Pich, E.M., Pagliusi, S.R., Tessari, M., Talabot-Ayer, D., van Huijsduijnen, R.H. & Chiamulera, C. (1997) Common neural substrates for the addictive properties of nicotine and cocaine. *Science* 275, 83-86.

Pinel, J.P. (1997; amer. Originalausg. 1997) *Biopsychologie.* Heidelberg: Spektrum.

Plowman, T. (1982) Brugmansia (Baum-Datura) in Südamerika. In: Völger, G. & von Welck, K. (Hrsg.) *Rausch und Realität. Drogen im Kulturvergleich.* Reinbek: Rowohlt Taschenbuch Verlag, S. 770-784.

Pomerleau, C.S. (1997) Co-factors for smoking and evolutionary psychobiology. *Addiction* 92, 397-408.

Pontieri, F.E., Tanda, G., Orzi, F. & Di Chiara, G. (1996) Effects of nicotine on the nucleus accumbens and similarity to those of addictive drugs. *Nature* 382, 255-257.

Poser, W. & Poser, S. (1996) *Medikamente – Mißbrauch und Abhängigkeit.* Stuttgart: Thieme.

Prescott, C.A. & Kendler, K.S. (1999) Genetic and environmental contributions to alcohol abuse and dependence in a population-based sample of male twins. *American Journal of Psychiatry* 156, 34-40.

Rabes, M. (1995) Ecstasy und Partydrogen. In: Deutsche Hauptstelle gegen die Suchtgefahren (Hrsg.) *Jahrbuch Sucht '96.* Geesthacht: Neuland, S. 161-177.

Ray, O. & Ksir, C. (1993) *Drugs, society, & human behavior.* 6th edition. St. Louis: Mosby.

Reavill, C. (1990) Action of nicotine on dopamine pathways and implications for Parkinson's disease. In: Wonnacott, S., Russell, M.A.H. & Stolerman, I.P. (eds.) *Nicotine psychopharmacology: Molecular, cellular, and behavioural aspects.* New York: Oxford University Press, pp. 307-340.

Renaud, S.C., Gueguen, R., Siest, G. & Salamon, R. (1999) Wine, beer, and mortality in middle-aged men from Eastern France. *Archives of Internal Medicine* 159, 1865-1870.

Rhodes, J. & Thomas, G. (1995) Nicotine treatment in ulcerative colitis: Current status. *Drugs* 49, 157-160.

Ridker, P.M., Vaughan, D.E., Stampfer, M.J., Glynn, R.J. & Hennekens, C.H. (1994) Association of moderate alcohol consumption and plasma concentration of endogeneous tissue-type plasminogen activator. *Journal of the American Medical Association* 272, 929-933.

Rimm, E.B., Klatsky, A., Grobbee, D. & Stampfer, M.J. (1996) Review of moderate alcohol consumption and reduced risk of coronary heart disease: Is the effect due to beer, wine or spirits? *British Medical Journal* 313, 731-736.

Rist, F. (1996) Therapiestudien mit Alkoholabhängigen. In: Mann, K. & Buchkremer, G. (Hrsg.) *Sucht: Grundlagen, Diagnostik, Therapie.* Stuttgart: Fischer, S. 243-354.

Rist, F. & Watzl, H. (1999) Psychologische Ansätze. In: Gastpar, M., Mann, K. & Rommelspacher, H. (Hrsg.) *Lehrbuch der Suchterkrankungen.* Stuttgart: Thieme, S. 39-49.

Ritson, B. (1998) Pharmacotherapy in alcohol problems. *Current Opinion in Psychiatry* 11, 285-288.

Roberts, A.J. & Koob, G.F. (1997) The neurobiology of addiction: An overview. *Alcohol Health & Research World* 21, 101-106.

Robinson, J.H. & Pritchard, W.S. (1992) The role of nicotine in tobacco use. *Psychopharmacology* 108, 397-407.

Robinson, T.E. (1993) Persistent sensitizing effects of drugs on brain dopamine systems and behavior: Implications for addiction and relapse. In: Korenman, S.G. & Barchas, J.D. (eds.) *Biological basis of substance abuse.* New York: Oxford University Press, pp. 373-402.

Robinson, T.E. & Berridge, K.C. (1993) The neural basis of drug craving: An incentive-sensitization theory of addiction. *Brain Research Reviews* 18, 247-291.

Rodriguez de Fonseca, F. & Navarro, M. (1998) Role of the limbic system in dependence on drugs. *Annals of Medicine* 30, 397-405.

Roine, R. & Salaspuro, M. (1995) Marker für Alkoholismus und alkoholassoziierte Organschäden. In: Seitz, H.K., Lieber, C.S. & Simanowski,

U.A. (Hrsg.) *Handbuch Alkohol, Alkoholismus, Alkoholbedingte Organschäden*. Leipzig: Barth, S. 93-120.

Rommelspacher, H. (1995) Pathophysiologische Aspekte des Alkoholismus und der alkoholischen ZNS-Schädigung. In: Seitz, H.K., Lieber, C.S. & Simanowski, U.A. (Hrsg.) *Handbuch Alkohol, Alkoholismus, Alkoholbedingte Organschäden*. Leipzig: Barth, S. 473-491.

Rommelspacher, H. (1996) Welche neurobiologischen Mechanismen erklären Aspekte süchtigen Verhaltens? In: Mann, K. & Buchkremer, G. (Hrsg.) *Sucht: Grundlagen, Diagnostik, Therapie*. Stuttgart: Fischer, S. 41-52.

Rommelspacher, H. (1999a) Neurobiologische Ansätze. In: Gastpar, M., Mann, K. & Rommelspacher, H. (Hrsg.) *Lehrbuch der Suchterkrankungen*. Stuttgart: Thieme, S. 28-38.

Rommelspacher, H. (1999b) Cannabis. In: Gastpar, M., Mann, K. & Rommelspacher, H. (Hrsg.) *Lehrbuch der Suchterkrankungen*. Stuttgart: Thieme, S. 217-220.

Rommelspacher, H. (1999c) Halluzinogene. In: Gastpar, M., Mann, K. & Rommelspacher, H. (Hrsg.) *Lehrbuch der Suchterkrankungen*. Stuttgart: Thieme, S. 221-227.

Rommelspacher, H. (1999d) Amphetamine und Entaktogene. In: Gastpar, M., Mann, K. & Rommelspacher, H. (Hrsg.) *Lehrbuch der Suchterkrankungen*. Stuttgart: Thieme, S. 228-236.

Rounsaville, B.J., Kosten, T.R., Weissman, M.M., Prusoff, B., Pauls, D., Anton, S.F. & Merikangas, K. (1991a) Psychiatric disorders in relatives of probands with opiate addiction. *Archives of General Psychiatry* 48, 33-42.

Rounsaville, B.J., Anton, S.F., Carroll, K., Budde, D., Prusoff, B.A. & Gawin, F. (1991b) Psychiatric diagnoses of treatment-seeking cocaine abusers. *Archives of General Psychiatry* 48, 43-51.

Rubey, R.N. & Lydiard, R.B. (1999) Management of adverse effects of anxiolytics. In: Balon, R. (ed.) *Practical management of side effects of psychotropic drugs*. New York: Dekker, pp. 145-168.

Rubin, E. & Thomas, A.P. (1992) Effects of alcohol on the heart and cardiovascular system. In: Mendelson, J.H. & Mello, N.K. (eds.) *Medical diagnosis and treatment of alcoholism*. New York: McGraw-Hill, pp. 263-287.

Russell, M.A.H. (1990) Nicotine intake and its control over smoking. In: Wonnacott, S., Russell, M.A.H. & Stolerman, I.P. (eds.) *Nicotine psychopharmacology: Molecular, cellular, and behavioural aspects*. New York: Oxford University Press, pp. 374-418.

Ruze, P. (1990) Kava-induced dermopathy: A niacin deficiency? *Lancet* 335, 1442-1445.

Sahakian, B., Jones, G., Levy, R., Gray, J. & Warburton, D. (1989) The effects of nicotine on attention, information processing, and short-term memory in patients with dementia of the Alzheimer type. *British Journal of Psychiatry* 154, 797-800.

Sahihi, A. (1995) *Designer-Drogen: Gifte, Sucht und Szene*. 3. Auflage. München: Heyne.

Salloum, I.M. & Cornelius, J.R. (1999) Management of side effects of drugs used in treatment of alcoholism and drug abuse. In: Balon, R. (ed.) *Practical management of side effects of psychotropic drugs*. New York: Dekker, pp. 169-197.

Samson, H.H. & Harris, R.A. (1992) Neurobiology of alcohol abuse. *Trends in Pharmacological Sciences* 13, 206-211.

Sass, H., Soyka, M., Mann, K. & Zieglgänsberger, W. (1996) Relapse prevention by acamprosate: Results from a placebo-controlled study on alcohol dependence. *Archives of General Psychiatry* 53, 673-680.

Saß, H., Wittchen, H.U. & Zaudig, M. (Hrsg.) (1996; amer. Originalausg. 1994) *Diagnostisches und Statistisches Manual Psychischer Störungen DSM-IV*. Göttingen: Hogrefe.

Saunders, J.B., Aasland, O.G., Babor, T.F., De la Fuente, J.R. & Grant, M. (1993) Development of the Alcohol Use Disorders Identification Test (AUDIT): WHO collaborative project on early detection of persons with harmful alcohol consumption-II. *Addiction* 88, 791-804.

Scheffer, K.G. (1982) Coca in Südamerika. In: Völger, G. & von Welck, K. (Hrsg.) *Rausch und Realität. Drogen im Kulturvergleich*. Reinbek: Rowohlt Taschenbuch Verlag, S. 754-769.

Scherbaum, N. (1999) Grundprinzipien der Therapie. In: Gastpar, M., Mann, K. & Rommelspacher, H. (Hrsg.) *Lehrbuch der Suchterkrankungen*. Stuttgart: Thieme, S. 94-103.

Scherbaum, N., Gastpar, M., Kienbaum, P. & Peters, J. (1999) Opioidabhängigkeit: Der Ultra-Kurz-Entzug. *Deutsches Ärzteblatt* 96, C-1488-C-1492.

Schettler, G. (1995) Alkohol und Fettstoffwechsel. In: Seitz, H.K., Lieber, C.S. & Simanowski, U.A. (Hrsg.) *Handbuch Alkohol, Alkoholismus, Alkoholbedingte Organschäden*. Leipzig: Barth, S. 149-166.

Schlüter-Dupont, L. (1990) *Alkoholismus-Therapie. Pathogenetische, psychodynamische, klinische und therapeutische Grundlagen*. Stuttgart: Schattauer.

Schmidbauer, W. & vom Scheidt, J. (1998) *Handbuch der Rauschdrogen*. Frankfurt/Main: Fischer Taschenbuch Verlag.

Schmidt, L. (1997) *Alkoholkrankheit und Alkoholmißbrauch*. 4. Auflage. Stuttgart: Kohlhammer.

Schmitz, J.M., Schneider, N.G. & Jarvik, M.E. (1997) Nicotine. In: Lowinson, J.H., Ruiz, P., Millman, R.B. & Langrod, J.G. (eds.) *Substance abuse: A comprehensive textbook*. 3rd edition. Baltimore: Williams & Wilkins, pp. 276-294.

Schmoldt, A. (1999) Pharmakologische und toxikologische Aspekte. In: Thomasius, R. (Hrsg.) *Ecstasy – Wirkungen, Risiken, Interventionen*. Stuttgart: Enke, S. 23-38.

Schmoldt, A., Iwersen-Bergmann, S., Stein, S., Franzelius, C., Heinemann, A. & Schulz, M. (1999) Methadon-Todesfälle und -Intoxikationen im Umfeld der Substituierten und bei Drogenkonsumenten. *Hamburger Ärzteblatt* 53, 111-112.

Schopen, A. (1982) Qat im Jemen. In: Völger, G. & von Welck, K. (Hrsg.) *Rausch und Realität. Drogen im Kulturvergleich*. Reinbek: Rowohlt Taschenbuch Verlag, S. 850-860.

Schrenck, T. von (1999a) Internistische Komplikationen nach Ecstasy. *Deutsches Ärzteblatt* 96, C-255-C-260.

Schrenck, T. von (1999b) Internistische Notfälle und Langzeiteffekte nach Ecstasy-Gebrauch. In: Thomasius, R. (Hrsg.) *Ecstasy – Wirkungen, Risiken, Interventionen.* Stuttgart: Enke, S. 141-157.

Schröder, S. (1999) Neurologische Notfälle und Langzeiteffekte nach Ecstasy-Gebrauch. In: Thomasius, R. (Hrsg.) *Ecstasy – Wirkungen, Risiken, Interventionen.* Stuttgart: Enke, S. 127-140.

Schuchardt, V. & Hacke, W. (1995) Klinik und Therapie alkoholassoziierter ZNS-Schäden und peripherer Neuropathie. In: Seitz, H.K., Lieber, C.S. & Simanowski, U.A. (Hrsg.) *Handbuch Alkohol, Alkoholismus, Alkoholbedingte Organschäden.* Leipzig: Barth, S. 493-515.

Schuckit, M.A. (1994) Alcohol sensitivity and dependence. In: Jansson, B., Jörnvall, H., Rydberg, U., Terenius, L. & Vallee, B.L. (eds.) *Toward a molecular basis of alcohol use and abuse.* Basel: Birkhäuser, pp. 340-348.

Schuckit, M.A. & Gold, E.O. (1988) A simultaneous evaluation of multiple markers of ethanol/placebo challenges in sons of alcoholics and controls. *Archives of General Psychiatry* 45, 211-216.

Schuckit, M.A. & Smith, T.L. (1996) An 8-year follow-up of 450 sons of alcoholic and control subjects. *Archives of General Psychiatry* 53, 202-210.

Schuckit, M.A., Daeppen, J.B., Danko, G.P., Tripp, M.L., Smith, T.L., Li, T.K., Hesselbrock, V.M. & Bucholz, K.K. (1999) Clinical implications for four drugs of the DSM-IV distinction between substance dependence with and without a physiological component. *American Journal of Psychiatry* 156, 41-49.

Schultheis, G. & Koob, G. (1994) Dark site of drug dependence. *Nature* 371, 108-109.

Schulz, R., Wüster, M., Duka, T. & Herz, A. (1980) Acute and chronic ethanol treatment changes endorphin levels in brain and pituitary. *Psychopharmacology* 68, 221-227.

Seitz, H.K., Egerer, G., Osswald, B.R. & Simanowski, U.A. (1995) Alkohol und Gastrointestinaltrakt. In: Seitz, H.K., Lieber, C.S. & Simanowski, U.A. (Hrsg.) *Handbuch Alkohol, Alkoholismus, Alkoholbedingte Organschäden.* Leipzig: Barth, S. 293-323.

Self, D.W. & Nestler, E.J. (1998) Relapse to drug-seeking: Neural and molecular mechanisms. *Drug and Alcohol Dependence* 51, 49-60.

Self, D.W., Barnhart, W.J., Lehman, D.A. & Nestler, E.J. (1996) Opposite modulation of cocaine-seeking behavior by D_1- and D_2-like dopamine receptor agonists. *Science* 271, 1586-1589.

Servais, D. (1999) Methadontrinklösung: Problematik der intravenösen Applikation. *Deutsches Ärzteblatt* 96, C-692-C-694.

Severson, H.H. (1993) Smokeless tobacco. In: Orleans, C.T. & Slade, J. (eds.) *Nicotine addiction: Principles and management.* New York: Oxford University Press, pp. 262-278.

Seyfarth, S. (1982) Betelkauen in Melanesien. In: Völger, G. & von Welck, K. (Hrsg.) *Rausch und Realität. Drogen im Kulturvergleich.* Reinbek: Rowohlt Taschenbuch Verlag, S. 969-982.

226

Sharp, C.W. & Rosenberg, N.L. (1997) Inhalants. In: Lowinson, J.H., Ruiz, P., Millman, R.B. & Langrod, J.G. (eds.) *Substance abuse: A comprehensive textbook.* 3rd edition. Baltimore: Williams & Wilkins, pp. 246-264.

Sherwood, N., Kerr, J.S. & Hindmarch, I. (1992) Psychomotor performance in smokers following single and repeated doses of nicotine gum. *Psychopharmacology* 108, 432-436.

Siegel, E. & Wason, S. (1990) Sudden death caused by inhalation of butane and propane. *New England Journal of Medicine* 323, 1638.

Siegel, S. (1978) Tolerance to the hyperthermic effect of morphine in the rat is a learned response. *Journal of Comparative and Physiological Psychology* 92, 1137-1149.

Siegel, S., Hinson, R.E., Krank, M.D. & McCully, J. (1982) Heroin "overdose" death: Contribution of drug-associated environmental cues. *Science* 216, 436-437.

Sigel, E. & Buhr, A. (1997) The benzodiazepine binding site of GABA$_A$ receptors. *Trends in Pharmacological Sciences* 18, 425-429.

Silagy, C., Mant, D., Fowler, G. & Lodge, M. (1994) Meta-analysis on efficacy of nicotine replacement therapies in smoking cessation. *Lancet* 343, 139-142.

Simon, E.J. (1997) Opiates: Neurobiology. In: Lowinson, J.H., Ruiz, P., Millman, R.B. & Langrod, J.G. (eds.) *Substance abuse: A comprehensive textbook.* 3rd edition. Baltimore: Williams & Wilkins, pp. 148-158.

Simonato, M. (1996) The neurochemistry of morphine addiction in the neocortex. *Trends in Pharmacological Sciences* 17, 410-415.

Smart, D. & Lambert, D.G. (1996) The stimulatory effects of opioids and their possible role in the development of tolerance. *Trends in Pharmacological Sciences* 17, 264-269.

Smith, C.M. (1992) General anesthesia and general anesthetics. In: Smith, C.M. & Reynard, A.M. (eds.) *Textbook of pharmacology.* Philadelphia: Saunders, pp. 183-212.

Snyder, S.H. (1994; amer. Originalausg. 1986) *Chemie der Psyche. Drogenwirkungen im Gehirn.* Heidelberg: Spektrum.

Solowij, N. (1995) Do cognitive impairments recover following cessation of cannabis use? *Life Sciences* 56, 2119-2126.

Solowij, N. (1998) *Cannabis and cognitive functioning.* Cambridge: Cambridge University Press.

Soyka, M. (1995a) *Die Alkoholkrankheit – Diagnose und Therapie.* London: Chapman und Hall.

Soyka, M. (Hrsg.) (1995b) *Biologische Alkoholismusmarker.* London: Chapman & Hall.

Soyka, M. (1998) *Drogen- und Medikamentenabhängigkeit.* Stuttgart: Wissenschaftliche Verlagsgesellschaft.

Spanagel, R. & Zieglgänsberger, W. (1996) Alkohol und neuronale Plastizität: Interaktion von Alkohol mit opioidergen und glutamatergen Systemen. In: Mann, K. & Buchkremer, G. (Hrsg.) *Sucht: Grundlagen, Diagnostik, Therapie.* Stuttgart: Fischer, S. 53-66.

Spanagel, R. & Zieglgänsberger, W. (1997) Anti-craving compounds for ethanol: New pharmacological tools to study addictive processes. *Trends in Pharmacological Sciences* 18, 54-58.

Spencer, J.D., Raasch, F.O. & Trefny, F.A. (1976) Halothane abuse in hospital personnel. *Journal of the American Medical Association* 235, 1034-1035.

Stewart, R.B. & Li, T.K. (1997) The neurobiology of alcoholism in genetically selected rat models. *Alcohol Health & Research World* 21, 169-176.

Stöhr, W. (1982) Betel in Südost- und Südasien. In: Völger, G. & von Welck, K. (Hrsg.) *Rausch und Realität. Drogen im Kulturvergleich.* Reinbek: Rowohlt Taschenbuch Verlag, S. 952-968.

Stolerman, I.P. & Jarvis, M.J. (1995) The scientific case that nicotine is addictive. *Psychopharmacology* 117, 2-10.

Strasser, R.H., Rauch, B. & Kübler, W. (1995) Alkohol und kardiovaskuläres System. In: Seitz, H.K., Lieber, C.S. & Simanowski, U.A. (Hrsg.) *Handbuch Alkohol, Alkoholismus, Alkoholbedingte Organschäden.* Leipzig: Barth, S. 407-426.

Streissguth, A.P., Aase, J.M., Clarren, S.K., Randels, S.P., LaDue, R.A. & Smith, D.F. (1991) Fetal alcohol syndrome in adolescents and adults. *Journal of the American Medical Association* 265, 1961-1967.

Swedberg, D.B., Henningfield, J.E. & Goldberg, S.R. (1990) Nicotine dependency: Animal studies. In: Wonnacott, S., Russell, M.A.H. & Stolerman, I.P. (eds.) *Nicotine psychopharmacology: Molecular, cellular, and behavioural aspects.* New York: Oxford University Press, pp. 38-76.

Swift, R. & Davidson, D. (1998) Alcohol hangover: Mechanisms and mediators. *Alcohol Health & Research World* 22, 54-60.

Tabakoff, B. & Hoffman, P.L. (1996) Effect of alcohol on neurotransmitters and their receptors and enzymes. In: Begleiter, H. & Kissin, B. (eds.) *The pharmacology of alcohol and alcohol dependence.* New York: Oxford University Press, pp. 356-430.

Täschner, K.L. (1994) *Drogen, Rausch und Sucht.* Stuttgart: Trias.

Teschke, R. & Lieber, C.S. (1995) Alkoholstoffwechsel: Alkohol-Dehydrogenase und mikrosomales Alkohol-oxidierendes System. In: Seitz, H.K., Lieber, C.S. & Simanowski, U.A. (Hrsg.) *Handbuch Alkohol, Alkoholismus, Alkoholbedingte Organschäden.* Leipzig: Barth, S. 135-147.

Thomas, H. (1993) Psychiatric symptoms in cannabis users. *British Journal of Psychiatry* 163, 141-149.

Thomasius, R. (1999) Psychiatrische, neurologische und internistische Komplikationen und Folgewirkungen. In: Thomasius, R. (Hrsg.) *Ecstasy – Wirkungen, Risiken, Interventionen.* Stuttgart: Enke, S. 61-69.

Thomasius, R. & Kraus, D. (1999) Historische und epidemiologische Aspekte. In: Thomasius, R. (Hrsg.) *Ecstasy – Wirkungen, Risiken, Interventionen.* Stuttgart: Enke, S. 15-22.

Thomasius, R., Schmolke, M. & Kraus, D. (1997) MDMA ("Ecstasy")-Konsum – ein Überblick zu psychiatrischen und medizinischen Folgen. *Fortschritte der Neurologie und Psychiatrie* 65, 49-61.

Thome, J., Wiesbeck, G.A. & Becker, T. (1997) Zum Abhängigkeitspotential der Nicht-Benzodiazepin-Hypnotika Zolpidem und Zopiclon. *Nervenheilkunde* 16, 575-578.

Thompson, P.J., Dhillon, P. & Cole, P. (1983) Addiction to aerosol treatment: The asthmatic alternative to glue sniffing. *British Medical Journal* 287, 1515-1516.

Thun, M.J., Peto, R., Lopez, A.D., Monaco, J.H., Henley, S.J., Heath, C.W. & Doll, R. (1997) Alcohol consumption and mortality among middle-aged and elderly U.S. adults. *New England Journal of Medicine* 337, 1705-1714.

Tölle, R. (1996) *Psychiatrie*. 11. Auflage. Berlin: Springer.

Trevisan, L.A., Boutros, N., Petrakis, I.L. & Krystal, J.H. (1998) Complications of alcohol withdrawal: Pathophysiological insights. *Alcohol Health & Research World* 22, 61-66.

True, W.R., Heath, A.C., Scherrer, J.F., Waterman, B., Goldberg, J., Lin, N., Eisen, S.A., Lyons, M.J. & Tsuang, M.T. (1997) Genetic and environmental contributions to smoking. *Addiction* 92, 1277-1287.

Tsai, G., Gastfriend, D.R. & Coyle, J.T. (1995) The glutamatergic basis of human alcoholism. *American Journal of Psychiatry* 152, 332-340.

Tsou, K., Patrick, S.L. & Walker, J.M. (1995) Physical withdrawal in rats tolerant to delta-9-tetrahydrocannabinol precipitated by a cannabinoid receptor antagonist. *European Journal of Pharmacology* 280, R13-R15.

Tuchmann-Duplessis, H. (1993) Effects of cannabis on reproduction. In: Nahas, G.G. & Latour, C. (eds.) *Cannabis: Physiopathology, epidemiology, detection*. Boca Raton: CRC Press, pp. 187-192.

Uhl, G.R., Elmer, G.I., LaBuda, M.C. & Pickens, R.W. (1995) Genetic influences in drug abuse. In: Bloom, F.E. & Kupfer, D.J. (eds.) *Psychopharmacology: The fourth generation of progress*. New York: Raven Press, pp. 1793-1806.

Unland, H. (1996) Raucherentwöhnung. In: Margraf, J. (Hrsg.) *Lehrbuch der Verhaltenstherapie. Band 2: Störungen*. Berlin: Springer, S. 245-254.

Valenzuela, C.F. (1997) Alcohol and neurotransmitter interactions. *Alcohol Health & Research World* 21, 144-148.

Valenzuela, C.F. & Harris, R.A. (1997) Alcohol: Neurobiology. In: Lowinson, J.H., Ruiz, P., Millman, R.B. & Langrod, J.G. (eds.) *Substance abuse: A comprehensive textbook*. 3rd edition. Baltimore: Williams & Wilkins, pp. 119-142.

Verebey, K.G. & Buchan, B.J. (1997) Diagnostic laboratory: Screening for drug abuse. In: Lowinson, J.H., Ruiz, P., Millman, R.B. & Langrod, J.G. (eds.) *Substance abuse: A comprehensive textbook*. 3rd edition. Baltimore: Williams & Wilkins, pp. 369-377.

Virmani, R. (1991) Cardiovascular complications of chronic cocaine abuse. In: Nahas, G.G. & Latour, C. (eds.) *Physiopathology of illicit drugs: Cannabis, cocaine, opiates*. Oxford: Pergamon Press, pp. 199-210.

Volicer, L. & Biagioni, T.M. (1982) Effect of ethanol administration and withdrawal on benzodiazepine receptor binding in the rat brain. *Neuropharmacology* 21, 283-286.

Volkow, N.D., Wang, G.J., Fowler, J.S., Hitzemann, R., Angrist, B., Gatley, S.J., Logan, J., Ding, Y.S. & Pappas, N. (1999) Association of methylphenidate-induced craving with changes in right striato-orbitofrontal metabolism in cocaine abusers: Implications for addiction. *American Journal of Psychiatry* 156, 19-26.

Volpe, J.J. (1992) Effect of cocaine on the fetus. *New England Journal of Medicine* 327, 399-407.

Volpicelli, J.R., Alterman, A.I., Hayashida, M. & O'Brien, C.P. (1992) Naltrexone in the treatment of alcohol dependence. *Archives of General Psychiatry* 49, 876-880.

Volpicelli, J.R., Rhines, K.C., Rhines, J.S., Volpicelli, L.A., Alterman, A.I. & O'Brien, C. (1997) Naltrexone and alcohol dependence. Role of subject compliance. *Archives of General Psychiatry* 54, 737-742.

Voth, E.A. & Schwartz, R.H. (1997) Medicinal application of delta-9-tetrahydrocannabinol and marijuana. *Annals of Internal Medicine* 126, 791-798.

Wand, G.S., Mangold, D., El Deiry, S., McCaul, M.E. & Hoover, D. (1998) Family history of alcoholism and hypothalamic opioidergic activity. *Archives of General Psychiatry* 55, 1114-1119.

Warburton, D.M. (1990) Psychopharmacological aspects of nicotine. In: Wonnacott, S., Russell, M.A.H. & Stolerman, I.P. (eds.) *Nicotine psychopharmacology: Molecular, cellular, and behavioural aspects.* New York: Oxford University Press, pp. 77-111.

Warburton, D.M., Rusted, J.M. & Fowler, J. (1992) A comparison of the attentional and consolidation hypotheses for the facilitation of memory by nicotine. *Psychopharmacology* 108, 443-447.

Waser, P.G. (1979) The pharmacology of amanita muscaria. In: Efron, D.H., Holmstedt, B. & Kline, N.S. (eds.) *Ethnopharmacologic search for psychoactive drugs.* New York: Raven Press, pp. 419-439.

Weil, A.T. (1979) Nutmeg as a psychoactive drug. In: Efron, D.H., Holmstedt, B. & Kline, N.S. (eds.) *Ethnopharmacologic search for psychoactive drugs.* New York: Raven Press, pp. 188-201.

White, F.J. & Wolf, M.E. (1991) Psychomotor stimulants. In: Pratt, J.A. (ed.) *The biological bases of drug tolerance and dependence.* London: Academic Press, pp. 153-197.

Widmann, U. & Mann, K. (1996) Alkoholbedingte Veränderungen am ZNS: Neuropathologie und bildgebende Verfahren. In: Mann, K. & Buchkremer, G. (Hrsg.) *Sucht: Grundlagen, Diagnostik, Therapie.* Stuttgart: Fischer, S. 77-84.

Wiesbeck, G.A. & Schuckit, M.A. (1996) Kava, khat, betel nut and marijuana. In: Rommelspacher, H. & Schuckit, M.A. (eds.) *Drugs of abuse.* London: Bailliere Tindall, pp. 563-586.

Wise, R.A. (1988a) The neurobiology of craving: Implications for the understanding and treatment of addiction. *Journal of Abnormal Psychology* 97, 118-132.

Wise, R.A. (1988b) Psychomotor stimulant properties of addictive drugs. *Annals of the New York Academy of Sciences* 537, 228-234.

Wise, R.A. (1998) Drug-activation of brain reward pathways. *Drug and Alcohol Dependence* 51, 13-22.

Wolffgramm, J. (1996) Die Bedeutung der Grundlagenforschung für die Behandlung von Abhängigen. In: Mann, K. & Buchkremer, G. (Hrsg.) *Sucht: Grundlagen, Diagnostik, Therapie.* Stuttgart: Fischer, S. 3-18.

Wong, A.H.C., Smith, M. & Boon, H.S. (1998) Herbal remedies in psychiatric practice. *Archives of General Psychiatry* 55, 1033-1044.

Wonnacott, S. (1990) The paradox of nicotinic acetylcholine receptor upregulation by nicotine. *Trends in Pharmacological Sciences* 11, 216-219.

Woods, J.H. & Winger, G. (1995) Current benzodiazepine issues. *Psychopharmacology* 118, 107-115.

Woody, G.E., Mercer, D.E. & Auriacombe, M. (1996) Cocaine use disorders: Diagnosis and treatment. In: Rommelspacher, H. & Schuckit, M.A. (eds.) *Drugs of abuse.* London: Bailliere Tindall, pp. 461-477.

Woolverton, W.L. & Johnson, K.M. (1992) Neurobiology of cocaine abuse. *Trends in Pharmacological Sciences* 13, 193-200.

Zarrindast, M.R., Sadegh, M. & Shafaghi, B. (1996) Effects of nicotine on memory retrieval in mice. *European Journal of Pharmacology* 295, 1-6.

Zastrow, M. von, Abood, M.E., Eberwine, J.H. & Barchas, J.D. (1993) Molecular mechanisms in opiate addiction: A model for the study of substance abuse. In: Korenman, S.G. & Barchas, J.D. (eds.) *Biological basis of substance abuse.* New York: Oxford University Press, pp. 19-29.

Zernig, G., Fabisch, K. & Fabisch, H. (1997) Pharmacotherapy of alcohol dependence. *Trends in Pharmacological Sciences* 18, 229-231.

Zito, K.A., Vickers, G. & Roberts, D.C.S. (1985) Disruption of cocaine and heroin self-administration following kainic acid lesions of the nucleus accumbens. *Pharmacology, Biochemistry, and Behavior* 23, 1029-1036.

Zukin, S.R., Sloboda, Z. & Javitt, D.C. (1997) Phencyclidine (PCP). In: Lowinson, J.H., Ruiz, P., Millman, R.B. & Langrod, J.G. (eds.) *Substance abuse: A comprehensive textbook.* 3rd edition. Baltimore: Williams & Wilkins, pp. 238-246.

13. Register

Vom selben Autor sind im Kohlhammer Verlag erschienen:

Thomas Köhler

Psychische Störungen

Symptomatologie, Erklärungsansätze, Therapie

1998. 255 Seiten
Kart. DM 29,80 / SFr 27,50 / ÖS 218,-
ISBN 3-17-015161-4
Urban-Taschenbuch, Band 469

Dieses Buch leistet eine Darstellung der wichtigsten psychischen Störungen, u.a. von Schizophrenie, Depression, Angststörungen und Zwangssyndromen. Ausführlich kommen neben verhaltenstheoretischen und psychoanalytischen Erklärungsansätzen biologische Entstehungsmodelle zur Sprache. In den Abschnitten über Therapie werden vor allem verhaltenstherapeutische Maßnahmen, psychoanalytische Behandlung sowie Psychopharmakotherapie dargestellt.

Affektive Störungen

Klinisches Bild, Erklärungsansätze, Therapien

1999. 158 Seiten
Kart. DM 31,-/öS 226,-/sFr 28,50
ISBN 3-17-015688-8

Es werden zunächst die klinischen Bilder von Depression und Manie sowie ihre Verlaufsformen beschrieben, zudem ihre Klassifikation nach ICD-10 und DSM-IV dargestellt. Weitere Kapitel behandeln Epidemiologie affektiver Störungen sowie familiäre Häufung und Vererbung. Nach Darstellung psychologischer und biologischer Befunde an Personen mit affektiven Störungen kommen Genesetheorien zur Sprache. Von den psychologischen Modellen werden ausführlich psychoanalytische, lerntheoretische und kognitive besprochen, bei den biologischen liegt der Schwerpunkt auf Transmittertheorien. Ein abschließendes Kapitel befaßt sich mit Therapiemöglichkeiten; neben psychologischen Verfahren werden nicht nur psychopharmakologische, sondern auch andere biologische Therapien dargestellt (etwa Elektrokrampftherapie, therapeutischer Schlafentzug oder Lichttherapie).

Thomas Köhler

Freuds Psychoanalyse: Eine Einführung

1995. 157 Seiten
Kart. DM 28,- / SFr 28,- / ÖS 219,-
ISBN 3-17-012 728-4

Unter laufendem Bezug auf die Originalschriften werden die wichtigsten Inhalte der Freudschen psychoanalytischen Theorie wiedergegeben. Dabei wird auf eine knappe, jedoch formal korrekte und in keinem Fall unzulässig simplifizierende Darstellung Wert gelegt.

Thomas Köhler

Psychosomatische Krankheiten

Eine Einführung in die Allgemeine und Spezielle Psychosomatische Medizin.
3. überarbeitete und erweiterte Auflage

1995. 316 Seiten
Kart. DM 32,- / SFr 32,- ÖS 250,-
ISBN 3-17-013041-2
Urban-Taschenbuch, Band 367

Das Buch resümiert kritisch den augenblicklichen Erkenntnisstand über psychische Anteile bei der Entstehung sogenannter "psychosomatischer" Krankheiten. Auch psychologische Interventionsmethoden und ihre Effizienz werden diskutiert.

Thomas Köhler

Anti-Freud-Literatur

von ihren Anfängen bis heute. Zur wissenschaftlichen Fundierung von Psychoanalyse-Kritik

1996. 179 Seiten
Kart. DM 38,- / SFr 38,- / ÖS 277,-
ISBN 3-17-014207-0

Der Autor unternimmt eine kritische Betrachtung und Systematisierung der Anti-Freud-Literatur. Es ergibt sich, daß die Angriffe auf Freud zumeist auf dem Boden einer fundamentalen Unkenntnis der psychoanalytischen Theorie geschehen und oft in erschreckendem Ausmaß die Regeln des wissenschaftlichen Diskurses verletzen.